U0293787

中医处方系列丛书

总主编 姚乃礼 刘绍能

中医肝胆病科医师处方手册

ZHONGYI GANDANBINGKE YISHI CHUFANG SHOUCE

主　　编　陈兰羽
副 主 编　朱　丹　孙婷婷
编　　委　（以姓氏笔画为序）
　　　　　朱　丹　孙婷婷　李卫东　陈兰羽
　　　　　彭　艳　何立丽　鲍艳举

河南科学技术出版社
·郑州·

内容提要

本书为中国中医科学院广安门医院部分专家、科主任及主任医师编写。本书详细介绍了急性病毒性肝炎、慢性病毒性肝炎、胆汁淤积型肝炎、慢性乙型肝炎病毒携带者、急性（亚急性）肝衰竭、慢加急性（亚急性）肝衰竭/慢性肝衰竭、酒精性肝病、非酒精性脂肪性肝病、自身免疫性肝炎、原发性胆汁性胆管炎、药物性肝病、肝硬化、肝硬化腹水、肝性脑病、原发性肝癌、急性胆囊炎、慢性胆囊炎、胆石症、胆道肿瘤等常见病、多发病的辨证治疗和中成药治疗，按照辨病与辨证相结合的原则，详细介绍了具体病种的中医辨证方剂、中成药。本书适合中医主治医师、住院医师、中医院校学生及西医学习中医的医师参考阅读。

图书在版编目（CIP）数据

中医肝胆病科医师处方手册/陈兰羽主编. —郑州：河南科学技术出版社，2020.6

ISBN 978-7-5349-9961-1

Ⅰ.①中… Ⅱ.①陈… Ⅲ.①肝病（中医）—验方—手册②胆道疾病—验方—手册 Ⅳ.①R289.51-62

中国版本图书馆 CIP 数据核字（2020）第 077173 号

出版发行：河南科学技术出版社
　　　　　北京名医世纪文化传媒有限公司
　　　地址：北京市丰台区万丰路 316 号万开基地 B 座 1-114　　邮编：100161
　　　电话：010-63863186　010-63863168
策划编辑：焦万田
文字编辑：焦万田
责任审读：周晓洲
责任校对：龚利霞
封面设计：中通世奥
版式设计：崔刚工作室
责任印制：陈震财
印　　刷：河南瑞之光印刷股份有限公司
经　　销：全国新华书店、医学书店、网店
开　　本：720 mm×1020 mm　1/16　　印张：14.75　　字数：264 千字
版　　次：2020 年 6 月第 1 版　　2020 年 6 月第 1 次印刷
定　　价：70.00 元

如发现印、装质量问题，影响阅读，请与出版社联系并调换

中医处方系列丛书总主编、副总主编名单

总 主 编 姚乃礼 中国中医科学院原院长、首都国医名医、主任
医师、博士研究生导师

刘绍能 中国中医科学院广安门医院消化科主任、主
任医师、博士研究生导师

副总主编 （以姓氏笔画为序）

王　蕾 中国中医科学院广安门医院呼吸科 主任医师

孙书臣 中国中医科学院广安门医院耳鼻喉科 主任医师

李海霞 中国中医科学院广安门医院心内科 主任医师

李艳红 中国中医科学院广安门医院妇科 副主任医师

陈兰羽 中国中医科学院广安门医院肝病科 主任医师

段　娟 中国中医科学院广安门医院儿科 副主任医师

饶向荣 中国中医科学院广安门医院肾病科 主任医师

贺用和 中国中医科学院广安门医院肿瘤科 主任医师

莫爵飞 中国中医科学院广安门医院外科 主任医师

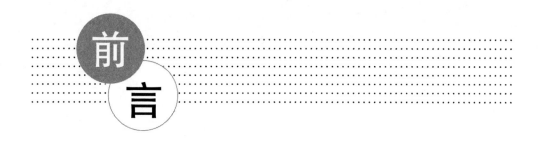

前言

　　开处方是临床中医师应具备的能力,但有部分医师由于临床经验不足,往往不能根据疾病证型开出好的处方,合理使用中成药,因此我们组织了中国中医科学院广安门医院部分专家编写了《中医医师处方系列丛书》,包括消化科、呼吸科、肝胆科、肾病科、外科、心脑血管科、儿科、妇科、耳鼻喉科、肿瘤科,共10个分册。《中医肝胆病科医师处方手册》选择肝胆疾病包括急性病毒性肝炎、慢性病毒性肝炎、胆汁淤积型肝炎、慢性乙型肝炎病毒携带者、急性(亚急性)肝衰竭、慢加急性(亚急性)肝衰竭/慢性肝衰竭、酒精性肝病、非酒精性脂肪性肝病、自身免疫性肝炎、原发性胆汁性肝硬化、药物性肝病、肝硬化、肝硬化腹水、肝性脑病、原发性肝癌、急性胆囊炎、慢性胆囊炎、胆石症、胆道肿瘤等临床常见病、多发病,按照辨病与辨证相结合的原则,详细介绍了具体病种的中医辨证治疗方剂及中成药治疗,能够见病则知辨证分型,明确证型则给出多个处方、多种中成药治疗方案,以方便临床医师选择使用。

　　《中医肝胆病科医师处方手册》主要为辨证治疗及中成药治疗两大部分。辨证治疗针对具体病种选择临床常见中医证型,先介绍疾病的辨证分型、临床表现和治疗方法,再以处方的形式介绍相关的中医方剂名称、出处、配伍组成、参考剂量、方解及加减,每个处方均融入了作者的临床经验和体会。中成药选择以《国家基本药物目录》《中华人民共和国药典》及2015版《中华人民共和国药典临床用药须知》为依据,选择疗效确切、不良反应小的中成药进行介绍,并详细介绍了中成药的处方、功能主治、临床应用、用量用法、注意事项,便于医师辨证选用中成药。

　　本书以西医病名为纲、中医证候为目,全面阐述了疾病的证型,依证开处方,辨证选用中成药。本书内容丰富,与临床联系紧密,编排规范,充分显示了本书的权威性、经典性、实用性、全面性,适合中医师、中医院校学生及西学中医师阅读。

　　由于编者水平有限,加之时间仓促,偏颇之处,恳请各位斧正。

陈兰羽

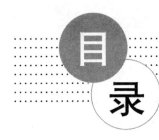

目录

第1章 急性病毒性肝炎

急性病毒性肝炎指的是肝炎病毒侵害肝脏,使肝细胞受到破坏,肝脏的功能受损,继而引起人体出现一系列不适的症状,这些损害病程不超过半年。各型肝炎病毒均可引起急性肝炎,临床可分为急性黄疸型肝炎、急性无黄疸型肝炎。常见症状有乏力、食欲减退、厌油腻、恶心、呕吐,有时腹痛、腹泻、黄疸等。有时病情的轻重不同,症状或体征的轻重也有所不同。

急性肝炎属于中医学"黄疸""胁痛""肝着"的范畴。病因主要为感受时邪疫毒,病位在肝胆,涉及脾胃肾。外感湿热疫毒,壅阻中焦,脾失健运,肝气郁滞,而致"胁痛""肝着",肝胆疏泄不利,则胆汁疏泄失常,胆液不循常道,外溢肌肤,而发黄疸之病证。湿邪可从热化或从寒化,因于湿热所伤或过食甘肥酒热,或素体胃热偏盛,则湿从热化,湿热交蒸,发为阳黄。若感受寒湿,或素体脾胃虚寒,或久病脾阳受伤,则湿从寒化。寒湿瘀滞,中阳不振,脾虚失运,表现为阴黄证。

一、中医辨证治疗

1. 湿热内蕴证

【表　现】　身目黄,纳呆,呕恶,厌油腻,右胁疼痛,口干口苦,肢体困重,脘腹痞满,乏力,大便溏或黏滞不爽,尿黄或赤,或身目发黄,或发热,舌红苔黄腻,脉弦滑数。

【治　法】　清热化湿解毒。

【处方1】　茵陈蒿汤(《伤寒论》)加减。

茵陈 30～60 克	大黄 6 克	栀子 15 克	板蓝根 30 克
白茅根 30 克	车前子(包煎)30 克	金银花 30 克	黄柏 15 克

【方　解】　湿热疫毒入里,与脾湿相合,湿热壅滞中焦所致。治宜清热利湿解毒。方中重用茵陈为君药,本品苦泄下降,善能清热利湿,为治黄疸要药。臣以栀子清热降火,通利三焦,助茵陈引湿热疫毒从小便而去。大黄泻热逐瘀,通利大便,

导瘀热从大便而下,板蓝根、金银花清热解毒,黄柏性寒味苦,清热燥湿、泻火解毒,四药共为佐药。白茅根导湿热从小便而出,既能助诸药清热利湿,又有使药的作用,为佐使药。诸药合用,利湿与泻热并进,通利二便,前后分消,湿邪得除,热毒得去,诸症自退。

【加　减】①若黄疸湿重于热者,加茯苓 10 克,泽泻 10 克。②热重于湿者加黄柏 10 克,龙胆草 6 克。③胸胁疼痛明显者,加柴胡 9 克,佛手 6 克。④肝胆湿热炽盛明显,加用黄芩 10 克,金钱草 15 克,龙胆草 10 克。

【处方2】　甘露消毒丹(《医效秘传》)加减。

茵陈蒿 30～60 克	白豆蔻 6 克	藿香(后下)10 克	滑石 15 克
黄芩 10 克	连翘 15 克	白英 10 克	石菖蒲 10 克
板蓝根 30 克			

【方　解】　湿温时疫之邪留于气分,湿热并重,而见诸症。治宜利湿化浊,清热解毒。方中重用滑石、茵陈、黄芩。滑石利水渗湿,清热解毒,两擅其功;茵陈善清利湿热而退黄;黄芩清热燥湿,泻火解毒。三药组合,正合湿热并重之病机,共为君药。湿热留滞,易阻气机,故臣以石菖蒲、藿香、白豆蔻行气化湿,悦脾和中,令气畅湿行。热毒内存,故佐以连翘、白英、板蓝根以清热解毒。综观全方,利湿清热,两相兼顾,且以芳香行气悦脾,寓气行则湿化之义,佐以解毒,令湿热疫毒俱去,诸症自除。

【加　减】①黄疸明显者,宜加栀子 12 克,大黄 6 克。②咽颐肿甚,可加山豆根 6 克,射干 9 克,浙贝母 6 克。

【处方3】　龙胆泻肝汤(《医方集解》)加减。

龙胆草 10 克	茵陈 30～60 克	栀子 15 克	柴胡 10 克
泽泻 12 克	生地黄 15 克	当归 10 克	车前子(包煎)30 克
黄芩 15 克	金钱草 30 克	生甘草 10 克	

【方　解】　湿热疫毒之邪侵袭肝胆,致肝胆湿热上扰下注而出现诸症,治以清热泻火,解毒利湿。方用龙胆草大苦大寒,上泻肝胆实火,下清下焦湿热,为本方泻火除湿两擅其功。茵陈苦泄下降,善能清热利湿,为治黄疸要药,二者共为君药。黄芩、栀子具有苦寒泻火之功,在本方配伍龙胆草、茵陈,为臣药。金钱草、泽泻、车前子清热利湿,使湿热从水道排出。肝主藏血,肝经有热,本易耗伤阴血,加用苦寒燥湿,再耗其阴,故用生地黄、当归滋阴养血,以使标本兼顾。方用柴胡,是为引诸药入肝胆而设,甘草有调和诸药之效。综观全方,是泻中有补,利中有滋,以使火降热清,湿浊分清,循经所发诸证,相应而愈。

【加　减】①肝胆实火较盛,可去车前子,加黄连 9 克。②若湿盛热轻者,可去黄芩、生地黄,加滑石 15 克,薏苡仁 30 克。

【处方4】　黄芩滑石汤（《温病条辨》）加减。

黄芩 15 克	滑石 20 克	茵陈 60 克	栀子 15 克
白英 30 克	土茯苓 30 克	猪苓 10 克	茯苓皮 10 克
白蔻仁 10 克	通草 6 克	大腹皮 10 克	

【方　解】　湿热疫毒之邪滞于中焦，湿热并重，胶着不解，而成本证。湿热两伤，不可偏治，故治以清热利湿并举。方以黄芩、滑石、茯苓皮清湿中之热，蔻仁、猪苓宣湿邪之正，以茵陈、栀子、白英、土茯苓解热中之毒，再加腹皮、通草，共成宣气利小便之功。气化则湿化，小便利则腑通而热自清矣。

【加　减】　①胁痛明显，加郁金 10 克，香附 10 克，延胡索 10 克。②黄疸明显，加金钱草 15 克，虎杖 10 克。③纳差者，加焦三仙各 15 克。

2. 寒湿中阻证

【表　现】　纳呆呕恶，腹胀喜温，口淡不渴，神疲乏力，头身困重，大便溏薄，或身目发黄，舌淡或胖，苔白滑，脉濡缓。

【治　法】　温阳散寒，健脾利湿。

【处方1】　茵陈术附汤（《伤寒论》）加减。

茵陈 30 克	白术 30 克	制附片(先煎)10 克	干姜 6 克
茯苓 15 克	肉桂 3 克	猪苓 15 克	薏苡仁 15 克
泽泻 10 克	炙甘草 6 克		

【方　解】　感受寒湿或湿从寒化，或过用苦寒，寒湿困阻中州，凝滞血脉，阻塞经络，胆汁不循常道而外溢，出现阴黄等证。治以温阳散寒，健脾利湿之剂。方中茵陈利湿退黄，附片、肉桂温运脾阳，以助化湿，三药合用可以温化寒湿，为方中君药。白术健脾化湿，猪苓、茯苓祛湿邪、利小便，干姜协助温运脾阳，以加强君药作用，为方中臣药。薏苡仁健脾利湿，泽泻利水渗湿，共佐助君臣药。甘草调和诸药，诸药合用，温化寒湿，温阳化气，寒湿得除，黄疸自退。

【加　减】　①胁肋胀痛，加柴胡 10 克，香附 10 克，郁金 10 克，川楝子 6 克。②若气虚甚者，加党参 12 克，黄芪 15 克，山药 20 克。③若血虚甚者，加当归 10 克，白芍 10 克，阿胶(烊化)10 克。

【处方2】　茵陈四逆汤（《卫生宝鉴·补遗》）加减。

茵陈 30 克	制附子(先煎)10 克	干姜 10 克	炙甘草 9 克
山药 30 克	茯苓 15 克	玉米须 15 克	赤小豆 30 克

【方　解】　阴寒内盛，寒湿留滞，肝胆失于疏泄，而成本证，治以温中散寒，健脾利湿。方中茵陈利湿退黄，附子入心、脾、肾经，温壮元阳、破散阴寒，两者共为方

中君药。山药平补肺、脾、肾、三焦气阴,加强健脾之力,干姜入心、脾、肺经,温中散寒、回阳救逆,附子与干姜相须为用,相得益彰,助阳通脉,为方中臣药。茯苓、玉米须、赤小豆利湿,使湿邪从小便而出。炙甘草之用有三:一则益气补中,使全方温补结合,以治虚寒之本;二则甘缓干姜、附子峻烈之性;三则调和药性,并使药力作用持久。诸药合用,利湿与散寒并进,湿邪得除,阴寒得散,黄疸自退。

【加　减】　①气虚甚者,加人参10克,黄芪15克,山药20克,炒白术15克。②肾阳虚甚者,加淫羊藿9克。③血虚甚者,加当归10克,白芍10克,阿胶(烊化)10克。

【处方3】　茵陈茱萸汤(《伤寒微旨论》)加减。

| 吴茱萸3克 | 茯苓15克 | 干姜15克 | 茵陈30克 |
| 制附子(先煎)10克 | 当归10克 | 山药30克 | 灯心草3克 |

【方　解】　湿从寒化,寒湿滞留中焦,肝胆失于疏泄,而成本证。方中吴茱萸味辛、苦,大热,可升可降,阳中阴也。入肝、脾、肾之经。可驱脾胃停寒,脐腹成阵绞痛,止呕逆,祛寒可以多用。茵陈苦泄下降,善能清热利湿,为治黄疸要药,二者共为君药。山药平补肺、脾、肾、三焦气阴,加强健脾之力,干姜入心、脾、肺经,温中散寒、回阳救逆,附子与干姜相须为用,相得益彰,助阳通脉,加强吴茱萸之力,为方中臣药。当归养血柔肝,茯苓健脾利湿,灯心草利尿,使湿邪从小便而出,共为方中佐药,而灯心草有引经之用,兼为方中使药。诸药合用,散寒利湿,诸症可消。

【加　减】　①脉沉,寒甚冷者,加肉桂3克。②脘腹胀满,加厚朴10克,木香10克,莱菔子30克。③脾虚重,加党参15克,黄芪15克。

【处方4】　茵陈胃苓汤(《感证辑要》)加减。

茵陈30克	茯苓15克	猪苓15克	泽泻10克
白术10克	桂枝10克	苍术10克	厚朴10克
陈皮10克	干姜10克	制附片(先煎)10克	

【方　解】　寒湿蕴结,损伤脾阳,肝胆疏泄失常,而出现肝着之证。方中茵陈清热利湿,为祛黄疸的要药,以平胃散(苍术、厚朴、陈皮、甘草)燥湿运脾、行气和胃;以五苓散(白术、泽泻、茯苓、猪苓、肉桂)健脾助阳、化气利水渗湿;加附子温通全身之阳气。诸药配伍,共奏温运脾阳,散寒化湿之功。

【加　减】　①胁痛明显,加郁金10克,延胡索9克。②湿较著者,加车前子(包煎)15克,薏米仁30克。

二、中成药治疗

1. 鸡骨草胶囊

【药物组成】　三七、人工牛黄、猪胆汁、牛至、毛鸡骨草、白芍、大枣、栀子、茵陈、枸杞子。

【功能主治】 疏肝利胆,清热解毒。用于急、慢性肝炎和胆囊炎属肝胆湿热证者。

【临床应用】 急性肝炎由于肝胆湿热所致者可用鸡骨草胶囊治疗。症见黄疸,身热,口干口苦,口中黏腻,厌食油腻食物,脘腹胀满灼痛,大便黏滞不爽,肛门灼热,小便色黄,舌红,苔黄腻,脉弦滑。

【用量用法】 胶囊剂,每粒装 0.5 克。一次 4 粒,一日 3 次,口服。

【注意事项】 尚不明确。

 2. 三白草肝炎颗粒

【药物组成】 三白草、地耳草、黄芩、茯苓。

【功能主治】 清热利湿,舒肝解郁,祛瘀退黄,利胆降酶。用于急性黄疸和无黄疸型肝炎,慢性肝炎等。

【临床应用】 急性黄疸和无黄疸型肝炎见肝郁血瘀、湿热内蕴者可用三白草肝炎颗粒治疗。症见黄疸,两胁胀痛或刺痛,气急易怒,口中黏腻,口苦口干,口渴不喜饮,食少,食后不舒,小便色黄,大便黏腻臭秽不爽,舌红苔黄腻,脉弦滑。

【用量用法】 颗粒剂,每袋装 4.5 克。一次 1 袋,一日 3 次,开水冲服。

【注意事项】 尚不明确。

 3. 肝喜乐胶囊

【药物组成】 齐墩果酸、五味子浸膏、刺五加浸膏。

【功能主治】 有降低谷丙转氨酶、保护及促进肝细胞再生功能。主要用于治疗急性肝炎、迁延型慢性肝炎和肝硬化等症。

【临床应用】 急性肝炎见肝肾虚损证者可用肝喜乐胶囊治疗。症见胁肋隐痛,腰膝酸软,两目干涩,舌红少苔或无苔,脉细数。

【用量用法】 胶囊剂,每粒装 0.25 克。一次 4 粒,一日 3 次,口服。

【注意事项】 尚不明确。

 4. 复方肝炎颗粒

【药物组成】 柴胡、田基黄、茵陈、蒲公英、甘草、金钱草。

【功能主治】 清肝利湿。用于急性黄疸型、无黄疸型、迁延型肝炎及胆囊炎等。

【临床应用】 急性肝炎由于肝胆湿热证所致者可用复方肝炎颗粒治疗。症见身目黄,纳果,呕恶,厌油腻,右胁疼痛,口干口苦,乏力,大便溏或黏滞不爽,尿黄或赤,或身目发黄,或发热,舌红苔黄腻,脉弦滑数。

【用量用法】　颗粒剂,每袋装 14 克。一次 14 克,一日 2 次,开水冲服。
【注意事项】　尚不明确。

5. 复方益肝丸

【药物组成】　茵陈、板蓝根、龙胆、野菊花、蒲公英、山豆根、垂盆草、蝉蜕、苦杏仁、人工牛黄、夏枯草、车前子、土茯苓、胡黄连、牡丹皮、丹参、红花、大黄、香附、青皮、枳壳、槟榔、鸡内金、人参、桂枝、五味子、柴胡、炙甘草。

【功能主治】　清热利湿,疏肝理脾,化瘀散结。用于慢性肝炎及急性肝炎胁肋胀痛,口干口苦,黄疸,苔黄脉弦等症。

【临床应用】　急性肝炎见湿热内蕴、肝郁血瘀者可用复方益肝丸治疗。症见胁肋胀痛或刺痛,黄疸,口干口苦,苔黄,或身目黄染,尿黄便干,舌苔黄腻,脉弦滑数。

【用量用法】　水蜜丸,每瓶装 36 克。一次 4 克,一日 3 次,口服。
【注意事项】　①孕妇禁用。②勿空腹服用。

6. 利肝隆颗粒

【药物组成】　板蓝根、茵陈、郁金、五味子、甘草、当归、黄芪、刺五加浸膏。

【功能主治】　疏肝解郁、清热解毒、益气养血。用于肝郁湿热、气血两虚所致的两胁胀痛或隐痛、乏力、尿黄;急、慢性肝炎见上述证候者。

【临床应用】　适用于急性肝炎湿热瘀滞,气血不足之证,症见两胁胀痛或隐痛,乏力,尿黄,疲乏无力,舌苔薄白或薄黄,脉细或滑。

【用量用法】　颗粒剂,每袋装 10 克。一次 1 袋,一日 3 次,开水冲服。小儿酌减。

【注意事项】　忌烟酒及辛辣油腻食品。

7. 黄疸肝炎丸

【药物组成】　青叶胆、竹叶、柴胡、茵陈、槟榔、白芍(酒炙)、郁金(醋炙)、佛手、栀子(炒)、延胡索(醋炙)、甘草、香附(醋炙)、枳壳(麸炒)、青皮。

【功能主治】　舒肝利胆,除湿理气。用于湿热熏蒸,皮肤黄染,胸胁胀痛,小便短赤,急性肝炎,胆囊炎。

【临床应用】　急性肝炎见肝气不舒、湿热蕴结证所致者可用黄疸肝炎丸治疗。症见皮肤黄染,胸胁胀痛,口干口苦,心中懊侬,恶心,纳呆,小便赤黄短少,大便秘结,舌红苔黄腻,脉弦数。

【用量用法】　大蜜丸,每丸重 9 克。一次 1~2 丸,一日 3 次,口服。
【注意事项】　①孕妇慎用。②肝硬化及虚寒者忌用。

8. 茵陈五苓丸

【药物组成】　茵陈、泽泻、茯苓、猪苓、白术(炒)、肉桂。

【功能主治】　清湿热,利小便。用于肝胆湿热,脾肺郁结引起的湿热黄疸,脘腹胀满,小便不利。

【临床应用】　急性肝炎由于湿热内蕴、湿重于热所致者可用茵陈五苓丸治疗。症见身目俱黄,脘腹胀满,头身困重,不思饮食,口苦咽干,小便不利,舌红,苔黄腻,脉滑数。

【用量用法】　水丸,每20粒重1克。一次6克,一日2次,口服。

【注意事项】　尚不明确。

 9. 肝舒乐颗粒

【药物组成】　夏枯草、蒲公英、柴胡、白茅根、茵陈、甘草、马蓝草、苍术、虎杖。

【功能主治】　疏肝开郁,和解少阳,清热解毒,利黄疸,健脾胃。用于黄疸型及非黄疸型急性肝炎,亦可用于慢性肝炎,迁延性肝炎。

【临床应用】　急性肝炎见湿热并重并兼肝郁者可用肝舒乐颗粒治疗。症见身目俱黄,或无黄疸,胁肋胀痛,口苦,纳呆,尿黄,胁腹胀满,舌红苔黄腻,脉弦滑数。

【用量用法】　颗粒剂,每袋装20克。一次20克,一日3次,开水冲服。儿童酌减。

【注意事项】　尚不明确。

 10. 肝炎康复丸

【药物组成】　板蓝根、茵陈、金钱草、郁金、当归、菊花、丹参、拳参、滑石。

【功能主治】　清热解毒,利湿化郁。用于急性黄疸型肝炎,迁延性和慢性肝炎等。

【临床应用】　急性肝炎见湿热内蕴、湿热并重者可用肝炎康复丸治疗。症见目黄身黄,胁痛乏力,口苦尿黄,口苦纳呆,舌苔黄腻,脉滑数。

【用量用法】　丸剂,每丸重9克。一次1丸,一日3次,口服。

【注意事项】　尚不明确。

11. 肝福颗粒

【药物组成】　金钱草、茵陈、板蓝根、黄芩、枳壳、柴胡、栀子、五仁醇浸膏。

【功能主治】　清热,利湿,舒肝,理气。用于急性黄疸性肝炎,慢性肝炎活动期,急慢性胆囊炎。

【临床应用】　急性肝炎见湿热蕴结、肝气不舒所致者可用肝福颗粒治疗。症见胁肋胀痛,身目发黄,口苦尿黄,往来寒热,舌苔黄腻,脉弦滑数。

【用量用法】 颗粒剂,每袋装 25 克。一次 25 克,一日 3 次,口服。

【注意事项】 尚不明确。

 12. 茵胆平肝胶囊

【药物组成】 茵陈、龙胆、黄芩、猪胆粉、栀子、炒白芍、当归、甘草。辅料为滑石粉、微晶纤维素、磷酸氢钙、硬脂酸镁。

【功能主治】 清热,利湿。用于肝胆湿热所致的胁痛、口苦、尿黄。

【临床应用】 急性肝炎由于肝胆湿热所致者可用茵胆平肝胶囊治疗。症见身黄,目黄,小便黄,胁肋胀痛,腹部胀满,口苦,大便秘结,舌红苔黄腻,脉弦滑数。

【用量用法】 胶囊剂,每粒装 0.5 克。一次 2 粒,一日 3 次,口服。

【注意事项】 ①忌烟、酒及辛辣食物。②不宜在服药期间同时服用滋补性中药。③胆道完全阻塞者禁服。

 13. 黄疸茵陈颗粒

【药物组成】 茵陈、黄芩、大黄(制)、甘草。

【功能主治】 清热利湿,退黄疸。用于治疗急、慢性黄疸型传染性肝炎。

【临床应用】 急性传染性肝炎由于肝胆湿热、热重于湿出现阳黄证者可用黄疸茵陈颗粒治疗。症见身目发黄,口苦咽干,胁肋胀痛,小便黄赤,大便黏结,舌红苔黄腻,脉象滑数。

【用量用法】 颗粒剂,每袋重 20 克。一次 10～20 克,一日 2 次,开水冲服。

【注意事项】 孕妇忌服。

 14. 肝复颗粒

【药物组成】 虎杖、栀子、黄柏、吉祥草、冷水花、苦参、丹参。

【功能主治】 清热解毒,疏肝利胆,活血化瘀。用于肝胆湿热,气滞血瘀所致的急慢性肝炎。

【临床应用】 急性肝炎由于肝胆湿热、气滞血瘀所致者可用肝复颗粒治疗。症见胁肋胀痛或刺痛,口干口苦,小便黄,大便黏滞,舌暗红苔黄腻,脉弦涩。

【用量用法】 颗粒剂,每袋装 10 克。一次 10～20 克,一日 3 次,口服。儿童及脾虚者酌情减量,治疗急性肝炎一个半月为一个疗程,治疗慢性肝炎 3 个月为一个疗程。

【注意事项】 服药期间忌油腻生冷。

 15. 鸡骨草肝炎颗粒

【药物组成】 鸡骨草、茵陈、地耳草、桃金娘根、鸭脚艾、鹰不泊。

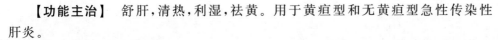

【功能主治】　舒肝,清热,利湿,祛黄。用于黄疸型和无黄疸型急性传染性肝炎。

【临床应用】　急性传染性肝炎由于肝郁湿热所致者可用鸡骨草肝炎颗粒治疗。症见胁肋胀痛,善太息,口干口苦,小便黄,大便黏滞,舌红苔黄腻,脉弦滑。

【用量用法】　颗粒剂,每袋装 15 克。一次 15 克,一日 2 次,开水冲服。

【注意事项】　尚不明确。

第2章 慢性病毒性肝炎

慢性病毒性肝炎是指感染肝炎病毒(乙肝病毒,丙型肝炎病毒)引起的,病程至少持续超过 6 个月以上的肝脏坏死和炎症。病程呈波动性或持续进行性,如不进行适当的治疗,部分患者可进展为肝硬化。典型慢性肝炎的早期症状轻微且缺乏特异性,呈波动性间歇性,甚至多年没有任何症状。最常见的就是容易疲劳和胃部不适,容易被忽略,偶有患者出现恶心,腹胀、黄疸,尿色深,但依据症状不能判断出慢性肝炎的严重程度。

慢性肝炎属于中医学"胁痛""肝着""黄疸"等范畴。主要致病因素是感受湿热疫毒,当人体正气不足无力抗邪时,常因外感、情志、饮食、劳倦而诱发本病。本病病位在肝,多涉及脾、肾、胆、胃。病机紧扣湿、热、毒、瘀、虚五点,病理变化交错复杂。基本病机为湿热毒邪留恋日久,损伤肝、脾、肾三脏。初在肝、先传脾、后及肾,最终导致正虚邪实或气血双虚的结局。湿热、瘀血则是疾病过程中的阶段性病理产物。本病可发展为鼓胀、癥瘕、血证等病。

一、中医辨证治疗

1. 湿热内结证

【表　现】　纳差食少,口干口苦,困重乏力,小便黄赤,大便溏或黏滞不爽,或伴胁肋不适,恶心干呕;或伴身目发黄,舌红苔黄腻,脉弦数或弦滑数。

【治　法】　清热利湿解毒。

【处方1】　茵陈蒿汤(《伤寒论》)加减。

茵陈 30～60 克	大黄 6 克	栀子 15 克	板蓝根 30 克
山药 30 克	车前子(包煎)30 克	生薏苡仁 15 克	猫爪草 10 克
焦三仙(各)10 克	生甘草 10 克		

【方　解】　感受湿热疫毒,湿热壅滞中焦所致。治宜清热利湿解毒。方中用茵陈为君药,本品苦泄下降,善能清热利湿,为治黄疸要药。臣以栀子清热降火,通

利三焦,助茵陈引湿热疫毒从小便而去。大黄泻热逐瘀,通利大便,导瘀热从大便而下;山药、生薏苡仁健脾利湿,焦三仙健脾和胃、消积化滞,板蓝根、猫爪草清热解毒,共为佐药;车前子导湿热从小便而出,既能助诸药清热利湿,又有使药的作用,为佐使药。诸药合用,利湿与泻热并进,通利二便,前后分消,湿邪得除,热毒得去,诸症自退。

【加　减】　①若黄疸湿重于热者,加茯苓 10 克,苍术 10 克。②热重于湿者加黄柏 10 克,垂盆草 15 克。③胁肋疼痛明显者,加郁金 9 克,香附 9 克,延胡索 10克。④肝胆湿热炽盛明显,加用黄芩 10 克,金钱草 15 克,龙胆草 10 克。

【处方 2】　栀子大黄汤(《金匮要略》)加减。

栀子 15 克　　　大黄 6 克　　　垂盆草 30 克　　　焦三仙各 10 克
虎杖 10 克　　　白英 30 克　　　麸炒枳实 10 克　　　豆豉 10 克
茯苓 10 克　　　甘草 6 克

【方　解】　湿热内蕴,上熏肝胆及心,而出本证,治以清热利湿除烦。方中栀子导热从小便而出,大黄、枳实荡涤邪热,泻腑通肠胃,使热下行,瘀热从大便而出,三药使湿热从二便分消,为方中君药。豆豉清热除烦,垂盆草清热利湿解毒为方中臣药。白英、虎杖清热解毒,茯苓淡渗利湿,焦三仙消食以健脾胃,以防脾胃伤而内湿生,为方中佐药。甘草清热解毒,调和诸药,为方中佐使。

【加　减】　①气滞热结,加厚朴 10 克,柴胡 10 克。②呕吐,加陈皮 9 克,姜半夏 9 克。③黄疸明显,加茵陈 30 克,金钱草 15 克,虎杖 10 克。

【处方 3】　栀子柏皮汤(《寒温条辨》)加减。

栀子 15 克　　　茵陈 60 克　　　黄芩 10 克　　　黄柏 15 克
黄连 9 克　　　垂盆草 30 克　　　鸡骨草 30 克　　　甘草 10 克
茯苓 10 克

【方　解】　湿热疫毒之邪内蕴,影响中焦脏腑,而成本证,治以清热利湿。方中栀子苦寒,清泄三焦之热而又通调水道,使湿热从小便而出,茵陈苦泄下降,善能清热利湿,为治黄疸要药,二者共为方中君药。黄芩、黄连、黄柏苦寒,清热燥湿,泻火解毒清三焦湿热疫毒,为方中臣药。垂盆草、鸡骨草清热解毒,茯苓淡渗利湿,以助君臣之力,为佐药;甘草甘温和中,以防苦寒之药伤胃,调和诸药,为方中佐使。诸药共奏清热利湿解毒之功。

【加　减】　①恶心,加生姜 6 克,姜半夏 9 克。②脘闷便结,加杏仁 9 克,枳实10 克。

【处方 4】　茵陈五苓散(《金匮要略》)加减。

茵陈 90 克　　　炒白术 15 克　　　茯苓 10 克　　　猪苓 10 克
泽泻 15 克　　　垂盆草 30 克　　　板蓝根 30 克　　　瓦松 10 克

【方　解】　湿热疫毒内蕴,中焦脏腑功能失调,而成本证,治以清热利湿为主。方中茵陈苦泄下降,善能清热利湿,乃黄家神良之品也,故诸方多用之;佐以猪苓、泽泻、茯苓、白术味淡,旺中州,还可以导利;垂盆草、板蓝根、瓦松清热解毒,使毒解热去,诸药合用,可清利三焦湿热疫毒,热清湿祛而诸症可消。

【加　减】　①小便不利,加桂枝9克。②黄疸明显,加虎杖10克,猫爪草9克。③纳差,加焦三仙各10克,鸡内金10克。

2. 肝郁脾虚证

【表　现】　胁肋胀痛,情志抑郁,身倦乏力,纳呆食少,脘痞,腹胀,便溏,舌质淡有齿痕,苔白,脉弦细。

【治　法】　疏肝健脾。

【处方1】　逍遥散(《太平惠民和剂局方》)合四君子汤(《太平惠民和剂局方》)加减。

柴胡12克	当归10克	白芍10克	茯苓15克
炒白术10克	甘草6克	丹参15克	虎杖20克
金银花20克	垂盆草30克		

【方　解】　湿热疫毒侵袭肝胆脾胃,致肝郁脾虚而成本证。本方既有柴胡疏肝解郁,使肝气得以调达,为君药;当归甘辛苦温,养血和血;白芍酸苦微寒,养血敛阴,柔肝缓急,为臣药。白术、茯苓健脾祛湿,使运化有权,气血有源,垂盆草、虎杖、金银花清热解毒,丹参活血化瘀,炙甘草益气补中,缓肝之急,诸药合用,共奏疏肝健脾,活血解毒之功。

【加　减】　①伴胁痛,加延胡索9克,郁金10克,川楝子6克。②大便溏,倦怠者,加山药30克,党参10克。③兼湿热者,加鸡骨草15克,猫爪草9克。

【处方2】　柴芍六君子汤(《医宗金鉴》)加减。

党参12克	炒白术15克	茯苓15克	陈皮10克
姜半夏9克	柴胡10克	炒白芍10克	鸡骨草30克
白英15克	甘草6克		

【方　解】　湿热疫毒侵入肝胆,肝失疏泄,肝郁乘脾,脾失健运,而成本证,治以疏肝健脾利湿。方中四君子汤(党参、白术、茯苓、甘草),重在健脾益气渗湿,为脾虚的基础方;柴胡、白芍二者配伍一散一收,重在疏肝柔肝,敛阴和营;陈皮、半夏配伍降逆和胃理气;半夏性辛散温燥,入脾胃经,取其和胃降逆;陈皮性味辛温入脾胃经,善于理气,鸡骨草、白英清热解毒,以清湿热疫毒之邪,诸药合用,共奏疏肝健脾和胃解毒之功。

【加　减】　①伴黄疸者,加茵陈20克,垂盆草15克,栀子10克。②胁痛者,加延胡索 10 克,郁金 10 克,川楝子 6 克。③纳差者,加焦三仙各 15 克,砂仁(后下)6 克。

【处方3】　柴胡疏肝散(《景岳全书》)加减。

柴胡 12 克	山药 30 克	香附 10 克	炒枳壳 10 克
白芍 10 克	川芎 9 克	茯苓 15 克	陈皮 10 克
炒白术 15 克	垂盆草 20 克	甘草 6 克	白花蛇舌草 15 克

【方　解】　湿热疫毒,侵袭肝胆、脾胃,脾失健运,生湿蕴热,内外之湿热,均可蕴结于肝胆,导致肝胆疏泄不利,气机阻滞。遵《内经》"木郁达之"之旨,治宜疏肝理气健脾之法。方中以柴胡功善疏肝解郁,山药健脾益胃,用以为君。香附理气疏肝而止痛,川芎活血行气以止痛,二药相合,助柴胡以解肝经之郁滞,并增行气活血止痛之效,茯苓、白术健脾利湿,助山药之力,共为臣药。陈皮、枳壳理气行滞,芍药、甘草养血柔肝,缓急止痛,垂盆草、白花蛇舌草清热解毒,均为佐药。甘草调和诸药,为使药。诸药相合,共奏疏肝行气健脾之功。

【加　减】　①如胁下胀痛,加延胡索 10 克,姜黄 10 克。②如气郁化火,心烦口苦、口臭、尿黄加牡丹皮 10 克,栀子 10 克,龙胆草 6 克。③黄疸者可加茵陈 20 克,黄柏 6 克,栀子 10 克,板蓝根 10 克。

【处方4】　自拟方。

柴胡 15 克	当归 10 克	白芍 15 克	炒白术 10 克
茯苓 15 克	太子参 15 克	茵陈 20 克	白花蛇舌草 20 克
鸡内金 15 克	甘草 6 克		

【方　解】　方中柴胡疏肝解郁,条达肝气,以复肝用。当归、白芍养血柔肝,两药皆入肝经,均能补血,共治血虚,合用既养肝体助肝用,又防柴胡劫肝阴。木郁则土衰肝病易于传脾,故以太子参、白术、茯苓健脾益气,可扶土以抑木,使营血生化有源,以增当归、白芍养血之功,同时,用茵陈又可清利湿热。又用鸡内金健脾和胃,消食导滞,白花蛇舌草清热解毒。诸药合用,各司其职的同时又相辅相成,共奏疏肝理脾之功。

【加　减】　①如胁痛明显持续不止,可加延胡索 15 克,乌梅 6 克,乌药 6 克。②纳差明显,加谷麦芽各 10 克,焦山楂 15 克。

3. 瘀血阻络证

【表　现】　胁肋刺痛,面色晦暗,口干但欲漱水不欲咽,或胁下痞块,赤缕红丝;舌质紫暗或有瘀斑瘀点,脉沉涩。

【治　法】　活血化瘀,散结通络。

【处方1】　膈下逐瘀汤(《医林改错》)加减。

桃仁9克	炒枳壳10克	赤芍15克	当归10克
红花9克	乌药10克	川芎10克	延胡索9克
香附15克	牡丹皮10克	甘草6克	五灵脂(包煎)10克
丹参10克	虎杖20克		

【方　解】　肝失条达,气郁日久,气血运行不畅,瘀血停留,而成本证。方中当归、川芎、赤芍养血活血,与逐瘀药同用,可使瘀血祛而不伤阴血。丹皮清热凉血、活血化瘀,桃仁、红花、丹参、五灵脂破血逐瘀以消积块,配香附、乌药、枳壳、延胡索行气止痛。尤其川芎不仅养血活血,更能行血中之气,增强逐瘀之力。虎杖清热解毒,甘草调和诸药。全方以逐瘀活血和行气药物居多,使气帅血行,更好发挥其活血逐瘀,破癥消积之力。

【加　减】　①如刺痛持久不减,加姜黄10克,柏子仁15克。②如口苦,舌质红,牙龈出血,肝区灼热疼痛,加白茅根15克,小蓟根10克,生地炭10克,三七粉(冲)3克。③如久痛不休,暗耗肝血,导致夜寝不安,头晕乏力等症,加制何首乌6克,女贞子10克,生龟板(先煎)9克,炒枣仁30克。④肝肿大者可加制鳖甲(先煎)9克,茜草10克,鸡血藤15克,泽兰10克。⑤脾肿大者加制鳖甲(先煎)9克,山甲珠6克,地鳖虫6克,王不留行10克,生牡蛎(先煎)15克。

【处方2】　下瘀血汤(《金匮要略》)加减。

桃仁9克	蟅虫5克	熟大黄9克	丹参9克
鳖甲(先煎)10克	黄芪30克	乌药6克	蜂蜜(冲)10克

【方　解】　桃仁润燥,缓中破结,蟅虫下血,血之干燥凝着者,非润燥荡涤不能去也,须用大黄荡逐之。大黄、桃仁、蟅虫下血之力颇猛,用蜜补不足,止血,和药,缓大黄之急,尤为润也。《本经》谓其"下瘀血,血闭,寒热,破癥瘕积聚,留饮宿食,荡涤肠胃,推陈出新,通利水谷,调中化食,调和五脏"。丹参活血祛瘀,鳖甲滋阴软肝散结,用黄芪补气,乌药行气,使气足血行。上方共奏活血化瘀、软肝散结之力。

【加　减】　①兼湿热内蕴,加茵陈20克,黄柏9克。②兼肝气郁结,加柴胡12克,郁金10克。③兼脾虚气滞,加陈皮9克,炒枳壳9克。

【处方3】　血府逐瘀汤(《医林改错》)加减。

桃仁9克	红花15克	当归10克	生地黄10克
牛膝9克	川芎10克	赤芍20克	炒枳壳10克
柴胡10克	桔梗10克	甘草6克	虎杖9克

【方　解】　方中桃仁破血行滞而润燥,红花活血祛瘀以止痛,共为君药。赤芍、川芎助君药活血祛瘀,牛膝活血通经,祛瘀止痛,引血下行,共为臣药。生地黄、当归养血益阴,清热活血;桔梗、枳壳,一升一降,宽胸行气;柴胡疏肝解郁,升达清阳,与桔梗、枳壳同用,尤善理气行滞,使气行则血行;虎杖清热解毒,以防邪更伤气

血,以上均为佐药。桔梗并能载药上行,兼有使药之用;甘草调和诸药,亦为使药。合而用之,使血活瘀化气行,则诸症可愈。

【加　减】　①兼胁痛者,加延胡索9克,川楝子6克。②伴腹胀者,加香橼6克,香附10克。③伴口干者,加石斛10克,天花粉10克。④伴有口苦甚者,加龙胆草9克。

【处方4】　复元活血汤(《医学发明》)加减。

柴胡15克	酒大黄10克	当归10克	红花6克
穿山甲(先煎)6克	瓜蒌根10克	桃仁9克	黄芪20克
甘草6克			

【方　解】　方中用酒制大黄,荡涤凝瘀败血,导瘀下行,推陈致新;柴胡疏肝行气,并可引诸药入肝经。两药合用,一升一降,以攻散胁下之瘀滞,共为君药。桃仁、红花活血祛瘀,消肿止痛;穿山甲破瘀通络,消肿散结,共为臣药。黄芪补气,当归补血活血;瓜蒌根既能入血分助诸药而消瘀散结,又可清热润燥,共为佐药。甘草缓急止痛,调和诸药,是为使药。诸药合用,共奏活血化瘀之功。

【加　减】　①湿热重,黄疸加茵陈20克,黄芩10克。②兼恶心、呕吐,加清半夏9克,姜竹茹10克。③兼腹胀,加大腹皮10克,佛手10克。④兼右肋痛,加香附10克,延胡索9克。

4. 肝肾阴虚证

【表　现】　胁肋隐痛,腰膝酸软,两目干涩,口燥咽干,失眠多梦,或头晕耳鸣,五心烦热,舌红少苔或无苔,脉细数。

【治　法】　滋补肝肾,兼清热解毒。

【处方1】　一贯煎(《续名医类案》)加减。

生地黄20克	北沙参15克	麦冬15克	当归10克
枸杞子10克	川楝子9克	牡丹皮10克	五味子10克
女贞子10克	酸枣仁10克	白茅根15克	虎杖15克

【方　解】　肝藏血,主疏泄,体阴而用阳,邪损肝肾,肝肾阴血亏虚,肝体失养,而成本证。方中重用生地黄滋阴养血、补益肝肾为君,内寓滋水涵木之意。当归、枸杞子养血滋阴柔肝;北沙参、麦冬滋养肺胃,养阴生津,意在佐金平木,扶土制木,四药共为臣药。牡丹皮清热凉血,活血化瘀;五味子、女贞子补肝滋肾,益气生津;酸枣仁养肝安神;白茅根、虎杖清热解毒,佐以少量川楝子,疏肝泄热,理气止痛,复其条达之性。在大队滋阴养血药中,少佐一味川楝子疏肝理气,补肝与疏肝相结合,以补为主,使肝体得养,而无滋腻碍胃遏滞气机之虞,且无伤及阴血之弊。诸药合用,使肝体得养,肾阴可滋,则诸症可解。

【加　减】　①若大便秘结,加瓜蒌仁 30 克。②有虚热或汗多,加地骨皮 15 克。③舌红而干,阴亏过甚,加石斛 10 克。④胁胀痛,按之硬,加鳖甲(先煎)9 克。⑤烦热而渴,加知母 10 克,石膏(先煎)30 克。⑥口苦燥,加黄连 3 克。

【处方2】　麦冬养荣汤(《血证论》)加减。

麦冬 30 克	生地黄 20 克	女贞子 15 克	山药 15 克
当归 10 克	白芍 10 克	知母 6 克	五味子 6 克
党参 10 克	川楝子 6 克	陈皮 6 克	肉桂 2 克
炙甘草 6 克			

【方　解】　方中重用麦冬、生地黄,麦冬既可增强养阴润燥之力,又可兼以清心降火,生地黄滋阴养血,补益肝肾,内寓滋水涵木之意,共为方中君药。山药补益脾阴,亦能固精,与地黄相配,滋养肝脾肾,女贞子性凉,补中有清,可滋肾养肝,益精血,二者共为臣药。当归、白芍养血补血。党参益气以生阴血。知母清热除烦又可滋阴。川楝子,疏肝泄热,理气止痛,复肝条达之性。五味子酸收,既可生津止渴敛汗,又能收摄虚火之浮越。然诸药毕竟多属甘寒柔润之品,故用陈皮理气行湿以防壅膈败胃,再用甘草养中护正以顾后天化源。加肉桂意在引火归元,增此一味,全方皆活,但用量却不宜多。本方滋阴肝肾,养血兼清浮火,可除诸症。

【加　减】　①胁痛明显,加川楝子 6 克,延胡索 9 克,香附 10 克。②兼黄疸,加虎杖 10 克,茵陈 20 克。③虚热明显,加地骨皮 10 克,白薇 6 克。

【处方3】　滋水清肝饮(《医宗己任编》)加减。

熟地黄 20 克	山茱萸 12 克	山药 15 克	泽泻 15 克
茯苓 30 克	酸枣仁 15 克	栀子 9 克	白芍 15 克
牡丹皮 10 克	当归 15 克	柴胡 9 克	

【方　解】　滋水清肝饮由六味地黄丸合丹栀逍遥散加减而成。以六味地黄丸滋补肝肾之阴,丹栀逍遥散疏肝解郁、清热健脾,酸枣仁补肝宁心安神,二方合用补而不腻,疏肝而无伤阴之弊。

【加　减】　①兼纳差,加鸡内金 10 克,焦三仙各 10 克。②伴恶心、呕吐者,加竹茹 10 克,姜半夏 9 克。③胁痛明显,加延胡索 9 克,川楝子 6 克,郁金 10 克。④兼黄疸,加茵陈 30 克,虎杖 15 克。

【处方4】　六味地黄丸(《小儿药证直诀》)加二至丸(《医方集解》)加减。

熟地黄 30 克	山茱萸 15 克	山药 15 克	泽泻 15 克
茯苓 30 克	女贞子 20 克	旱莲草 15 克	赤芍 15 克
牡丹皮 10 克	栀子 10 克	猫爪草 6 克	

【方　解】　方中重用熟地黄,滋阴补肾,填精益髓,女贞子味甘苦,性凉,补中

有清,可滋肾养肝,益精血,乌须发,二者共为君药。墨旱莲味甘酸,性寒,既能滋补肝肾之阴,又可凉血止血,助女贞子补益肝肾,滋阴止血,补而不滞,平补肝肾。山萸肉补养肝肾,并能涩精;山药补益脾阴,亦能固精,与熟地黄相配,滋养肝脾肾,称为"三补"。熟地黄的用量是山萸肉与山药两味之和,以补肾阴为主,补其不足以治本。三药加强君药之力,为臣药。配伍泽泻利湿泄浊,并防熟地黄之滋腻恋邪;牡丹皮清泄相火,并制山萸肉之温涩;茯苓淡渗脾湿,并助山药之健运。三药为"三泻",渗湿浊,清虚热,平其偏胜以治标,栀子、猫爪草清热泻火,防滋腻恋邪,均为佐药。诸药合用,共奏滋补肝肾之功。

【加　减】　①胁痛明显,加延胡索 9 克,川楝子 6 克,郁金 10 克。②伴纳差,加生麦芽 10 克,焦山楂 10 克,砂仁(后下)6 克。③伴腹胀,加木香 10 克,姜厚朴 10 克。

5. 脾肾阳虚证

【表　现】　畏寒喜暖,面色无华,少腹、腰膝冷痛,食少脘痞,腹胀便溏,或伴下肢浮肿,舌质暗淡,有齿痕,苔白滑,脉沉细无力。

【治　法】　温补脾肾。

【处方 1】　四君子汤(《太平惠民和剂局方》)合金匮肾气丸(《金匮要略》)加减。

党参 10 克	白术 15 克	干姜 6 克	桂枝 6 克
熟地黄 15 克	山药 15 克	茯苓 15 克	制附子(先煎)6 克
山茱萸 12 克	泽泻 10 克	牡丹皮 15 克	炙甘草 6 克
桑寄生 12 克			

【方　解】　感邪日久,湿困中土,邪从寒化,戕伤脾肾,损伤脾肾之阳而成本证。本方用四君子汤合金匮肾气丸加减,方中党参,甘温益气,健脾养胃。白术苦温,健脾燥湿,加强益气助运之力;茯苓甘淡,健脾渗湿,苓术相配,则健脾祛湿之功益著。炙甘草益气和中,调和诸药。四药配伍,共奏益气健脾之功。金匮肾气丸历代医家多称其为千古补肾阳之祖方,然其主要功效为补肾气而非温补肾阳,柯韵伯曰:此肾气丸纳桂附于滋阴剂中十倍之一,意不在补火,而在微微生火,即生肾气也。肾气足则火自然旺。加桑寄生,以增强补肝肾之力。诸药合用,可温补脾肾,使脾肾阳气充足而病自除。

【加　减】　①食后腹胀或呕逆者,加砂仁(后下)6 克,姜半夏 9 克,陈皮 10 克。②腹中冷痛较甚,加香附 9 克,吴茱萸 2 克。③腹泻较甚,去桂枝,加肉桂 3 克,补骨脂 6 克,薏苡仁 15 克。

【处方 2】　附子理中丸(《太平惠民和剂局方》)合五苓散(《伤寒论》)加减。

炮附子(先煎)9克	干姜9克	肉桂5克	党参15克
炒白术10克	茯苓15克	猪苓15克	巴戟天10克
菟丝子10克	补骨脂10克	泽泻10克	生地黄12克
枸杞子12克	炙甘草10克		

【方　解】　制附子散寒,大补阳气,既可温脾阳以健运,也可温肾阳以益火,为方中君药。肉桂,味辛甘,性大热,可暖脾胃,补火助阳,引火归源,散寒止痛,为治命门火衰的要药,助君药加强温补脾肾之力,为方中臣药。党参、炒白术健脾益气燥湿,茯苓、猪苓、泽泻淡渗健脾利湿,干姜降胃气、止呕吐,有益于中焦气机的升降。"附子无姜不热"干姜与附子同用,温阳散寒之力大增。巴戟天、菟丝子、补骨脂温补脾肾,生地黄、枸杞子滋补肾阴,以阴中求阳,并可防止大队补阳药助火之弊。炙甘草,具有健脾益气的作用,兼具调和作用,为方中佐使。

【加　减】　①瘀血明显者,加赤芍10克,当归10克。②气滞腹胀较著者,加莱菔子15克,大腹皮10克。③夹有水湿者,加泽兰10克,玉米须15克。

【处方3】　五味异功散(《小儿药证直诀》)合二仙汤(《妇产科学》)加减。

党参12克	炒白术10克	茯苓15克	陈皮9克
肉桂5克	当归10克	赤芍10克	黄柏9克
知母10克	巴戟天10克	仙茅10克	仙灵脾10克
龟胶10克	鹿角胶10克	黄芪10克	甘草6克

【方　解】　方中五味异功散合黄芪益气健脾养血。肉桂可暖脾胃,补火助阳,引火归源,脾肾双补;仙茅、仙灵脾、巴戟天、龟胶、鹿角胶温肾阳,补肾精;黄柏、知母泻肾火、滋肾阴;当归温润养血,赤芍活血化瘀。全方配伍特点是壮阳药中稍佐滋阴泻火之品,使阳得阴助而生化无穷,以疗脾肾阳虚之证。

【加　减】　①腰痛甚,加杜仲10克,续断10克。②下肢肿胀,加车前子(包煎)15克,玉米须30克。

【处方4】　桂附理中汤(《证治宝鉴》)合二仙汤加减。

制附子(先煎)9克	肉桂5克	党参12克	炒白术9克
干姜6克	茯苓10克	仙茅10克	巴戟天10克
仙灵脾10克	补骨脂10克	菟丝子10克	黄柏6克
知母10克	炙甘草6克		

【方　解】　制附子辛甘,有毒,可散寒,大补阳气,既可温脾阳以健运,也可温肾阳以益火。肉桂,味辛甘,性大热,可暖脾胃,补火助阳,引火归源,散寒止痛,两药合用可大补脾肾之阳气,为方中君药。党参甘平,健脾益气,养血生津,仙茅、仙灵脾共温肾阳,三药共助君药之力,为臣药。炒白术、茯苓健脾利湿,巴戟天、补骨脂、菟丝子温肾阳,黄柏、知母泻肾火、滋肾阴,共为佐药。甘草调和诸药,为使药。

诸药合用,共奏温补脾肾之功。

【加　减】　①伴纳少,加砂仁(后下)6 克,陈皮 6 克,焦三仙 10 克。②下肢肿明显,改茯苓 30 克,加车前子(包煎)30 克。

【处方5】　右归饮(《景岳全书》)加减。

制附子(先煎)9 克	熟地黄 15 克	山茱萸 15 克	山药 30 克
党参 12 克	肉桂 5 克	枸杞子 10 克	杜仲 10 克
巴戟天 10 克	菟丝子 10 克	牛膝 10 克	灵芝 10 克
炙甘草 10 克			

【方　解】　制附子、肉桂辛甘,大热,均可温补脾肾,温脾阳以健运,温肾阳以益火,肉桂又可引火归元,方中君药。山药、党参健脾益气,熟地黄、山茱萸滋补肝肾之阴,助君药补益脾肾,为方中臣药。巴戟天、菟丝子温补肾阳,杜仲、枸杞滋养肝肾之精,灵芝补脾肾之气,为方中佐药。牛膝引药下行,甘草调和诸药,为方中使药。诸药合用,脾肾阳虚得补,诸症得除。

【加　减】　①气短者,加黄芪 20 克,炒白术 10 克。②呕哕吞酸者,加炮姜 6 克。③泄泻腹痛者,加肉豆蔻 10 克。④小腹痛明显者,加吴茱萸 2 克。⑤腰膝软痛者,加当归 10 克。

二、中成药治疗

 ## 1. 肝宁片

【药物组成】　斑蝥、糯米、紫草。

【功能主治】　清热解毒,利湿,化瘀散结。用于治疗各种急慢性肝炎,尤其对乙型肝炎患者的肝功能异常和表面抗原阳性者有显著疗效,并可预防乙肝癌变。

【临床应用】　慢性肝炎由于瘀血阻滞、湿热蕴结证所致者用肝宁片治疗。症见胁肋刺痛,赤缕红斑,口苦,尿黄,大便黏滞,舌红苔黄腻有瘀斑,脉弦涩或滑。

【用量用法】　糖衣片,每片重 0.3 克。一次 2～3 片,一日 3 次,口服,温开水送下。

【注意事项】　尚不明确。

 ## 2. 肝达片

【药物组成】　山茱萸、何首乌、黄芪、太子参、酸枣仁、丹参、刺蒺藜、忍冬藤等。

【功能主治】　滋补肝肾、健脾活血。用于慢性迁延性及慢性活动性乙型肝炎见肝肾亏损、脾虚挟瘀证候者,症见胁肋疼痛,腹胀纳差,倦怠乏力,头晕目涩,五心烦热,腰膝酸软等。

【临床应用】 慢性迁延性、活动性乙型肝炎见肝肾亏损、脾虚夹瘀证候者可用肝达片治疗。症见胁肋疼痛,腹胀纳差,倦怠乏力,头晕目涩,五心烦热,腰膝酸软,舌红少苔,脉弦细。

【用量用法】 片剂,每片重 0.27 克。一次 5 片,一日 3 次,口服。疗程三个月。

【注意事项】 尚不明确。

3. 茵芪肝复颗粒

【药物组成】 茵陈、焦栀子、大黄、白花蛇舌草、猪苓、柴胡、当归、黄芪、党参、甘草。

【功能主治】 清热解毒利湿,疏肝补脾。用于慢性乙型病毒性肝炎肝胆湿热兼脾虚肝郁证。症见:右胁胀满,恶心厌油,纳差食少,口淡乏味。

【临床应用】 慢性乙型病毒性肝炎见肝胆湿热兼脾虚肝郁证者可用茵芪肝复颗粒治疗。症见:右胁胀满,恶心厌油,纳差食少,口淡乏味,小便黄,大便溏滞,舌红苔薄腻或黄腻,脉弦细。

【用量用法】 颗粒剂,每袋装 18 克。一次 18 克,一日 3 次,口服。3 个月为一疗程,或遵医嘱。

【注意事项】 ①少数病例可出现恶心、腹泻、一般不影响继续治疗。②孕妇忌服。

4. 五酯滴丸

【药物组成】 华中五味子。

【功能主治】 降低血清谷丙转氨酶。可用于慢性肝炎谷丙转氨酶升高者。

【临床应用】 慢性肝炎见气阴两虚证者可用五酯滴丸治疗。症见胁肋隐痛,疲乏倦怠,舌淡红,苔薄,脉弦细者。

【用量用法】 滴丸,每丸重 23 毫克。一次 50 丸,一日 3 次,口服。或遵医嘱。

【注意事项】 本品应当避免放置在能被阳光直接照射到的地方并远离热源。

5. 朝阳丸

【药物组成】 黄芪、鹿茸粉、硫黄(豆腐炙)、鹿角霜、干姜、核桃仁、石膏、铜绿、大黄、青皮、大枣、绿矾、川楝子、黄芩、甘草、薄荷、冰片、玄参、木香。

【功能主治】 温肾健脾,疏肝散郁,化湿解毒。适用于慢性肝炎属于脾肾不足、肝郁血滞、痰湿内阻者。症见面色晦暗或㿠白,神疲乏力,纳呆腹胀,胁肋隐痛,胁下痞块,小便清或淡黄,大便溏或不爽,腰酸腿软,面颈血痣或见肝掌等。

【临床应用】 慢性肝炎见脾肾不足、肝郁血滞、痰湿内阻者可用朝阳丸治疗。

证见面色晦暗或㿠白,神疲乏力,纳呆腹胀,胁肋隐痛,胁下痞块,小便清或淡黄,大便溏或不爽,腰酸腿软,面颈血痣或见肝掌,舌体胖大,舌色暗淡,舌苔白或腻,脉弦而濡或沉弦,或弦细。

【用量用法】　水丸,每袋重 2 克。一次 2 克,一日 1 次,口服。或遵医嘱。

【注意事项】　①忌食生、冷、酒、蒜。②不宜吃油腻食品。③黄疸者不宜服用。④证见肝肾阴虚及湿热甚者慎用,或遵医嘱服用。

6. 肝舒片

【药物组成】　当药、党参、黄精、木香、维生素 C。

【功能主治】　清热化湿,健胃消食。用于慢性乙型肝炎湿热内蕴、脾胃不运证,症见:肝区不舒、胃呆乏力、腹胀、口苦、尿黄等。

【临床应用】　慢性肝炎见湿热内蕴、脾胃不运证者可用肝舒片治疗。症见肝区不舒、胃呆乏力、腹胀、口苦、尿黄,大便黏腻,舌淡红,苔黄腻,脉弦细。

【用量用法】　片剂,每瓶装 100 片。一次 5～7 片,一日 3 次,口服。

【注意事项】　尚不明确。

7. 云芝肝泰颗粒

【药物组成】　云芝粗提物。

【功能主治】　免疫调节剂。主要用于治疗慢性活动性肝炎。

【临床应用】　慢性活动性肝炎见脾虚毒蕴者可用云芝肝泰颗粒治疗。症见疲乏,纳差,口苦,大便溏,舌淡红苔腻,脉细。

【用量用法】　颗粒剂,每袋装 5 克。一次 5 克,一日 2～3 次,口服。

【注意事项】　尚不明确。

8. 复肝能胶囊

【药物组成】　黄芪、山楂、葛根、蒲黄、五灵脂、白茅根、三七、水牛角浓缩粉。

【功能主治】　益气活血,清热利湿。用于慢性肝炎属气虚血瘀、湿热停滞证者。

【临床应用】　慢性肝炎见气虚血瘀、湿热停滞证者可用复肝能胶囊治疗。症见乏力倦怠,胁肋刺痛,口干口苦,大便黏腻,小便黄,舌暗红或有瘀斑,苔薄腻,脉弦涩。

【用量用法】　胶囊剂,每粒装 0.35 克。一次 6 粒,一日 2～3 次,口服。三个月为一疗程。生化指标复常或基本复常者,继续服用半年,以期巩固。

【注意事项】　孕妇慎服。

9. 四逆散

【药物组成】 柴胡、枳实、芍药、炙甘草。

【功能主治】 透解郁热,疏肝理脾。用于热厥手足不温,脘腹胁痛,泄痢下重。

【临床应用】 慢性肝炎见肝郁脾虚、郁热内结者可用四逆散治疗。症见脘腹胁痛,热厥手足不温,大便溏泄,腹胀肠鸣,里急后重,舌淡,苔黄或腻,脉弦或数。

【用量用法】 粉末,每袋装 9 克。一次 9 克,一日 2 次。开水冲泡或炖服。

【注意事项】 尚不明确。

10. 丹栀逍遥丸

【药物组成】 牡丹皮、栀子(炒焦)、柴胡(酒制)、酒白芍、当归、茯苓、白术(土炒)、薄荷、炙甘草。辅料为:生姜。

【功能主治】 舒肝解郁,清热调经。用于肝郁化火,胸胁胀痛,烦闷急躁,颊赤口干,食欲缺乏或有潮热,以及妇女月经先期,经行不畅,乳房与少腹胀痛。

【临床应用】 慢性肝炎见肝郁化火证者可用丹栀逍遥丸治疗。症见胸胁胀痛,烦闷急躁,颊赤口干,食欲缺乏或有潮热,以及妇女月经先期,经行不畅,胸乳与少腹胀痛,舌质红苔黄,脉弦滑数。

【用量用法】 水丸,每袋装 6 克。一次 6～9 克,一日 2 次,口服。

【注意事项】 ①少吃生冷及油腻难消化的食品。②服药期间要保持情绪乐观,切忌生气恼怒。③服药一周后,症状未见缓解,或症状加重者,应及时到医院就诊。④孕妇慎用。

11. 乙肝灵丸

【药物组成】 大黄、白芍、茵陈、柴胡、贯众、人参、黄芪、甘草。

【功能主治】 清热解毒,疏肝健脾。具有较强的抗炎,改善肝功能,保肝利胆,降酶,澳抗转阴的作用。用于肝气郁滞,湿邪困脾及乙型病毒性肝炎。

【临床应用】 慢性肝炎见肝气郁滞、湿邪困脾证者可用乙肝灵丸治疗。症见胁肋胀痛,小便黄,大便黏滞,腹部胀满,疲乏无力,舌质红,苔黄乏津,脉弦数。

【用量用法】 浓缩丸,每丸重 0.1 克。一次 2 克,一日 3 次,口服;小儿酌减。每个疗程 20～50 天。

【注意事项】 孕妇忌服。

12. 乙肝解毒胶囊

【药物组成】 草河车、黄柏、大黄、黄芩、胡黄连、土茯苓、黑矾、贯众。

【功能主治】 清热解毒,疏肝利胆。用于乙型肝炎,辨证属于肝胆湿热内蕴者。临床表现为:肝区热痛,全身乏力,口苦咽干,头晕耳鸣或面红耳赤,心烦易怒,大便干结,小便少而黄,舌苔黄腻,脉滑数或弦数。

【临床应用】　适用于乙型病毒性肝炎肝胆湿热瘀滞之证,热重于湿者尤宜。症见肝区热痛,全身乏力,口苦咽干,头晕耳鸣或面红耳赤,心烦易怒,大便干结,小便少而黄,舌苔黄腻,脉滑数或弦数。

【用量用法】　胶囊剂,每粒重 0.25 克。成人一次 4 粒,一日 3 次,口服;小儿酌减或遵医嘱。

【注意事项】　尚不明确。

13. 茵莲清肝颗粒

【药物组成】　茵陈、板蓝根、绵马贯众、茯苓、郁金、当归、红花、琥珀、白芍(炒)、白花蛇舌草、半枝莲、广藿香、佩兰、砂仁、虎杖、丹参、泽兰、柴胡、重楼。

【功能主治】　清热解毒,调肝和脾。用于急性甲型、慢性乙型病毒性肝炎属"湿热蕴结,肝脾不和"证者,症见胁痛、脘痞、纳呆、乏力等。

【临床应用】　慢性乙型病毒性肝炎见湿热蕴结、肝脾不和证者可用茵莲清肝颗粒治疗。症见胁痛,口苦,脘痞,纳呆,乏力尿黄,大便黏,舌红苔黄腻,脉滑数。

【用量用法】　颗粒剂,每袋装 10 克。一次 10 克,一日 3 次,温开水冲服。急性甲型病毒性肝炎的一疗程为四周,慢性乙型病毒性肝炎的一疗程为三个月。

【注意事项】　①忌食辛辣油腻食物。②孕妇慎用。

14. 虎驹乙肝胶囊

【药物组成】　虎杖、蚂蚁、柴胡、茵陈、板蓝根、枸杞子、黄芪、三七、丹参、五味子、大枣。

【功能主治】　疏肝健脾、清热利湿、活血化瘀。用于慢性乙型肝炎属肝郁脾虚兼湿热瘀滞证。症见:胁肋胀满疼痛,脘痞腹胀,胃纳不佳,四肢急倦,小便色黄等。

【临床应用】　慢性乙型肝炎见肝郁脾虚兼湿热瘀滞证者可用虎驹乙肝胶囊治疗。症见胁肋胀满疼痛,或见身目黄染,脘闷腹胀,胃纳不佳,四肢倦怠,小便色黄,舌红苔黄腻,脉滑数。

【用量用法】　胶囊剂,每粒装 0.2 克。每次 5 粒,一日 3 次,饭后温开水送服。3 个月为一疗程,或遵医嘱。

【注意事项】　孕妇慎用。

15. 清肝扶正胶囊

【药物组成】　黄连、蜂王浆冻干粉、青黛、五味子、山豆根、大黄。

【功能主治】　清热解毒,泻火燥湿,健脾益肝。用于慢性乙型肝炎湿热困脾证。症见胁痛,口苦,神疲乏力或纳后腹胀,或见黄疸,大便溏而不爽或便结而秘,舌苔黄腻等。

【临床应用】 慢性乙型肝炎见湿热困脾证者可用清肝扶正胶囊治疗。症见胁痛,口苦,神疲乏力,纳后腹胀,或黄疸,大便溏而不爽或便结而秘,舌苔黄腻,脉弦细。

【用量用法】 胶囊剂,每粒装 0.45 克。一次 4 粒,一日 3 次,口服。3 个月为 1 疗程,或遵医嘱。

【注意事项】 ①孕妇禁服。②脾虚便溏者慎用。③偶见服药后便溏,继续服药后可缓解,一般不影响继续治疗。

16. 肝达康颗粒

【药物组成】 北柴胡(醋炙)、白芍(醋炙)、当归(酒炒)、茜草、白术(麸炒)、茯苓、鳖甲(醋炙)、湘曲、党参、白茅根、枳实(麸炒)、青皮(麸炒)、砂仁、地龙(炒)、甘草。

【功能主治】 疏肝理脾,化瘀通络。用于慢性乙型肝炎肝郁脾虚兼血瘀证候者,症见胁痛腹胀,胁下痞块,疲乏纳差,大便溏薄。

【临床应用】 慢性乙型肝炎见肝郁脾虚兼血瘀者可用肝达康颗粒治疗。症见疲乏纳差,胁痛腹胀或刺痛,胁下痞块,固定不移,大便溏薄,舌淡或色黯有瘀点,脉弦缓或涩。

【用量用法】 颗粒剂,每袋装 8 克。一次 1 袋,一日 3 次,口服。一个月为一疗程,可连续使用 3 个疗程。

【注意事项】 ①孕妇慎用。②偶见服药后腹胀、恶心,停药后症状可消失。

17. 五灵丸

【药物组成】 柴胡、灵芝、丹参、五味子。

【功能主治】 疏肝益脾活血。用于乙型慢性活动性及迁延性肝炎,肝郁脾虚挟瘀证,症见纳呆、腹胀嗳气、胁肋胀痛、疲乏无力等。

【临床应用】 慢性乙型肝炎见肝郁脾虚挟瘀证者可用五灵丸治疗。症见胁肋胀痛,甚至刺痛,腹部胀满,纳呆、嗳气,疲乏无力,唇色紫黯,舌有瘀斑,脉弦涩。

【用量用法】 小蜜丸,每瓶装 81 克。一次 9 克(以瓶盖作为量杯,将药丸倒至与盖口平齐),一日 3 次,饭后半小时服用。1 个月为 1 个疗程或遵医嘱。

【注意事项】 ①孕妇慎用。②有溃疡病史者,请在医生指导下服用。③偶见轻度恶心,上腹不适等消化道反应。

18. 乙肝宁颗粒

【药物组成】 黄芪、白花蛇舌草、茵陈、金钱草、党参、蒲公英、制何首乌、牡丹皮、丹参、茯苓、白芍、白术、川楝子。

【功能主治】　补气健脾、活血化瘀、清热解毒。用于慢性肝炎属脾气虚弱、血瘀阻络、湿热毒蕴证,症见胁痛、腹胀、乏力、尿黄;对急性肝炎属上述证候者亦有一定疗效。

【临床应用】　慢性肝炎属脾气虚弱、血瘀阻络、湿热毒蕴证者可用乙肝宁颗粒治疗。症见胁肋胀痛,或隐痛,或刺痛,腹胀,乏力,尿黄,舌质黯或有瘀斑,脉涩。

【用量用法】　颗粒剂,每袋装 17 克。一次 1 袋,一日 3 次,口服;儿童酌减。治疗慢性肝炎者以 3 个月为 1 个疗程。

【注意事项】　①孕妇、糖尿病患者慎用。②服药期间忌食油腻、辛辣食物。

 ## 19. 复方熊胆乙肝胶囊

【药物组成】　熊胆粉、板蓝根、丹参、龙胆、虎杖、柴胡、郁金、白芍、枸杞子、黄芪、茯苓、麦芽(炒)、甘草。

【功能主治】　清热利湿。用于慢性乙型肝炎、湿热中阻证。

【临床应用】　慢性乙型肝炎见湿热中阻证者可用复方熊胆乙肝胶囊治疗。症见身目小便发黄,口黏口苦,恶心厌油,胸胁脘闷,纳呆,倦怠乏力,肢体困重,舌红苔黄腻,脉滑。

【用量用法】　胶囊剂,每粒装 0.45 克。一次 6 粒,一日 3 次,饭后口服。3 个月为 1 个疗程,或遵医嘱。

【注意事项】　①妊娠及哺乳妇女禁用。②偶见胃脘不适。③虚寒证忌用,忌食生、冷、酒、蒜。④不宜吃油腻食品。

20. 舒肝止痛丸

【药物组成】　柴胡、当归、白芍、赤芍、白术(炒)、薄荷、甘草、生姜、香附(醋制)、郁金、延胡索(醋制)、川楝子、木香、陈皮、半夏(制)、黄芩、川芎、莱菔子(炒)。包衣辅料为赭石粉。

【功能主治】　舒肝理气,和胃止痛。用于肝胃不和,肝气郁结,胸胁胀满,呕吐酸水,脘腹疼痛。

【临床应用】　慢性肝炎见肝胃不和、肝气郁结者可用舒肝止痛丸治疗。症见胁痛胀满甚或痛及肩背,情志郁闷易怒,呕吐酸水,脘腹胀满不舒,甚或脘腹胀痛,心烦易怒,善太息,嗳气,苔薄或薄腻,脉弦。

【用量用法】　浓缩水丸,每100 粒重 12 克。一次 4～4.5 克,一日 2 次,口服。

【注意事项】　①本药宜用温开水送服。②服药期间忌气怒,忌食生冷油腻不消化之食物。③孕妇慎用。

21. 疏肝健脾丸

【药物组成】 党参、山药、赤芍、郁金等。

【功能主治】 健脾和胃,疏肝理气。用于肝郁脾虚证,见有胸胁胀满,纳呆脘闷,大便溏软。轻、中度慢性肝炎见上述证候者。

【临床应用】 慢性肝炎见肝郁脾虚证者可用疏肝健脾丸治疗。症见胸胁胀满,纳呆脘闷,善叹息,四肢倦怠,大便溏,舌淡红苔薄白,脉弦细。

【用量用法】 大蜜丸,每丸重9克。一次1～2丸,一日2～3次,口服。

【注意事项】 忌气恼劳碌,戒酒。

 ## 22. 肝必复软胶囊

【药物组成】 树舌子实体提取物。

【功能主治】 抗肝炎药,具有免疫调节功能,可促使乙型肝炎表面抗原转阴。用于治疗乙型肝炎。

【临床应用】 慢性乙型肝炎见毒邪内蕴者可用肝必复软胶囊治疗。症见胁肋不适,疲乏,口苦,舌红苔黄,脉弦。

【用量用法】 软胶囊,每粒装0.5克。口服,一次2粒,一日3次。

【注意事项】 尚不明确。

 ## 23. 肝泰舒胶囊

【药物组成】 獐牙菜、唐古特乌头、山苦荬、小檗皮、节裂角茴香、木香、黄芪、甘草。

【功能主治】 清热解毒,疏肝利胆。用于乙型肝炎肝胆湿热证。

【临床应用】 慢性乙型肝炎见肝胆湿热证者可用肝泰舒胶囊治疗。症见身目俱黄,胁肋灼痛或疼痛,口干口苦,口黏,小便黄,大便黏腻,舌红,苔黄腻,脉弦滑。

【用量用法】 胶囊剂,每粒装0.4克。一次2～4粒,一日3次,口服。

【注意事项】 ①孕妇忌服。②定期复查肝功能。

 ## 24. 乙肝扶正胶囊

【药物组成】 何首乌、虎杖、贯众、肉桂、明矾、石榴皮、当归、丹参、沙苑子、人参、麻黄。

【功能主治】 补肝肾,益气活血。用于乙型肝炎,辨证属于肝肾两虚证候。临床表现为:肝区隐痛不适,全身乏力,腰膝酸软,气短心悸,自汗,头晕、纳少,舌淡脉弱。

【临床应用】 慢性乙型肝炎见肝肾两虚证者可用乙肝扶正胶囊治疗。症见肝区隐痛不适,全身乏力,腰膝酸软,气短心悸,自汗,头晕,纳少,舌淡脉弱。

【用量用法】　胶囊剂,每粒装 0.25 克。一次 4 粒,一日 3 次,口服;儿童酌减或遵医嘱。

【注意事项】　运动员慎用。

25. 参柴肝康软胶囊

【药物组成】　柴胡、人参茎叶总皂苷。

【功能主治】　益气舒肝。用于急、慢性肝炎属气虚肝郁证者。

【临床应用】　慢性肝炎见气虚肝郁证者可用参柴肝康软胶囊治疗。症见疲乏倦怠,胁肋胀痛,随情绪变化而加重,舌淡红苔薄,脉弦细。

【用量用法】　软胶囊,每粒装 0.5 克。一次 3 粒,一日 3 次,口服;或遵医嘱。

【注意事项】　定期复查肝功能。

26. 护肝胶囊

【药物组成】　柴胡、五味子、茵陈、板蓝根、猪胆粉、绿豆。

【功能主治】　疏肝理气,健脾消食。具有降低转氨酶作用。用于慢性肝炎、迁延性肝炎及早期肝硬化等。

【临床应用】　慢性肝炎见肝郁脾虚食滞者可用护肝胶囊治疗。症见胁肋胀痛,善太息,嗳腐吞酸,大便溏,舌淡红苔腻或齿痕,脉弦细。

【用量用法】　胶囊剂,每盒装 36 粒。一次 4 粒,一日 3 次,口服。

【注意事项】　尚不明确。

27. 肝龙胶囊

【药物组成】　美洲大蠊提取物。

【功能主治】　疏肝理脾,活血解毒。主治胁痛肝郁脾虚兼瘀血证,症见胁肋胀痛或刺痛,恶心嗳气,神疲乏力、食欲缺乏、食后腹胀、大便溏,舌色淡或紫,脉象细涩或脉弦等。用于慢性乙型肝炎见上述症状者。

【临床应用】　慢性肝炎见肝郁脾虚兼瘀血证者可用肝龙胶囊治疗。症见胁肋胀痛或刺痛,恶心嗳气,神疲乏力、食欲缺乏、食后腹胀、大便溏,舌色淡或紫,脉象细涩或脉弦。

【用量用法】　胶囊剂,每粒装 0.3 克。一次 2 粒,一日 2 次,口服。

【注意事项】　尚无孕妇、儿童、老人等特殊人群研究资料。临床研究中个别患者出现轻度恶心症状,持续 3～5 天自行缓解,与本品的关系尚不确定。

28. 复肝宁片

【药物组成】　板蓝根、麦芽(炒)、柴胡、牡丹皮、山楂、金银花、六神曲(炒)。

【**功能主治**】　舒肝健脾,清热利湿。用于乙型肝炎表面抗原阳性属于肝旺脾虚,热毒较盛者。

【**临床应用**】　慢性乙型肝炎见肝旺脾虚、热毒较盛者可用复肝宁片治疗。症见胁肋灼痛或胀痛,口苦,口干,小便黄,大便干或溏滞不爽,舌红苔黄,脉弦滑。

【**用量用法**】　糖衣片,每瓶装 100 片。一次 6 片,一日 3 次,口服。

【**注意事项**】　尚不明确。

第3章 胆汁淤积型肝炎

胆汁淤积型肝炎(肝内胆汁淤积)系指多种原因所致的细胞分泌胆汁发生障碍,毛细胆管、细胞骨架和高尔基体等细胞器功能异常,使胆汁分泌减少,导致正常数量的胆汁不能下达十二指肠,并使胆汁成分(结合胆红素、胆汁酸、胆固醇和碱性磷酸酶等)反流至血液。临床上是一组有黄疸、瘙痒,伴血清结合胆红素、胆固醇、胆汁酸、ALP、5-核苷酸酶和白蛋白增高的症状体征。我们这里指的是感染肝炎病毒导致的淤积性肝炎。

胆汁淤积型肝炎多属于中医学"黄疸"的范畴。病因为感受湿热疫毒,病位为肝胆,涉及脾肾。基本病机是湿热之邪阻滞中焦,影响肝胆的疏泄,使胆汁不循常道而外泄。由于湿热所伤或过食肥甘厚味,或素体胃热偏盛,湿热交蒸,发为阳黄。若素体脾胃虚寒,或久病脾阳受伤,感受外邪,则湿从寒化。寒湿瘀滞,中阳不振,脾虚失运,胆液为湿邪所阻,表现为阴黄证。疾病日久,可兼夹血瘀痰湿等病理因素,本病可发展为鼓胀、积聚、癥积等病。

一、中医辨证治疗

 1. 湿热瘀滞证

【表　现】　身目俱黄,色泽鲜明,皮肤瘙痒,胁肋胀痛,口干口苦,或大便灰白,尿黄,舌暗红,苔黄腻,脉弦数。

【治　法】　清热利湿,活血化瘀。

【处方1】　大柴胡汤(《伤寒论》)加减。

柴胡 15 克	黄芩 10 克	赤芍 30～60 克	牡丹皮 10 克
清半夏 9 克	金钱草 30 克	茵陈 30 克	栀子 10 克
陈皮 6 克	香附 10 克	郁金 10 克	莪术 9 克
甘草 10 克			

【方　解】　感受湿热之邪,肝胆失于疏泄,气郁湿阻,气滞则瘀,湿蕴化热,而

成本证。方中重用柴胡、赤芍为君药，柴胡配臣药黄芩和解清热，以除少阳之邪。赤芍苦微寒，归肝经，清热凉血，活血祛瘀滞。茵陈清热利湿，助君药清肝胆之湿热，牡丹皮清热凉血，活血化瘀，以助赤芍之力，共为方中臣药。金钱草、栀子清热利湿，莪术破血逐瘀，清半夏、陈皮和胃降逆，郁金入血则散瘀，入气则疏肝，香附为气病之总司，故两者相配，既取郁金利血中之气，也取香附行气中之血。甘草清热解毒，调和诸药，为方中佐使。诸药共用，湿热得去，瘀滞可化，诸症自消。

【加　减】①胁痛甚者，加三棱 6 克，路路通 10 克。②失眠者，加合欢皮 15 克，柏子仁 20 克，酸枣仁 30 克。③神疲乏力者，加党参 10 克，黄芪 15 克。④腹泻便溏者，加山药 20 克，扁豆 10 克。

【处方2】　茵陈蒿汤(《伤寒论》)合桃红四物汤(《医宗金鉴》)加减。

茵陈 30 克	桃仁 9 克	赤芍 30 克	川芎 10 克
生白术 15 克	炒枳壳 15 克	生地黄 15 克	当归 10 克
栀子 10 克	大黄 6 克	甘草 10 克	

【方　解】　方中茵陈清热利湿、利胆退黄，桃仁破血行滞而润燥，共为君药。栀子清热降火，通利三焦，助茵陈引湿热疫毒从小便而去。赤芍清热凉血，活血祛瘀，以助桃仁之功，为方中臣药。大黄泻热逐瘀，通利大便，导瘀热从大便而下，生地黄补血养阴活血，川芎、炒枳壳行气活血，当归补血养肝活血，生白术疏肝健脾、行气导滞，共为方中佐药，甘草为使药，调和诸药、缓和药性之功。全方行而不散，补而不滞，活而不耗，动静相宜，诸药合用，共奏活血、利胆、退黄之功效。

【加　减】①胃纳呆者，加谷芽 10 克，焦山楂 10 克。②腹痛剧者，加木香 10 克，佛手 6 克。③泛恶者，加姜竹茹 10 克，制南星 3 克。

【处方3】　蒿芩清胆汤(《重订通俗伤寒论》)加减。

青蒿 10 克	黄芩 10 克	赤芍 30 克	茵陈 10g
牡丹皮 10 克	炒枳壳 6 克	竹茹 9 克	莪术 6 克
茯苓 10 克	法半夏 9 克	陈皮 6 克	碧玉散(包)10 克
冬瓜子 10 克	薏苡仁 10 克	鸡骨草 15 克	

【方　解】　湿遏热郁，阻于肝胆与三焦，气机不畅，血行瘀滞而成本证。方中青蒿苦寒芳香，清透少阳邪热，芳香辟秽化湿，黄芩苦寒，清泄少阳湿热，两药相伍，既透邪外出，又内清湿热，并为君药。茵陈苦泄下降，善能清热利湿，为治黄疸要药，可助君药清利湿热；赤芍苦微寒，归肝经，清热凉血，活血祛瘀行滞，共为臣药。竹茹清胆胃之热，化痰止呕；法半夏燥湿化痰，和胃降逆；炒枳壳下气宽中，除痰消痞；陈皮理气化痰。四药配合，使热清湿化痰除。碧玉散(滑石、青黛、甘草)、茯苓、冬瓜子、薏苡仁、鸡骨草清热利湿，导湿热下泄，俱为佐药。诸药合用，共奏清热利湿化瘀之功。

【加　减】　①兼黄疸者,可加虎杖 9 克,栀子 10 克。②胁痛剧烈者,可加川楝子 6 克,延胡索 9 克。③湿重者,加山药 15 克,赤小豆 15 克,薏苡仁 15 克。

【处方 4】　自拟方。

田基黄 30 克	赤芍 15 克	板蓝根 20 克	桃仁 9 克
虎杖 20 克	大黄 6 克	丹参 20 克	白花蛇舌草 15 克
茵陈 20 克	生甘草 6 克		

【方　解】　田基黄清热利湿,解毒退黄,赤芍苦微寒,归肝经,清热凉血,活血祛瘀,两药共为方中君药。茵陈清热利湿,桃仁破血行滞而润燥,助君药清热利湿化瘀,为方中臣药。虎杖、板蓝根、白花蛇舌草清热解毒,丹参活血化瘀,大黄导热从大便而出,共为方中佐药。甘草清热解毒,兼调和诸药,为方中佐使药。诸药合用,共奏清热利湿,解毒化瘀之功。

【加　减】　①若呕多,加黄连 6 克,苏叶 6 克。②湿重,加藿香(后下)10 克,薏苡仁 20 克,白豆蔻 10 克。③腑行便结者,加生大黄(后下)9 克。

2. 寒湿瘀滞证

【表　现】　身目俱黄,色泽晦暗,皮肤瘙痒,胁肋刺痛,脘痞腹胀,尿黄,或大便灰白,舌暗淡,苔白腻,脉沉缓。

【治　法】　温中散寒,健脾利湿兼化瘀。

【处方 1】　茵陈术附汤(《伤寒论》)加减。

茵陈 30 克	赤芍 15 克	炒白术 15 克	制附片(先煎)9 克
干姜 9 克	莪术 6 克	茯苓 15 克	肉桂 5 克
猪苓 15 克	泽泻 10 克	薏苡仁 15 克	炙甘草 6 克

【方　解】　感受寒湿或湿从寒化,或过用苦寒,寒湿困阻中州,凝滞血脉,而成本证。治以温阳散寒,健脾利湿兼活血。方中茵陈利湿退黄,附片、肉桂温运脾阳,以助化湿,三药合用可以温化寒湿,为方中君药。赤芍清热凉血,活血祛瘀;炒白术健脾化湿,猪苓、茯苓祛湿邪、利小便,干姜协助温运脾阳,以加强君药作用,为方中臣药。莪术活血以防瘀滞;薏苡仁健脾利湿,泽泻利水渗湿,共佐助君臣药。甘草调和诸药,诸药合用,温化寒湿,兼以活血化瘀,寒湿得除,瘀滞得除,黄疸自退。

【加　减】　①胁肋刺痛者,加川芎 10 克,丹参 10 克。②怕冷明显者,加吴茱萸 3 克。③腹胀者,加姜厚朴 10 克,大腹皮 15 克。

【处方 2】　茵陈理中汤(《伤寒全生集》)加减。

茵陈 20 克	赤芍 30 克	炒白术 30 克	党参 10 克
干姜 10 克	茯苓 15 克	薏苡仁 30 克	五灵脂(包煎)10 克
苍术 10 克	炙甘草 6 克		

【方　解】　寒湿滞留中焦,脏腑功能失调,气郁血滞,胆汁不循常道外溢,出现黄疸等证,治以温阳健脾,利湿散寒兼化瘀。方中茵陈清热利湿,为退黄首选药,干姜味辛性热,温运中焦,以散寒邪,又可祛茵陈苦寒之性,共奏温中化湿之功,为方中君药。党参补气健脾,协助干姜以振奋脾阳,炒白术甘温,健脾益气,燥湿利水,以促进脾阳健运,二药共助君药之力,赤芍凉血活血,化瘀以除滞,共为臣药。茯苓、薏苡仁、苍术健脾利湿,五灵脂入肝经血分,能通利血脉而消散瘀血,具有良好的止痛效果,为佐药,使以炙甘草调和诸药,而兼补脾和中。诸药合用,使中焦重振,脾阳得健,升清降浊功能得以恢复,寒湿滞留中焦诸症得除。

【加　减】　①小便不利,加猪苓10克,泽泻10克,桂枝6克。②脉沉,寒甚者,加制附子(先煎)10克。③脘腹胀满,加厚朴10克,木香10克,炒枳壳10克。

【处方3】　茵陈四逆汤(《卫生宝鉴·补遗》)和桃红四物汤(《医宗金鉴》)加减。

茵陈30克	制附子(先煎)9克	干姜10克	赤芍30克
桃仁9克	丹参15克	当归15克	川芎6克
炙甘草9克			

【方　解】　寒湿留滞,血行不畅,肝胆失于疏泄,而成本证,治以温中散寒,健脾利湿兼活血。方中茵陈利湿退黄,附子入心、脾、肾经,温壮元阳、破散阴寒,两者共为方中君药。干姜入心、脾、肺经,温中散寒,回阳救逆,附子与干姜相须为用,相得益彰,助阳通脉,为方中臣药。赤芍凉血活血,化瘀行滞,亦为方中臣药。桃仁、丹参、当归及川芎,取桃红四物汤之义,养血行气活血,为方中佐药。炙甘草益气补中,缓干姜、附子峻烈之性,又调和药性,并使药力作用持久。诸药合用,利湿散寒与活血并进,诸症可退。

【加　减】　①胁肋刺痛明显,加五灵脂(包煎)10克,延胡索9克。②腹胀明显,加姜厚朴15克,莱菔子15克。③兼纳差,加焦三仙各10克,砂仁(后下)6克。

【处方4】　茵陈附子干姜汤(《卫生宝鉴》)加减。

制附片(先煎)9克	干姜10克	赤芍30克	葛根15克
茵陈15克	炒白术10克	茯苓10克	草豆蔻10克
泽泻10克	陈皮6克		

【方　解】　寒淫于内,治以甘热,佐以苦辛;湿淫所胜,平以苦热,以淡渗之,以苦燥之。附子、干姜辛甘大热,散其中寒,赤芍凉血活血,化瘀行滞,散寒化瘀并用,故以为主;草蔻辛热,白术、陈皮苦甘温,健脾燥湿,葛根活血退黄,故以为臣;茯苓、泽泻甘平以渗之,茵陈苦微寒,其气轻浮,佐以姜、附,能祛肤腠间寒湿而退其黄,故为佐、使也。

【加　减】　①湿重者,加苍术10克,蔻仁6克。②寒象偏重者,加制附片15

克,干姜 15 克。③伴脘胀不舒者,加炒枳壳 10 克,木香 10 克。④伴肌肤瘙痒者,加地肤子 10 克,蝉蜕 10 克。

二、中成药治疗

 1. 大柴胡颗粒

【药物组成】 柴胡、黄芩、芍药、半夏(姜)、枳实(炒)、大黄、生姜、大枣。

【功能主治】 和解少阳,内泻热结。用于因少阳不和、肝胆湿热所致的右上腹隐痛或胀满不适、口苦、恶心呕吐、大便秘结、舌红苔黄腻、脉弦数或弦滑,胆囊炎见上述证候者。

【临床应用】 淤胆型肝炎见少阳不和、肝胆湿热证者可用大柴胡颗粒治疗。症见右上腹隐痛或胀满不适,口苦,恶心呕吐,大便秘结,舌红苔黄腻,脉弦数或弦滑。

【用量用法】 颗粒剂,每袋装 8 克。一次 1 袋,一日 3 次,开水冲服。

【注意事项】 ①发热>38.5℃(口温)或血 WBC>$10×10^9$/L 者不适宜单用本品治疗。②本品仅适用于改善胆囊炎的临床症状,若出现腹痛加重、发热或血象升高明显等严重病情者,需在医生指导下进一步治疗。③正常用药后可见大便次数增多,个别患者出现腹泻,若患者不能耐受或出现腹痛加剧、恶心、呕吐等症,可予以减量或停止使用本品。④宜低脂、低蛋白饮食;忌饮酒、饱餐。

2. 茵栀黄颗粒

【药物组成】 茵陈(绵茵陈)提取物、栀子提取物、黄芩提取物(以黄芩苷计)、金银花提取物。

【功能主治】 清热解毒,利湿退黄。用于肝胆湿热所致的黄疸,症见面目悉黄、胸胁胀痛、恶心呕吐、小便黄赤;急、慢性肝炎见上述证候者。

【临床应用】 病毒性淤胆型肝炎见湿热黄疸、热重于湿证者可用茵栀黄颗粒治疗。症见面目悉黄,胸胁胀痛,恶心呕吐,小便黄赤,舌红苔黄腻,脉弦滑数。

【用量用法】 颗粒剂,每袋装 3 克。一次 6 克,一日 3 次,开水冲服。

【注意事项】 ①对本品过敏者禁用。②妊娠及哺乳期妇女慎用。

3. 八宝丹胶囊

【药物组成】 体外培育牛黄、蛇胆、羚羊角、珍珠、三七、人工麝香等。

【功能主治】 清利湿热,活血解毒,去黄止痛。适用于湿热蕴结所致发热,黄疸,小便黄赤,恶心呕吐,纳呆,胁痛腹胀,舌苔黄腻或厚腻干白,或湿热下注所致尿道灼热刺痛、小腹胀痛,以及传染性病毒性肝炎、急性胆囊炎、急性泌尿系感染等见有上述证候者。

【临床应用】 病毒性淤胆型肝炎由于湿热内蕴所致者可用八宝丹治疗。症见黄疸,小色黄赤,恶心呕吐,纳呆,胁痛腹胀,舌红苔黄腻,脉弦滑。

【用量用法】 胶囊剂,每粒装 0.3 克。1－8 岁,一次 0.15～0.3 克;8 岁以上一次 0.6 克,一日 2～3 次,温开水送服。

【注意事项】 ①孕妇忌服。②运动员慎用。

第4章 慢性乙型肝炎病毒携带者

乙肝病毒携带者（hepatitis B virus carrier，AsC）是指乙肝表面抗原（HBsAg）阳性持续 6 个月以上，很少有肝病相关的症状与体征，肝功能基本正常的慢性乙肝病毒（HBV）感染者。乙肝病毒携带者检查肝功能正常，很少有临床症状，但是患者的肝组织会有不同程度的病变，这类人群体内依然存在一定量的乙肝病毒，如果乙肝携带者体内乙肝病毒处于不断复制阶段，会导致患者肝脏组织逐渐受损，进而病情有可能发展成为肝炎、肝硬化甚至肝癌。

乙肝病毒携带者属于中医学"肝着"的范畴，病因为感染湿热毒邪，脾肾亏虚是病毒携带的基础，肝络瘀阻则为疾病进一步进展的关键环节，正虚邪实相互影响，相互促进，形成乙肝病毒长期携带的状态。在人体脏腑功能或湿热疫毒等发生变化时，疾病仍有进展为鼓胀、癥瘕的可能性。

一、中医辨证治疗

1. 湿热内伏证

【表　现】　食少纳差，口黏口苦，脘腹痞满，胁肋不适，大便不畅，尿黄，舌红苔腻，脉弦滑。

【治　法】　清热利湿。

【处方1】　茵陈蒿汤（《伤寒论》）加减。

茵陈 20 克	大黄 3 克	栀子 6 克	板蓝根 10 克
灵芝 10 克	白英 10 克	山药 20 克	焦三仙各 10 克
车前子（包煎）6 克			

【方　解】　感受湿热疫毒，伏于体内，与脾湿相合，而成本证。治宜清热利湿兼健脾。方用茵陈为君药，本品苦泄下降，善能清热利湿。栀子清热降火，通利三焦，助茵陈引湿热疫毒从小便而去；山药益气健脾，使脾旺运化有权，湿邪得去，又防苦寒碍胃，为方中臣药。大黄泻热逐瘀，通利大便，导瘀热从大便而下；板蓝根、

白英清热解毒,助君臣药清内伏之湿热之毒;焦三仙消食导滞,健运脾胃;灵芝益气血,健脾胃,共为佐药;车前子导湿热从小便而出,既能助诸药清热利湿,又有使药的作用,为佐使药。诸药合用,健脾与清热利湿并进,湿邪得除,热毒得去,诸症自退。

【加　减】　①纳差明显,加鸡内金20克,砂仁(后下)6克。②伴口苦口黏,加黄柏6克,龙胆草6克。③脘腹痞满明显,加炒枳壳15克,炒白术20克,木香10克。

【处方2】　三仁汤(《温病条辨》)加减。

杏仁9克	白蔻仁10克	生薏苡仁10克	厚朴6克
竹叶10克	白通草6克	滑石(先煎)30克	清半夏9克
白英10克	板蓝根15克		

【方　解】　湿热疫毒内蕴于中焦,肝失调达,从而出现胁痛或肝着之证,治以清热化湿兼以解毒,以宣畅三焦气机。方中杏仁宣利上焦肺气,气行则湿化;白蔻仁芳香化湿,行气宽中,畅中焦之脾气;薏苡仁甘淡性寒,渗湿利水而健脾,使湿热从下焦而去。三仁合用,三焦分消,是为君药。滑石、通草、竹叶甘寒淡渗,白英、板蓝根清热解毒,加强君药利湿清热解毒之功,是为臣药。半夏、厚朴行气化湿,散结除满,是为佐药。综观全方,体现了宣上、畅中、渗下,三焦分消的配伍特点,气畅湿行,毒解热清,三焦通畅,诸症自除。

【加　减】　①热重,便干、口臭者,加大黄6克,栀子10克,黄柏10克。②湿重,胸脘满闷者,加陈皮10克,苍白术各10克,茯苓30克。③纳呆,加木香6克,砂仁(后下)6克,焦三仙各15克。④湿热郁滞肝脉,两胁膜胀者,加郁金10克,柴胡10克,香附10克。

【处方3】　龙胆泻肝汤(《医方集解》)加减。

龙胆草6克	泽泻6克	黄芩6克	生地黄9克
栀子6克	白茅根10克	茵陈15克	柴胡6克
山药30克	焦三仙各10克	蚤休9克	叶下珠9克
生甘草6克			

【方　解】　湿热疫毒之邪内伏中焦,侵袭肝胆脾胃,而成本证。治以清热解毒,健脾利湿。方用龙胆草大苦大寒,上泻肝胆实火,下清下焦湿热,为本方泻火除湿两擅其功。山药益气健脾,使脾旺运化有权,湿邪得去,又防苦寒碍胃,与龙胆草共为方中君药,使湿去而脾不伤,为治本之药。茵陈苦泄下降,善能清热利湿,焦三仙消食导滞,健运脾胃,四药共助君药健脾泻火除湿之力,为方中臣药。黄芩、栀子具有苦寒泻火之功,蚤休、叶下珠清热解毒,泽泻、白茅根清热利湿,使湿热从水道排出。肝主藏血,肝经有热,本易耗伤阴血,加用苦寒燥湿,再耗其阴,故用生地黄

滋阴养血,以使标本兼顾。方用柴胡,是为引诸药入肝胆而设,甘草有调和诸药之效。综观全方,是健脾利湿与清热解毒共用,可使火降热清,湿浊分清。

【加　减】　①胁肋胀痛明显,加延胡索 10 克,郁金 10 克。②苔腻明显,加白扁豆 10 克,薏苡仁 30 克。

【处方 4】　蒿芩清胆汤(《重订通俗伤寒论》)加减。

茵陈 15 克	黄芩 6 克	赤芍 10 克	灵芝 10 克
枳壳 6 克	竹茹 9 克	党参 10 克	茯苓 10 克
法半夏 9 克	陈皮 6 克	碧玉散(包)6 克	垂盆草 10 克
鸡骨草 10 克			

【方　解】　湿热内伏,阻于肝胆三焦,气机不畅,而成本证。茵陈苦泄下降,善能清热利湿,为治黄疸的要药,党参健脾利湿,为治本之药,二药共为君药。黄芩苦寒,清泄少阳湿热,可助君药清利湿热;灵芝益气血,健脾胃,助党参之力,与黄芩共为臣药。赤芍味苦,性微寒,归肝经,清热凉血,活血祛瘀行滞;竹茹清胆胃之热,化痰止呕;半夏燥湿化痰,和胃降逆;炒枳壳下气宽中,除痰消痞;陈皮理气化痰,四药配合,使热清湿化痰除。碧玉散(滑石、青黛、甘草)、茯苓、垂盆草、鸡骨草清热利湿解毒,导湿热下泄,俱为佐药。诸药合用,共奏清热健脾利湿之功。

【加　减】　①口苦明显者,加龙胆草 6 克,白茅根 10 克。②胁痛刺痛者,可加川芎 10 克,延胡索 10 克。③湿重者,加山药 15 克,薏苡仁 30 克。

2. 肝郁脾虚证

【表　现】　胁肋隐痛,情志抑郁,乏力,腹胀便溏,舌淡,苔白,脉弦细。

【治　法】　疏肝解郁,益气健脾。

【处方 1】　逍遥散(《太平惠民和剂局方》)合四君子汤(《太平惠民和剂局方》)加减。

柴胡 9 克	当归 9 克	白芍 9 克	白术 10 克
薏苡仁 15 克	陈皮 6 克	山药 15 克	茯苓 10 克
炙甘草 6 克	猫爪草 9 克	露蜂房 5 克	

【方　解】　湿热内伏,侵袭肝胆脾胃,气机郁滞,湿邪困脾,致肝郁脾虚而成本证。治以疏肝解郁,益气健脾。本方柴胡疏肝解郁,使肝气得以调达,山药益气健脾,使脾旺运化有权,湿邪得去,二药共奏疏肝健脾之功,为方中君药;当归甘辛苦温,养血和血;白芍酸苦微寒,养血敛阴,柔肝缓急,为臣药。陈皮苦温燥湿而能健脾行气;白术、茯苓、薏苡仁健脾祛湿,使运化有权,气血有源,猫爪草、露蜂房清热解毒,炙甘草益气补中,缓肝之急,诸药合用,共奏疏肝解郁,益气健脾解毒之功。

【加　减】　①胁痛明显,加延胡索 9 克,郁金 10 克,川楝子 6 克。②倦怠者,加红景天 10 克,党参 10 克。③热象明显者,加栀子 10 克,虎杖 10 克。

【处方 2】 小柴胡汤(《伤寒论》)加减。

柴胡 12 克	法半夏 9 克	黄芩 9 克	党参 12 克
赤芍 10 克	香附 10 克	炒白术 10 克	茯苓 10 克
生麦芽 10 克	垂盆草 15 克	板蓝根 10 克	

【方 解】 湿遏热伏,致肝气郁滞犯脾,脾失健运,而成本证。治以疏肝解郁,益气健脾。方中柴胡味苦微寒,透解邪热,疏达肝气;党参健脾益气,二药合用,肝疏而脾运,为方中君药。黄芩苦寒,养阴退热,助柴胡清热,茯苓、炒白术健脾利湿,助党参健脾,共为臣药。法半夏辛温,能健脾和胃,以散逆气而止呕;香附归肝、脾、三焦经,疏肝解郁、理气宽中;赤芍味苦,性微寒,归肝经,清热凉血,散瘀止痛;生麦芽行气消食,健脾开胃;垂盆草、板蓝根清热解毒,共为佐药。

【加 减】 ①兼性情急躁,失眠多梦,舌边尖红等气郁化火症状者,加牡丹皮 10 克。②兼有腰酸耳鸣、失眠健忘、梦遗或经少等肝肾阴虚症状者,加枸杞子 15 克,菟丝子 10 克,熟地黄 15 克。

【处方 3】 益肝汤(《关幼波方》)加减。

党参 12 克	柴胡 12 克	炒白术 10 克	炒苍术 10 克
藿香(后下)10 克	茵陈 15 克	当归 12 克	白芍 12 克
香附 10 克	佛手 10 克	垂盆草 10 克	

【方 解】 感受湿热之邪,影响肝气疏泄,肝郁犯脾,脾失健运,而成本证。治以健脾疏肝,兼以清热利湿。方中党参健脾益气,柴胡味苦微寒,疏达肝气,二药合用,肝疏而脾运,为方中君药。炒白术味甘、微苦,入足阳明胃、足太阴脾经,补中燥湿,最益脾精,大养胃气,助党参健脾;香附之气平而不寒,香而能窜,其味辛能散,微苦能降,微甘能和,可助柴胡疏肝解郁,且又理气宽中,为方中臣药。苍术燥湿健脾,藿香芳香化浊、和中,佛手疏肝健脾和胃,当归白芍养血柔肝,茵陈、垂盆草清热利湿,共为方中佐药,全方共奏疏肝健脾兼清湿热功效。

【加 减】 ①脾虚湿甚者,加法半夏 9 克,薏苡仁 20 克,泽泻 10 克。②兼有黄疸、口苦、心烦、舌红、苔黄腻等湿郁化火症状者,加赤芍 10 克,白茅根 10 克,茵陈 30 克。③兼肝区刺痛、肝脾肿大、舌体紫瘀等症状者,加泽兰 10 克,丹参 10 克,桃仁 9 克。

【处方 4】 自拟方。

柴胡 10 克	黄芪 20 克	郁金 10 克	炒白术 10 克
五味子 10 克	垂盆草 15 克	砂仁(后下)6 克	厚朴 10 克
白芍 15 克	生甘草 6 克		

【方　解】　方中醋柴胡疏肝解郁,黄芪益气健脾,共为君药;郁金行气解郁而止痛,白术益气健脾,共助君药之力,为臣药;五味子益气补肾,砂仁、厚朴行气健脾、消积除胀,垂盆草清热解毒共为佐药;白芍、生甘草养血柔肝、缓急止痛,生甘草调和诸药,共为使药。诸药合用,共奏疏肝解郁,健脾益气之功。

【加　减】　①伴烦躁易怒严重者,加玫瑰花 6 克,八月札 9 克。②失眠严重者,加酸枣仁 15 克,柏子仁 15 克。③胁痛明显者,加延胡索 9 克,川楝子 6 克。④纳差明显,加焦三仙各 15 克。

3. 脾肾亏虚证

【表　现】　面色无华或萎黄,腰膝酸软,腹胀便溏,小便清长,舌淡胖或有齿痕,苔白,脉沉细无力。

【治　法】　健脾益肾,兼解毒。

【处方1】　参苓白术散(《古今医鉴》)合天丝饮(《辨证录》)加减。

党参 12 克	茯苓 10 克	炒白术 15 克	陈皮 6 克
山药 30 克	薏苡仁 15 克	柴胡 10 克	贯众 10 克
巴戟天 10 克	菟丝子 10 克	女贞子 10 克	白芍 10 克
板蓝根 10 克	炙甘草 6 克		

【方　解】　正气不足,脾肾亏虚,邪毒内侵所致。治以健脾益肾兼解毒。方中党参、炒白术益气健脾,脾健则运化有常,气血生化有源,巴戟天、菟丝子温补肾阳,女贞子滋阴补肾养肝,肾阴阳得补则正气强盛,自能抗邪外出,共为方中君药。配伍山药助君药以健脾益气;白芍、柴胡助女贞子滋阴柔肝,疏达气机,肝气通达,疏泄正常,则邪自去,为方中臣药。薏苡仁、茯苓助白术以健脾渗湿,陈皮理气健脾燥湿,贯众、板蓝根清热解毒,为佐药;炙甘草健脾和中,调和诸药,为使药。综观全方,健脾益肾,渗湿浊,行气滞,解伏毒则诸症自除。

【加　减】　①兼胁痛,舌有瘀斑者,加莪术 6 克,郁金 10 克,延胡索 9 克。②兼急躁易怒者,加重柴胡用量至 15 克,佛手 10 克。

【处方2】　四君子汤(《太平惠民合剂局方》)合二仙汤(《妇产科学》)加减。

党参 12 克	茯苓 15 克	炒白术 10 克	仙茅 9 克
仙灵脾 10 克	巴戟天 10 克	当归 10 克	肉桂 5 克
山药 20 克	垂盆草 10 克	鸡骨草 10 克	炙甘草 6 克

【方　解】　正气不足,脾肾亏虚,邪毒内伏所致。治以健脾益肾兼解毒。方中党参,甘温益气,健脾养胃,仙茅、仙灵脾温肾阳,共为君药。臣以苦温之炒白术,健脾燥湿,加强益气助运之力,巴戟天助仙茅、仙灵脾温肾阳;山药、茯苓,健脾渗湿,配白术则健脾祛湿之功益著,肉桂补元阳,暖脾胃,垂盆草、鸡骨草清热解毒,已除

内伏之毒邪。使以炙甘草,益气和中,调和诸药。诸药配伍,则脾肾兼补,伏毒可安。

【加　减】　①纳差者,加焦三仙各10克,砂仁(后下)6克。②兼失眠者,加酸枣仁30克,柏子仁10克。③兼呃逆者,加丁香6克,柿蒂6克,干姜6克。

【处方3】　加减附子理中汤(《温病条辨》)加减。

制附子(先煎)9克	炒白术12克	山药30克	干姜6克
茯苓10克	黄柏6克	厚朴9克	虎杖6克
猫爪草6克	炙甘草6克		

【方　解】　方中附子大辛大热,中温脾阳以健运,下补肾阳以益火,补肾双补,为方中君药。"附子无姜不热",干姜与附子同用,温阳散寒之力增,为方中臣药。山药健脾益气,与温中暖肠胃的熟附子、干姜配合,运脾土,振奋中阳;茯苓、白术健脾利湿;厚朴调气导滞;黄柏、虎杖、猫爪草清化湿热毒邪,均为方中佐药;炙甘草益气和中,调和诸药,为方中佐使。上药合用,脾肾两补,兼能清化湿热毒邪,诸症可消。

【加　减】　①大便溏泻明显,去虎杖、猫爪草,加补骨脂9克,吴茱萸3克。②伴胁痛者,加柴胡9克,川楝子6克,郁金10克。③伴纳差者,加焦三仙各10克,砂仁(后下)6克。

【处方4】　健脾丸(《证治准绳》)合肾气丸(《金匮要略》)加减。

党参12克	炒白术10克	陈皮6克	生山楂10克
麦芽10克	熟附子(先煎)10克	桂枝9克	山药20克
山茱萸10克	制地黄10克	牡丹皮10克	板蓝根10克

【方　解】　方用辛热的附子温壮元阳,辛温的桂枝,温通阳气,二药相合,温肾助阳化气,山药健脾益气,三药补肾健脾,共为君药。然肾为水火之脏,内寓元阴元阳,阳虚则阴不化,故用熟地黄滋补肾阴,用山茱萸补肝脾益精血,党参、白术助山药益气健脾,共为臣药。陈皮理气健脾,以防脾气呆滞;山楂、麦芽消食健胃行气;牡丹皮清泻肝火;板蓝根清热解毒,共为佐药。诸药合用,助阳之弱,滋阴之虚,使脾肾阳振奋,气化复常,则诸症自除。

【加　减】　①兼血瘀者,加赤芍10克,桃仁9克。②兼胁痛、性急躁者,加柴胡10克,栀子10克。③腹胀明显者,加厚朴10克,木香10克。

二、中成药治疗

1. 乙肝清热解毒胶囊

【药物组成】　虎杖、白花蛇舌草、北豆根、拳参、茵陈、白茅根、茜草、淫羊藿、甘草、土茯苓、蚕沙、野菊花、橘红。

【功能主治】 清肝利胆,利湿解毒。用于肝胆湿热引起的黄疸(或无黄疸)、发热(或低热)、口干苦或口黏臭,厌油,胃肠不适,舌质红,舌苔厚腻,脉弦滑数等;急慢性病毒性乙型肝炎初期或活动期、乙型肝炎病毒携带者。见上述证候者。

【临床应用】 乙型肝炎病毒携带者见肝胆湿热证者可用乙肝清热解毒胶囊治疗,症见口干口苦,口中黏腻,厌油腻食物,脘腹胀满灼痛,大便黏滞不爽,肛门灼热,小便色黄,舌红苔厚腻,脉弦滑。

【用量用法】 胶囊剂,每粒装0.4克。一次6粒,一日3次,口服。

【注意事项】 ①脾虚便泄者慎用或减量服用。②忌烟、酒、油腻。

2. 利佳片

【药物组成】 去甲斑蝥素。

【功能主治】 抗肿瘤药,用于肝癌、食管癌、胃和贲门癌及白细胞低下症,肝炎、肝硬化、乙型肝炎病毒携带者,亦可作为术前用药或用于联合化疗中。

【临床应用】 乙型肝炎病毒携带者见毒邪内蕴证者可用利佳片治疗。症见胁肋不适,舌红苔黄,脉弦。

【用量用法】 片剂,每片重5毫克。一次1～3片,一日2次,口服。由小剂量开始逐渐增量,晚期患者可用较高剂量,儿童酌减。疗程为一个月,一般可维持3个疗程。本品亦可与去甲斑蝥酸钠注射液交替使用,但不宜同时联合用药。

【注意事项】 ①胃肠道反应有恶心、呕吐。②对泌尿系统有刺激症状,并有阵发性心动过速、手指及面部麻木等。③心肾功能不全及孕妇应忌用。④服药期间要多饮绿茶或开水。

第5章 急性、亚急性肝衰竭

　　肝衰竭(acute hepatic failure,AHF)是由病毒、酒精、自身免疫、毒物等多种原因导致的急性肝细胞坏死和急性炎症反应,使其合成、解毒、排泄和生物转化等功能发生严重障碍或失代偿,进而出现以凝血机制障碍和黄疸、肝性脑病、腹水等为主要表现的一组临床症候群。起病急,发病2周内出现Ⅱ度以上肝性脑病为特征的肝衰竭称为急性肝衰竭。起病较急,发病15日—26周内出现肝衰竭临床表现称为亚急性肝衰竭。临床以极度乏力、严重消化道症状(腹痛、腹胀、恶心、食欲缺乏、呕吐)、皮肤黏膜黄染进行性加深、尿色进行性加深、严重凝血功能障碍(皮肤黏膜出血、鼻出血、牙龈出血、消化道出血、尿道出血等)、神志改变等为主要症状,由于病情进展迅速、治疗难度高,总体预后较差。最常见的死亡原因依次是多脏器功能衰竭、出血、感染、脑水肿等。

　　急性、亚急性肝衰竭属于中医学"急黄""瘟黄""鼓胀""血证"的范畴。病机多属于"正虚邪实"。其病机复杂,证候千变万化,病机错综复杂,是临床常见的重危证候,病情演变快,病死率高。但其病因病理不外毒、瘀、虚,而毒瘀胶结、气阴不足为其基本病机。毒、瘀、虚可互为因果;一方面,热毒为患,导致血滞成瘀,是其致病特点之一。热毒熏蒸,血炼成瘀;或热毒耗阴,津亏血凝;又或毒伤血络,外溢成瘀。另一方面,肝病有久病入络、久病必瘀、久病必虚之说,而在内有瘀血的情况下,热毒更易与之纠结而形成毒瘀胶结。由此可见,对于肝衰竭来说,毒为致病之因,瘀为病变之本,热毒伏于肝脏。日久气血为之瘀滞,瘀久则化热,进而毒瘀胶结,暗伤营血,气阴不足,肝失疏泄,胆汁外溢,不循常道,入于血脉,溢于肌肤而发为黄疸。须知毒虽为致病之因,若毒盛则必导致瘀甚,而瘀甚则必定生毒,从而加重肝脏血瘀病变,形成恶性循环,最终导致毒瘀胶结、气阴不足的局面。

一、中医辨证治疗

1. 热毒淤肝证

【表　现】　重度身目发黄,黄色鲜明,其色如金,迅速加深,烦躁,可昏睡或躁动不安,极度乏力,胁腹胀满,高热,恶心呕吐,食欲大减,鼻衄,齿衄,大便秘结或黏滞不爽,小便量少色如浓茶,舌质红绛,苔黄燥或黄褐厚燥或焦黑起刺,脉洪大或滑数。

【治　法】　清热利湿,解毒通腑,凉血化瘀。

【处方1】　茵陈蒿汤(《伤寒论》)合小承气汤(《伤寒论》)加减。

茵陈 90 克	水牛角(先煎)30 克	栀子 15 克	炒枳实 15 克
生大黄(后下)9 克	厚朴 10 克	板蓝根 30 克	滑石 30 克
金钱草 30 克	田基黄 20 克	白茅根 30 克	车前草 20 克
牡丹皮 10 克			

【方　解】　湿热疫毒内侵肝胆,弥漫三焦,导致多器官的严重损害,而成本证,治以清热利湿,解毒通腑,凉血化瘀。方用水牛角苦寒,归心、肝经,清热解毒凉血;茵陈蒿苦、辛、微寒。归脾、胃、肝、胆经,苦泄下降,善能清热利湿,为治黄疸要药,二药共为君药,以清热利湿解毒,捣其根,折其势。栀子清热降火,通利三焦,助茵陈引湿热疫毒从小便而去,大黄泻热逐瘀,通利大便,导瘀热从大便而下,为方中臣药。厚朴行气散满,枳实破气消痞,助大黄下热结,除满消痞;滑石、白茅根、车前草清热利尿,与板蓝根、金钱草、田基黄等大队清热利湿药物合为佐药,前后分消,则可使湿热疫毒速从二便出,邪气祛,则诸病可解。肝主藏血,湿热疫毒内侵肝胆,肝疏泄失常,则瘀血内停,瘀血不去,可使黄疸加深,方中大黄、白茅根还可活血化瘀,使瘀祛黄退;牡丹皮、犀角,亦可凉血开窍,诸药合用,可使病情趋于平稳。

【加　减】　①若见热陷心包,当增用安宫牛黄丸、紫雪丹等。②若便结不明显者,减生大黄至 6 克,枳实 6 克。

【处方2】　犀角地黄汤(《外台秘要》)合茵陈蒿汤(《伤寒论》)加减。

水牛角(先煎)60 克	生地黄 30 克	赤芍 30 克	牡丹皮 15 克
金钱草 30 克	连翘 12 克	黄连 9 克	龙胆草 9 克
垂盆草 30 克	栀子 9 克	茵陈 60 克	生大黄(后下)9 克
白茅根 30 克	桃仁 9 克		

【方　解】　本病由热毒或天行疫疠所致。治疗须以猛药重剂直接截断病邪入侵,迅速扭转病势,治以清热解毒、清营凉血兼散瘀。方中水牛角,清热解毒,凉血散瘀;茵陈苦、辛、微寒,归脾、胃、肝、胆经,苦泄下降,善能清热利湿,为治黄疸要药,二药共为君药,以清热利湿,凉血解毒,为方中君药。生地甘苦寒,凉血滋阴生津,一助水牛角清热凉血止血,一恢复已失之阴血;大黄,清热解毒,攻下邪热,亦具凉血散瘀之功,共为方中臣药。赤芍、丹皮清热凉血、活血散瘀;黄连、龙胆草、栀子、连翘、垂盆、金钱草,皆清热解毒利湿之药,大清心、肝、胆、肾三焦之火邪;白茅根有清热利尿的作用,使湿热从小便而出;桃仁,主祛瘀血。全方既清热解毒、凉

血,祛除热毒,又以凉血散瘀,力求挽救危急重症。

【加　减】　①烦躁明显,改栀子15克,加柴胡10克,黄芩12克。②热伤血络,破血忘行之出血,加仙鹤草20克,侧柏炭10克,小蓟10克。③瘀血明显,加土鳖虫6克。

【处方3】　清瘟败毒饮(《疫疹一得》)加减。

生石膏(先煎)50克	水牛角(先煎)20克	知母9克	玄参9克
生地黄30克	牡丹皮10克	赤芍15克	黄连12克
黄芩9克	栀子9克	连翘9克	竹叶9克
桔梗9克	甘草9克		

【方　解】　本证多由疫毒邪气内侵脏腑,外窜肌表,气血两燔而成本证,治以清热解毒,凉血泻火兼活血。清瘟败毒饮是由白虎汤、犀角地黄汤、黄连解毒汤三方加减而成,其清热泻火、凉血解毒的作用较强。方中重用生石膏直清胃热,胃是水谷之海,十二经的气血皆禀于胃,所以胃热清则十二经之火自消。石膏配知母、甘草,有清热保津之功,加以连翘、竹叶,轻清宣透,清透气分表里之热毒;再加芩、连、栀子(即黄连解毒汤法)通泄三焦,可清泄气分上下之火邪。诸药合用,目的清气分之热。犀角、生地黄、赤芍、牡丹皮共用,为犀角地黄汤法,专于凉血解毒,养阴化瘀,以清血分之热。以上三方合用,则气血两清的作用尤强。此外,玄参、桔梗、甘草、连翘同用,还能清润咽喉;竹叶、栀子同用则清心利尿,导热下行。综合本方诸药的配伍,对疫毒火邪,充斥内外,气血两燔的证候,确为有效的良方。

【加　减】　①若身发斑,加大青叶15克,板蓝根10克。②大便不通,加生大黄10克。③大渴不已,加天花粉15克。

【处方4】　黄连解毒汤(《肘后备急方》)合茵陈蒿汤(《伤寒论》)加减。

茵陈50克	栀子15克	生大黄(后下)10克	连翘15克
黄连15克	黄柏15克	黄芩15克	金银花30克
板蓝根30克	白茅根30克	知母10克	焦三仙各15克

【方　解】　本证多由火毒侵袭脏腑,弥漫充斥三焦所致。治以清热利湿,泻火解毒。方中重用茵陈,本品苦泄下降,善能清热利湿,为治黄疸要药;黄连清泻心火,兼泻中焦之火,使中焦之湿热邪毒得清,共为君药。栀子清热降火,通利三焦,助茵陈引湿热从小便而去,助君药之力,为臣药。黄芩泻上焦之火;黄柏泻下焦之火;焦三仙健脾护胃,以防苦寒碍胃;大黄泻热逐瘀,通利大便,导瘀热从大便而下,金银花、连翘、板蓝根清热解毒;知母清热保津;白茅根清热利尿,使湿热毒邪从小便而出,共为佐药。诸药合用,利湿与泄热并进,通利二便,前后分消,湿邪得除,瘀热得去,诸症有望减退,病期趋于平稳。

【加　减】　①若热毒重者,加虎杖30克。②吐血、衄血、发斑者,加玄参10

克,生地黄 15 克,牡丹皮 10 克。③若神智不清,加服安宫牛黄丸。

2. 瘀热蕴毒证

【表　现】　身目俱黄,或迅速加深,极度乏力,纳呆呕恶,口干,尿黄赤,大便秘结,或鼻齿衄血、皮肤瘀斑、昏狂谵妄、胁下痞块,舌质绛红,瘀斑瘀点,舌下脉络增粗延长,脉弦数。

【治　法】　活血化瘀,清热解毒。

【处方 1】　下瘀血汤(《金匮要略》)犀角地黄汤(《外台秘要》)加减。

水牛角(先煎)60 克	桃仁 20 克	生地黄 30 克	地鳖虫 9 克
赤芍 30 克	生大黄(后下)10 克	牡丹皮 12 克	金钱草 30 克
金银花 30 克	连翘 15 克	田基黄 30 克	白茅根 30 克

【方　解】　湿热疫毒侵袭,影响肝脾肾及三焦,气血运化失常,热毒与瘀互结而成本证。治以活血化瘀,清热解毒。方中水牛角,清热解毒,凉血散瘀;赤芍清热凉血,活血散瘀,二药共为君药。桃仁苦、甘、平,助君药活血化瘀,且可润肠通便。生地黄甘苦寒,凉血滋阴生津,一助水牛角清热凉血止血,一恢复已失之阴血;大黄,清热解毒,攻下邪热,亦具凉血散瘀之功,共为方中臣药。牡丹皮清热凉血、活血散瘀;金银花、连翘、金钱草、田基黄,皆清热解毒利湿之药,大清心、肝、胆、肾三焦之火邪;白茅根有清热利尿的作用,使湿热从小便而出。全方既清热解毒凉血、活血化瘀,力求转危为安。

【加　减】　①黄疸明显者,加茵陈 60 克,栀子 15 克。②鼻衄、齿衄,加仙鹤草 30 克,小蓟 10 克。③昏愦谵妄,可加至宝丹。

【处方 2】　膈下逐瘀汤(《医林改错》)合茵陈蒿汤(《伤寒论》)合黄连解毒汤(《肘后备急方》)加减。

茵陈 90 克	栀子 15 克	生大黄(后下)10 克	连翘 15 克
桃仁 10 克	红花 15 克	赤芍 30 克	牡丹皮 10 克
当归 15 克	川芎 9 克	五灵脂(包煎)10 克	香附 10 克
黄连 15 克	黄柏 15 克	黄芩 15 克	金银花 30 克
板蓝根 30g	白茅根 30 克	知母 10 克	

【方　解】　方中重用茵陈,本品苦泄下降,善能清热利湿,为治黄疸要药;黄连清泻心火,兼泻中焦之火,使中焦之湿热邪毒得清;桃仁、红花破血逐瘀,四药共奏清热解毒,凉血祛瘀的作用,共为君药。栀子清热降火,通利三焦,助茵陈引湿热从小便而去;赤芍清热凉血,活血祛瘀,共为臣药。黄芩泻上焦之火;黄柏泻下焦之火;大黄泻热逐瘀,通利大便,导瘀热从大便而下;当归、川芎养血活血,与逐瘀药同用,可使瘀血祛而不伤阴血,川芎不仅养血活血,更能行血中之气,增强逐瘀之力;

香附疏肝解郁;金银花、连翘、板蓝根清热解毒;知母清热保津;白茅根清热利尿,使湿热毒邪从小便而出,共为佐药。诸药合用,热毒得去,瘀得化,诸症有望减退,病期趋于平稳。

【加　减】　①极度疲乏,可加红景天30克,党参15克。②纳差,加焦三仙各20克,鸡内金15克。③皮肤发斑,加紫草15克,玄参10克。

【处方3】　鳖甲煎丸(《金匮要略》)合甘露消毒丹(《医效秘传》)加减。

茵陈60克	黄芩15克	清半夏9克	党参12克
制鳖甲(先煎)30克	蜂房5克	土鳖虫10克	桃仁20克
牡丹皮10克	生大黄10克	凌霄花15克	柴胡12克
藿香10克	滑石30克	石菖蒲10克	连翘15克
白英10克	板蓝根30克		

【方　解】　方中鳖甲味咸平,祛邪养正,活血化瘀,软坚消癥;重用滑石、茵陈、黄芩,其中滑石利水渗湿,清热解毒,两擅其功;茵陈善清利湿热而退黄;黄芩清热燥湿,泻火解毒。三药相合,正合湿热并重之病机,与鳖甲共为方中君药。土鳖虫、桃仁、牡丹皮、蜂房、凌霄花共奏破血化瘀消癥之力。柴胡、黄芩调达肝气而和少阳;半夏和胃降逆;党参辅助正气,抵抗病邪;湿热留滞,易阻气机,以石菖蒲、藿香行气化湿,悦脾和中,令气畅湿行;大黄泻热逐瘀,通利大便,导瘀热从大便而下,前后分消。热毒内存,故佐以连翘、白英、板蓝根以清热解毒。综观全方,清热解毒,活血化瘀兼除湿,令湿热疫毒俱去,诸症可缓。

【加　减】　①尿黄明显,加白茅根30克,赤小豆30克。②昏愦谵妄,加至宝丹或牛黄丸。③胁下痞块,加穿山甲(先煎)6克,龟甲(先煎)10克。

【处方4】　解毒活血汤(《医林改错》)加减。

生地黄30克	赤芍15克	桃仁9克	红花20克
连翘20克	葛根15克	柴胡15克	当归20克
金银花30克	野菊花10克	蒲公英30克	土鳖虫10克
生大黄(后下)9克			

【方　解】　方中重用赤芍清热凉血,活血散瘀;桃仁苦、甘、平,活血化瘀,且可润肠通便,有助于泻热,二药同用,可以清热凉血化瘀之力增强,共为君药。生地黄甘苦寒,凉血滋阴生津,一助赤芍清热凉血,一恢复已失之阴血;大黄,清热解毒,攻下邪热,亦具凉血散瘀之功,共为方中臣药。柴胡疏肝解郁,当归养血活血,红花、土鳖虫活血化瘀消癥,配大队清热解毒药连翘、金银花、野菊花、蒲公英以解热毒,葛根亦可"去热毒瓦斯也"。诸药合用,有望减轻瘀热蕴毒,使病情缓解。

【加　减】　①或热,或渴,或吐血,加生石膏(先煎)60克,鲜芦根30克。②黄疸迅速加深,加茵陈60克,栀子10克,虎杖10克。③大便秘结不通,改生大黄(后下)15 克,厚朴 15 克,芒硝(冲)6 克。

3. 阴虚血热证

【表　现】　身目俱黄,或迅速加深,极度乏力,颧红潮热,五心烦热,烦躁,或神志不清,咽干口燥,唇红,大便不畅,舌质绛红,无苔或苔花剥,脉细数。

【治　法】　滋阴清热,凉血退黄。

【处方1】　青蒿鳖甲汤(《温病条辨》)加减。

青蒿 15 克	鳖甲(先煎)15 克	生地黄 30 克	知母 20 克
牡丹皮 15 克	麦冬 30 克	仙鹤草 30 克	茵陈 30 克
赤芍 30 克	地骨皮 15 克	玄参 15 克	紫草 15 克
生白术 30 克	白茅根 15 克		

【方　解】　疫毒深入血分,灼伤阴血,而致本证。治以滋阴清热,凉血退黄兼解毒。方中鳖甲咸寒,直入阴分,滋阴退热;青蒿苦辛而寒,其气芳香,清热透络,引邪外出。两药相配,滋阴清热,内清外透,使阴分伏热立解,共为君药。吴瑭自释:"此方有先入后出之妙,青蒿不能直入阴分,有鳖甲领之入也;鳖甲不能独出阳分,有青蒿领之出也。"生地黄甘寒,滋阴凉血;知母苦寒质润,滋阴降火,共助鳖甲以养阴,为臣药。赤芍凉血活血;牡丹皮、玄参清热凉血。泄血中伏火;紫草清热解毒,凉血活血;茵陈苦寒,善清热利湿,为退黄疸的要药;为佐药。诸药合用,共奏养阴透热之功。

【加　减】　①黄疸较深,改茵陈 60 克,栀子 15 克。②大便不畅,加决明子 30 克。③口干明显,加石斛 15 克,玄参 12 克。

【处方2】　两地汤(《傅青主女科》)合凉血解毒汤(《医宗金鉴》)加减。

生地黄 30 克	玄参 30 克	白芍 15 克	麦冬 30 克
地骨皮 30 克	当归 30 克	紫草 30 克	焦三仙各 15 克
连翘 10 克	黄连 9 克	虎杖 10 克	垂盆草 30 克
牡丹皮 15 克	灯心草 6 克	甘草 10 克	

【方　解】　方用甘苦凉之生地黄清热凉血,养阴生津,以补灼伤之阴血;甘淡寒之地骨皮,为三焦气分之药,清下焦肝肾虚热,所谓热淫于内,泻以甘寒也,使精气充而邪火自退,共为方中君药。玄参清热凉血,滋阴降火;麦冬养阴生津,清心除烦,助君药之力,为方中臣药。白芍、当归养血柔肝;紫草、牡丹皮清热凉血,活血化瘀;连翘、黄连、虎杖、垂盆草、甘草清热解毒,为方中佐药。灯心草引热下行,为方中佐使药。诸药合用,阴血得养,热毒得清,诸症可望平稳。

【加　减】　①如热毒动血,并有蜘蛛痣、鼻衄、齿衄加仙鹤草 30 克,白茅根 15 克,小蓟根 10 克,旱莲草 15 克。②兼低热、五心烦热者,加白薇 10 克,银柴胡 10

克,生龟甲(先煎)15克。③兼脘腹胀满者,加砂仁(后下)6克,厚朴花10克,玫瑰花10克,炒谷麦芽各10克。

【处方3】 大补阴丸(《丹溪心法》)合解毒活血汤(《医林改错》)加减。

熟地黄30克	黄柏15克	知母30克	龟甲(先煎)15克
地骨皮15克	茵陈30克	连翘15克	当归15克
生地黄20克	赤芍30克	桃仁10克	板蓝根15克
白英10克	蜂蜜(冲)15克	炒枳壳6克	甘草6克

【方　解】 夫相火之有余,皆由肾水之不足,所谓壮水之主,以制阳光,故以熟地黄大滋肾水为君。然火有余则少火化为壮火,壮火食气,若仅以滋水配阳之法,难以收效,故以黄柏、知母之苦寒入肾,能直清下焦之火以折服之。龟为北方之神,其性善藏,取其甘寒益肾,介类潜阳之意,则龙雷之火,自能潜藏勿用,共为方中臣药。生地黄清热凉血,养阴生津;地骨皮,甘淡而寒,下焦肝肾虚热者宜之;连翘、白英、板蓝根清热解毒,茵陈清热利湿退黄,以防疫毒再伤阴血;当归、赤芍、桃仁养血活血祛瘀;气为血帅,气行血行,故复佐少量枳壳理气,以助活血之力;蜂蜜属血肉之品,能填精益髓,保阴生津,为佐药。甘草调和诸药,清热解毒,为佐使药。诸药合用,共收滋阴清热,凉血解毒之效。

【加　减】 ①瘀血明显者,加丹参10克,泽兰10克。②胁痛较甚,加郁金15克,香附10克。③腰膝酸软者,加怀牛膝15克,杜仲10克,桑寄生15克。

【处方4】 滋水清肝饮(《医宗己任编》)加减。

熟地黄30克	山茱萸20克	茯苓20克	当归10克
山药20克	牡丹皮10克	泽泻20克	白芍10克
栀子10克	酸枣仁10克	川芎6克	桃仁9克
红花9克	女贞子10克	黄精10克	鳖甲(先煎)10克
牡蛎(先煎)15克			

【方　解】 方中以六味地黄丸滋阴补肾、壮水制火;栀子、牡丹皮以清泄肝火;当归、白芍养阴柔肝;桃仁、红花、川芎活血化瘀行气;方中鳖甲咸寒,直入阴分,滋阴退热;牡蛎益阴潜阳;酸枣仁养肝宁心安神;女贞子、黄精滋肾阴。诸药并用,补中有泻,寓泻于补,相辅相成,是通补开合之剂。

【加　减】 ①阴虚证突出者,去桃仁、红花,加枸杞子20克,旱莲草20克,龟甲(先煎)20克。②血瘀明显者,去熟地黄、山茱萸、山药、白芍,加牛膝10克,乌药10克,香附10克。

4. 脾肾阳虚证

【表　现】 身目俱黄、色泽晦暗,极度乏力,形寒肢冷,腹胀纳呆,便溏或完谷不化,但欲寐,或下肢浮肿,尿昼少夜多,舌质淡胖有齿痕,苔白,脉沉细微。

【治　法】　温补脾肾,化湿退黄。

【处方1】　茵陈术附汤(《伤寒论》)合四君子汤(《太平惠民合剂局方》)加减。

茵陈蒿 50 克	炮附子(先煎)9 克	干姜 10 克	赤芍 10 克
炒白术 30 克	茯苓 20 克	党参 15 克	生黄芪 15 克
生薏苡仁 30 克	肉桂 5 克	炙甘草 10 克	

【方　解】　感受寒湿之邪,或七情劳倦,以致寒湿困脾;素体阴盛阳虚,脾阳虚寒,湿遏中州;阳黄久病,迁延不愈,由阳转阴。脾阳虚损,运化无权,寒湿中阻,湿从寒化,再伤脾土,日久势必损及肾阳,火不生土,不能助脾运化,脾肾亏虚,形成本证。治以温补脾肾,化湿退黄。方中茵陈配附子以温化寒湿而退黄,肉桂、干姜、甘草健脾温中。附子之热,干姜之辛,甘草之甘,恰合其意,配肉桂可亢奋血行,有利于气化之功,茵陈蒿性虽微寒,但与附子、干姜、白术性温相配,绝无寒凉伤脾助邪之虞。四君子汤补气益气健脾;黄芪、生薏苡仁补气健脾利湿;赤芍活血退黄。诸药配伍共奏温阳健脾化湿,祛瘀退黄之功。全方理法方药合辙,诸药合用,脾阳得健,寒湿得化,瘀黄得退,肝络得通,诸症得以缓解。

【加　减】　①兼见纳差者,加鸡内金 10 克,焦三仙各 15 克。②兼瘀者,加赤芍 15 克,鳖甲(先煎)15 克。

【处方2】　金匮肾气丸(《金匮要略》)合茵陈四逆汤(《卫生宝鉴·补遗》)加减。

茵陈 40 克	制附子(先煎)9 克	干姜 10 克	炙甘草 9 克
肉桂 5 克	熟地黄 10 克	茯苓 10 克	山药 30 克
泽泻 15 克	山茱萸 30 克	玉米须 15 克	

【方　解】　方中茵陈利湿退黄,附子入心、脾、肾经,温壮元阳、破散阴寒,两者共为方中君药,以温化寒湿以退黄。山药平补肺、脾、肾、三焦气阴,加强健脾之力;干姜入心、脾、肺经,温中散寒、回阳救逆,附子与干姜相须为用,相得益彰,助阳通脉,为方中臣药。地黄滋补肾阴;山茱萸补肝益脾,化生精血;泽泻、茯苓、玉米须利尿消肿,并可防地黄之滋腻,均为佐药。炙甘草之用有三:一则益气补中,使全方温补结合,以治虚寒之本;二则甘缓干姜、附子峻烈之性;三则调和药性,并使药力作用持久。诸药合用,共奏温补脾肾,化湿退黄之功,诸症可望平稳。

【加　减】　①兼热者,加郁金 10 克,大黄 9 克,虎杖 10 克。②脾虚明显者,改黄芪 30 克,加山药 30 克。③兼见阴虚者,加枸杞子 15 克,沙参 10 克。

【处方3】　真武汤(《伤寒论》)合茵陈胃苓汤(《感证辑要》)加减。

制附子(先煎)9 克	茯苓 15 克	猪苓 15 克	炒白术 30 克
茵陈 40 克	白芍 15 克	泽泻 10 克	桂枝 10 克

苍术 10 克	厚朴 10 克	陈皮 10 克	干姜 6 克
炙甘草 6 克			

【方　解】　方以附子辛甘性热,用之温肾助阳,以化气行水,兼暖脾土,以温运水湿;茵陈清热利湿,为祛黄疸的要药,二药温化寒湿以退黄,为方中君药。干姜温中散寒、回阳救逆,附子与干姜相须为用,相得益彰,助阳通脉,为方中臣药。以平胃散(苍术、厚朴、陈皮、甘草)燥湿运脾、行气和胃;以五苓散(白术、泽泻、茯苓、猪苓、桂枝)健脾助阳、化气利水渗湿。白芍其义有四:一者利小便以行水气,《本经》言其能"利小便",《名医别录》亦谓之"去水气,利膀胱";二者柔肝缓急;三者敛阴舒筋;四者可防止附子燥热伤阴,以利于久服缓治,诸药均为佐药。诸药配伍,共奏温补脾肾,散寒化湿退黄之功。

【加　减】　①兼见湿盛者,改茯苓 30 克,泽泻 15 克,猪苓 20 克。②兼见腹胀者,加炒莱菔子 30 克,炒枳实 10 克。

【处方 4】　右归丸(《景岳全书》)合茵陈茱萸汤(《伤寒微旨论》)加减。

吴茱萸 3 克	熟地黄 15 克	鹿角胶(烊化)10 克	山茱萸 15 克
茵陈 40 克	山药 30 克	菟丝子 15 克	肉桂 5 克
制附子(先煎)9 克	枸杞子 15 克	当归 10 克	杜仲 10 克
炒白术 15 克	干姜 6 克	茯苓 15 克	猪苓 10 克
泽泻 10 克	灯心草 2 克		

【方　解】　方中吴茱萸味辛、苦,大热,可升可降,入肝、脾、肾经。可驱脾胃停寒,止呕逆,祛寒可以多用。茵陈苦泄下降,善能清热利湿,为治黄疸要药,二者共为君药。山药平补肺、脾、肾、三焦气阴,加强健脾之力;干姜温中散寒、回阳救逆,附子与干姜相须为用,相得益彰,助阳通脉,加强吴茱萸之力,为方中臣药。肉桂、菟丝子、鹿角胶温补肾阳、化气行水、填精补髓;熟地黄、枸杞子、山茱萸滋阴益肾、养肝补脾;杜仲补益肝肾,强筋壮骨;当归养血和血,助鹿角胶以补养精血;四苓散(茯苓、白术、泽泻、猪苓)健脾利水渗湿,共为方中佐药。而灯心草有引经之用,兼为方中使药。诸药合用,共奏温补脾肾,散寒化湿之功,诸症可望平稳。

【加　减】　①寒痰盛者,可加陈皮 10 克,白芥子 6 克。②抽搐者,加僵蚕 10 克,生石决明(先煎)30 克,生牡蛎(先煎)30 克。③纳差者,加焦三仙各 20 克,砂仁(后下)6 克。

5. 痰蒙神窍证

【表　现】　身目俱黄,或迅速加深,极度乏力,神志恍惚,表情淡漠,谵妄,烦躁不安,撮空理线,嗜睡,甚则昏迷,或伴肢体动,抽搐,喉中痰鸣,咯痰不爽,苔白腻或淡黄腻,舌质暗红或淡紫,脉细滑数。

【治　法】　涤痰开窍醒神,兼退黄。

【处方1】　涤痰汤(《奇效良方》)加减。

制胆南星6克	茯苓15克	人参10克	甘草6克
陈皮10克	法半夏9克	竹茹15克	炒枳实10克
石菖蒲15克	远志15克	茵陈30克	栀子10克
白芥子6克	猫爪草10克	田基黄15克	

【方　解】　热毒瘀滞,炼液为痰,痰浊蒙蔽清窍,而成本证。治以涤痰开窍醒神,兼退黄。方中制南星燥湿化痰,祛风散结;枳实下气行痰,共为君药;法半夏功专燥湿祛痰,陈皮下气消痰,辅助君药加强豁痰顺气之力,为臣药;石菖蒲味辛而苦,气温,无毒,能开心窍,开窍豁痰,理气活血。人参配石菖蒲开心窍,心窍开而九窍俱通矣。凡心窍之闭,非石菖蒲不能开。是人参必得菖蒲以成功,盖两相须而两相成,实为药中不可无之物也;茯苓健脾利湿,使无生痰之源;远志化痰安神、止惊悸;竹茹清热化痰;白芥子能搜剔内外痰结,利气豁痰;茵陈、栀子、猫爪草、田基黄清热利湿退黄,均为佐药。甘草和中,调和诸药为佐使药。诸药合用,化痰开窍,亦兼退黄,可使诸症平稳。

【加　减】　①神志不清者,加用《局方》至宝丹、安宫牛黄丸。②抽搐者,加钩藤(后下)15克,羚羊角1.5克(另炖冲服),或加紫雪丹。

【处方2】　菖蒲郁金汤(《温病全书》)合小陷胸汤(《伤寒论》)加减。

瓜蒌30克	法半夏9克	黄连9克	牡丹皮10克
栀子10克	石菖蒲15克	郁金15克	淡竹叶10克
连翘10克	茵陈30克	滑石20克	竹沥10克
茯苓15克	白术15克	垂盆草30克	

【方　解】　方用小陷胸汤(瓜蒌、半夏、黄连)清热化痰,宽胸散结。石菖蒲、郁金、竹沥芳香化浊,理气开窍豁痰。茵陈、栀子、垂盆草清热利湿退黄;牡丹皮清热凉血、活血化瘀;连翘轻清宣透邪热;滑石、竹叶导热下行;茯苓、白术健脾利湿,以无生痰之源。诸药合用,豁痰为主,可开窍醒神,兼以清热退黄,标本兼顾,诸症可望平稳。

【加　减】　①热偏重,送服至宝丹。②痰浊重者,合服苏合香丸。③伴痉厥者,加止痉散。

【处方3】　十味温胆汤(《世医得效方》)加减。

半夏9克	陈皮10克	茯苓15克	竹茹10克
酸枣仁10克	远志10克	石菖蒲12克	枳实20克
党参12克	茵陈30克	栀子10克	田基黄15克

甘草6克

【方　解】　方中法半夏辛降之气最佳,燥湿化痰、降逆止呕,为方中君药;陈皮味辛苦性温,理气健脾、燥湿化痰,助半夏之力;党参益气健脾,脾健则湿去,以绝生痰之源,为方中臣药。茯苓健脾宁心,淡渗利湿,使湿邪从小便而出,湿去则痰无由生,半夏合茯苓,意在渗燥结合,湿化痰消;枳实味苦辛酸性温,破气消积、化痰除痞,《本草纲目》曰:"枳实能利气,气下则痰喘止,气行则痰满消"。陈皮合枳实行气以化痰散结,诚如丹溪所云"治痰者,不治痰而治气,气顺则一身之津液亦随之而顺";石菖蒲开窍豁痰醒神;酸枣仁、远志养肝解郁安神,用远志者,取其辛散宣泄之性,一则可行补药之滞;一则可交通心肾,心肾交则魂亦可赖以安身;茵陈、栀子、田基黄清热利湿退黄;竹茹清热化痰,均为佐药。甘草补脾和胃、调和诸药,为方中佐使。诸药合用,共奏豁痰开窍兼退黄之功。

【加　减】　①苔腻明显者,加薏苡仁30克,蔻仁10克,佩兰(后下)10克。②见烦躁不安、神昏谵语等热扰神明者,加天竺黄10克,龙胆草6克,莲子心3克,远志12克。③见胸腹灼热、四肢厥冷等热厥者,加黄芩15克,黄连9克,黄柏10克,柴胡10克。

【处方4】　礞石滚痰丸(《养生主论》)加减。

礞石15克	熟大黄9克	黄芩15克	清半夏9克
制胆南星6克	石菖蒲12克	陈皮10克	茯苓15克
山药30克	茵陈30克	鸡骨草30克	沉香粉(冲服)3克
竹茹10克	甘草6克		

【方　解】　方中清半夏辛温性燥,善能燥湿化痰;礞石攻逐顽痰,共为君药。陈皮既可理气行滞,又能燥湿化痰,与半夏相辅相成,增强燥湿化痰之力,而且体现治痰先理气,气顺则痰消之意;山药益气健脾,脾健则痰不生,为治本之法,为方中臣药。茯苓健脾渗湿,渗湿以助化痰之力,健脾以杜生痰之源;大黄苦寒直降,荡涤积滞,祛热下行;黄芩、茵陈、鸡骨草清热利湿退黄;制南星、竹茹清火化痰;石菖蒲开窍豁痰醒神,均为佐药。甘草调和诸药;沉香疏畅气机,为诸药开导,引痰火易于下行,故为使药。诸药合用,共奏豁痰开窍醒神,兼退黄之功。

【加　减】　①痰火引动肝风出现抽搐者,加钩藤(后下)10克,全蝎6克,羚羊角粉(冲)3克。②血瘀明显者,加丹参15克,红花10克,桃仁9克。③大便隐血阳性者,加水牛角(先煎)15克,牡丹皮10克,生地黄10克。④脏腑热盛而致大便不通者,加生大黄(后下)9克,芒硝(冲)6~9克。

二、中成药治疗

 1. 紫雪丹

【药物组成】 石膏、北寒水石、滑石、磁石、玄参、木香、沉香、升麻、甘草、丁香、芒硝(制)、硝石(制)、水牛角浓缩粉、羚羊角、人工麝香、朱砂。

【功能主治】 清热开窍,止痉安神。用于热入心包、热动肝风证,症见高热烦躁、神昏谵语、惊风抽搐、斑疹吐衄、尿赤便秘。

【临床应用】 急性肝衰竭见热邪内陷心包证者可用紫雪丹治疗。症见高热烦躁,神昏谵语,抽风痉厥,口渴唇焦,尿赤便闭,舌红绛苔黄燥,脉洪大或滑数。

【用量用法】 每瓶装 1.5 克,一次 1～2 瓶,一日 2 次,口服;周岁小儿一次 0.3g,5 岁以内小儿每增一岁,递增 0.3 克,一日一次;5 岁以上小儿遵医嘱酌情服用。

【注意事项】 ①本品药性峻猛,气味辛香而善走窜,过量服用有易伤元气及劫阴之弊,甚至可出现大汗、呕吐、气促、心悸、眩晕等症状,故本方宜暂用,中病即止。②紫雪丹只适用于热邪内闭的患者。至于由阳气衰微、气血大亏所致的休克、虚脱,虽有神昏、抽搐,但无实火热闭,治宜救逆扶阳,不宜用紫雪丹。③气虚体弱者及孕妇应慎用或不用。

 2. 安宫牛黄丸

【药物组成】 牛黄、水牛角浓缩粉、麝香、珍珠、朱砂、雄黄、黄连、黄芩、栀子、郁金、冰片。

【功能主治】 清热解毒,镇惊开窍。用于热病,邪入心包,高热惊厥,神昏谵语;中风昏迷及脑炎、脑膜炎、中毒性脑病、脑出血、败血症见上述证候者。

【临床应用】 急性肝衰竭见邪入心包证者可用安宫牛黄丸治疗。症见烦躁,昏睡或躁动不安,高热,大便秘结,小便量少色如浓茶,舌质红绛,苔黄燥或黄褐厚燥或焦黑起刺,脉洪大或滑数。

【用量用法】 大蜜丸,每丸重 3 克。一次 1 丸,一日 1 次,口服。小儿 3 岁以内一次 1/4 丸,4—6 岁一次 1/2 丸,一日 1 次;或遵医嘱。

【注意事项】 ①本品为热闭神昏所设,寒闭神昏不得使用。②本品处方中含麝香,芳香走窜,有损胎气,孕妇慎用。③服药期间饮食宜清淡,忌食辛辣油腻之品,以免助火生痰。④本品处方中含朱砂、雄黄,不宜过量久服,肝肾功能不全者慎用。⑤在治疗过程中如出现肢寒畏冷,面色苍白,冷汗不止,脉微欲绝,由闭证变为脱证时,应立即停药。⑥高热神昏,中风昏迷等口服本品困难者,当鼻饲给药。

⑦孕妇及哺乳期妇女、儿童、老年人使用本品应遵医嘱。⑧运动员慎用。⑨服用前应除去蜡皮、塑料球壳及玻璃纸;本品可嚼服,也可分份吞服。

3. 局方至宝丹

【药物组成】 水牛角浓缩粉、牛黄、玳瑁粉、琥珀粉、人工麝香、安息香、朱砂、雄黄、冰片。

【功能主治】 清热解毒,开窍镇惊。用于温邪入里,逆传心包引起的高热痉厥,烦躁不安,神昏谵语,小儿急热惊风。

【临床应用】 急性肝衰竭见痰热内闭心包证者可用局方至宝丹治疗。症见神昏谵语,身热烦躁,痰盛气粗,舌绛苔黄垢腻,脉滑数。

【用量用法】 丸剂,每丸重 3 克,一次 1 丸,小儿遵医嘱,口服。

【注意事项】 ①本方芳香辛燥之品较多,有耗阴劫液之弊,故神昏谵语由阳盛阴虚所致者忌用。②孕妇慎用。③运动员慎用。

4. 甘露消毒丸

【药物组成】 滑石、茵陈、黄芩、石菖蒲、白豆蔻、川贝、木通、藿香、射干、连翘、薄荷。

【功能主治】 利湿化浊,清热解毒。用于湿温时疫、邪在气分湿热重证。症见发热、倦怠、胸闷、腹胀、肢酸、咽肿、身目发黄、颐肿、口渴、小便短赤或淋浊。舌苔白或厚或干黄者。

【临床应用】 急性肝衰竭见邪在气分、湿热并重证者可用甘露消毒丸治疗。症见发热倦怠,胸闷腹胀,肢酸咽痛,身目发黄,颐肿口渴,小便短赤,泄泻淋浊,舌苔白或厚腻或干黄,脉濡数或滑数。

【用量用法】 水丸,每瓶装 30 克。成人一次 6～9 克,儿童 3－7 岁一次 2～3g,7 岁以上一次 3～5 克,一日 2 次,口服。

【注意事项】 ①忌生冷、辛辣、油腻等饮食。②湿热并有阴虚津亏证慎用。

5. 涤痰丸

【药物组成】 牵牛子(炒)、大黄、黄芩。

【功能主治】 清热化痰,开郁化痞。用于痰火郁结,气急疯痫,湿热咳嗽,胸满作喘,痰涎壅盛,大便燥结。

【临床应用】 急性肝衰竭见痰火郁结证者可用涤痰丸治疗。症见神志恍惚,表情淡漠,谵妄,烦躁不安,撮空理线,嗜睡,甚则昏迷,或伴肢体动,抽搐,喉中痰鸣,咯痰不爽,苔白腻或淡黄腻,舌质暗红或淡紫,脉细滑数。

【用量用法】 水丸,每 50 粒重 3 克。一次 6 克,一日 1 次,口服。

【注意事项】 孕妇忌服。

 ## 6. 礞石滚痰丸

【药物组成】 金礞石（煅）、沉香、黄芩、熟大黄。

【功能主治】 逐痰降火。用于痰火扰心所致的癫狂惊悸，或咳喘痰稠，大便秘结。

【临床应用】 急性肝衰竭见痰火扰心证者可用礞石滚痰丸治疗。症见身目俱黄，或迅速加深，谵妄，烦躁不安，撮空理线，嗜睡，甚则昏迷，或伴肢体动，抽搐，喉中痰鸣，咯痰不爽，苔白腻或淡黄腻，舌质暗红或淡紫，脉细滑数。

【用量用法】 水丸，每袋装 6 克。一次 6～12 克，一日 1 次，口服。

【注意事项】 孕妇忌服。

第6章 慢加急性(亚急性)肝衰竭/慢性肝衰竭

在慢性肝病基础上出现的急性或亚急性肝功能失代偿称为慢加急性或亚急性肝衰竭。在肝硬化基础上,肝功能进行性减退导致的以腹水或门脉高压、凝血功能障碍和肝性脑病等为主要表现的慢性肝功能失代偿称为慢性肝衰竭。

慢加急性(亚急性)肝衰竭及慢性肝衰竭属中医学"急黄""瘟黄""血证""鼓胀"的范畴。病因为感受湿热疫毒之邪,伏于体内日久。病位在肝胆,与心、脾、肾及三焦关系密切。基本病机是湿热疫毒伏于体内日久,脾胃虚寒或内伤不足时,内外二因又互为关联,热毒炽盛,弥漫三焦,化火、化瘀、痰凝、腑实、化风,出现高热、神昏、抽搐、腹胀、出血、尿少、黄疸等实证。后期,正气虚甚,心、肝、脾、肾诸脏气阴耗竭,常见脾肾阳虚或肝肾阴虚、气血亏虚等虚证,预后不佳。

一、中医辨证治疗

1. 湿热蕴毒证

【表　现】　身目俱黄,或迅速加深,极度乏力,脘腹胀满,纳呆呕恶,口干不欲饮,小便短赤,大便溏或黏滞不爽,舌红苔黄腻,脉弦滑数。

【治　法】　清热利湿,解毒退黄。

【处方1】　茵陈蒿汤(《伤寒论》)合大柴胡汤(《伤寒论》)加减。

柴胡 15 克	生大黄(后下)15 克	枳实 15 克	法半夏 9 克
黄芩 15 克	茵陈 60 克	栀子 15 克	白芍 10 克
赤芍 30 克	白花蛇舌草 30 克	丹参 20 克	大枣 10 克
生姜 10 克			

【方　解】　湿热疫毒,伏于体内,而成本证,治以清热利湿,解毒退黄。重用茵陈,苦泄下降,善能清热利湿,为治黄疸要药;柴胡疏肝解郁,引药入肝,与茵陈共为君药;栀子清热降火,通利三焦,助茵陈引湿热从小便而去;黄芩助柴胡和解清热,

以除少阳之邪,二药共助君药之力,为臣药。大黄泻热逐瘀,通利大便,导瘀热从大便而下,大黄配枳实以内泻阳明热结,行气消痞;丹参、赤芍凉血活血;白花蛇舌草清热解毒利湿;白芍柔肝缓急止痛,与大黄相配可治腹中实痛,与枳实相伍可以理气和血,以除心下满痛;半夏和胃降逆,配伍大量生姜,以治呕逆不止,共为佐药。大枣与生姜相配,能和营卫而行津液,并调和脾胃,功兼佐使。诸药合用,共奏清热利湿,解毒祛湿退黄等作用。

【加　减】　①伴恶心、呕吐者,加藿香(后下)10克,砂仁(后下)6克。②伴腹水者,加金钱草15克,车前草30克,玉米须30克。③伴高热者,加羚羊角粉(冲)3克,牡丹皮10克,生石膏(生煎)30克。

【处方2】　黄芩滑石汤(《温病条辨》)合普济消毒饮(《东垣试效方》)加减。

黄芩30克	滑石20克	茵陈60克	黄连10克
猪苓10克	茯苓皮10克	板蓝根20克	连翘15克
柴胡6克	陈皮10克	白蔻仁10克	通草6克
大腹皮10克			

【方　解】　重用茵陈,苦泄下降,善能清热利湿,为治黄疸要药,为方中君药。黄芩、黄连泻火解毒,清热燥湿,助茵陈之功,为方中臣药。滑石、茯苓皮清湿中之热,蔻仁、猪苓宣湿邪之正,板蓝根、连翘解热中之毒,陈皮理气健脾燥湿,再加腹皮、通草,共成宣气利小便之功。气化则湿化,小便利则火腑通而热自清矣,为方中佐药。柴胡引药入肝经,为使药。诸药合用,湿热得清,热毒得去,病情得稳。

【加　减】　①伴腹胀者,加大腹皮15克,佛手10克。②伴肝昏迷者,加用安宫牛黄丸。③伴上消化道出血者,加藕节炭10克,茜草根10克,仙鹤草30克。

【处方3】　凉膈散(《太平惠民和剂局方》)合三仁汤(《温病条辨》)加减。

连翘30克	金银花15克	大黄15克	芒硝(冲)10克
栀子15克	茵陈60克	黄芩15克	甘草10克
虎杖15克	杏仁9克	白蔻仁10克	生薏苡仁30克
滑石15克	竹叶15克	鸡骨草15克	

【方　解】　连翘轻清透散,长于清热解毒,清透上焦之热;茵陈清热利湿,为退黄之要药。二药共为君药,清热利湿解毒。黄芩清透上焦之热,清透胸膈之热,栀子清利三焦之热,通利小便,引火下行,大黄、栀子泻下通便,故为臣药。杏仁宣利上焦肺气,气行则湿化;白蔻仁芳香化湿,行气宽中,畅中焦之脾气;薏苡仁甘淡性寒,渗湿利水而健脾,使湿热从下焦而去。三仁合用,三焦分消。金银花清热解毒,虎杖、鸡骨草清热利湿,滑石、竹叶甘寒淡渗,加强利湿清热之功,芒硝导热从大便而下,是为佐药。甘草清热解毒,调和诸药,为佐使药。诸药合用,使湿热从三焦分消,诸症可平稳。

【加　减】　①伴纳呆者,加焦三仙各30克,鸡内金10克。②伴大便溏滞者,加山药20克,白扁豆10克。③疲乏明显者,加红景天30克。

【处方4】　甘露消毒丹(《医效秘传》)加减。

滑石 20 克	黄芩 20 克	绵茵陈 60 克	石菖蒲 12 克
连翘 15 克	藿香(后下)10 克	白蔻仁 10 克	赤芍 30 克
牡丹皮 12 克	板蓝根 20 克	甘草 6 克	

【方　解】　方中重用滑石、茵陈、黄芩。滑石利水渗湿,又可清热,两擅其功;茵陈善清利湿热而退黄;黄芩清热燥湿,泻火解毒。三药相合,正合湿热并重之病机,共为君药。湿热留滞,易阻气机,故臣以石菖蒲、藿香、白豆蔻行气化湿,悦脾和中,令气畅湿行。连翘、板蓝根清热解毒;牡丹皮、赤芍清热凉血、活血化瘀,均为佐药。甘草清热解毒,调和诸药,为佐使药。综观全方,利湿清热,两相兼顾,且以芳香行气悦脾,寓气行则湿化之义。

【加　减】　①若高热烦躁、神昏谵语者,可选用安宫牛黄丸或至宝丹之类以清心开窍。②若出血诸症严重者,可加白茅根30克,仙鹤草30克。③有腹水者,加茯苓30克,玉米须30克,猪苓20克。

2. 瘀热蕴毒证

【表　现】　身目俱黄,或迅速加深,极度乏力,纳呆呕恶,口干,尿黄赤,大便秘结,或鼻齿衄血、皮肤瘀斑、昏狂谵妄、胁下癥块,舌质绛红,瘀斑瘀点,舌下脉络增粗延长,脉弦数。

【治　法】　活血化瘀,清热解毒。

【处方1】　加减清宫汤(《镐京仁斋直指方》)合下瘀血汤(《金匮要略》)加减。

水牛角(先煎)15 克	连翘 20 克	石菖蒲 10 克	玄参 15 克
金银花 15 克	竹叶 10 克	莲子心 5 克	赤芍 30 克
土鳖虫 9 克	桃仁 15 克	生大黄 10 克	

【方　解】　热毒炽盛,弥漫三焦,瘀热互结,而成本证,治以活血化瘀,清热解毒。方用下瘀血汤(土鳖虫、桃仁、生大黄)荡涤瘀血;赤芍活血化瘀,清热凉血退黄;水牛角、玄参清心解毒养阴;连翘、竹叶、莲子心以清心热;金银花清热解毒;石菖蒲化痰开窍。诸药合用,清热解毒与活血化瘀并用,兼退黄,诸症可望平稳。

【加　减】　①兼肝火者,加柴胡15克,黄芩15克,栀子15克。②兼发斑者,改金银花20克,加大青叶15克,半枝莲20克。③若衄血或便血者,加白茅根50克。

【处方2】　清营汤(《温病条辨》)合膈下逐瘀汤(《医林改错》)加减。

水牛角(先煎)30克	生地黄30克	玄参10克	竹叶6克
丹参15克	金银花15克	黄连9克	连翘15克
延胡索9克	赤芍20克	桃仁9克	牡丹皮10克
当归15克	五灵脂(包煎)10克	红花10克	枳壳10克
香附10克	川芎9克	甘草6克	

【方　解】 方中水牛角清热凉血解毒,定惊;赤芍归肝经,清热凉血、活血化瘀,二药共用清热凉血,解毒化瘀,为方中君药。生地黄凉血滋阴,玄参滋阴降火解毒,二药共用,既清热养阴,又助清热凉血解毒,共为臣药。金银花、连翘、黄连、竹叶清热解毒;当归、川芎、丹参养血活血,与逐瘀药同用,可使瘀血祛而不伤阴血;牡丹皮清热凉血,活血化瘀;桃仁、红花、灵脂破血逐瘀,以消积块;配香附、枳壳、延胡索行气止痛;尤其川芎不仅养血活血,更能行血中之气,增强逐瘀之力;甘草调和诸药。全方以清热解毒凉血药与逐瘀行气药同用,使热毒清,瘀血消,诸症可望平稳。

【加　减】 ①若大便干结者,加生大黄(后下)10克,厚朴10克,芒硝(冲)6克。②若口渴不解者,加石斛10克,芦根10克,麦冬10克。③若有出血倾向者,加紫草30克,仙鹤草30克。

【处方3】 千金犀角散(《张氏医通》)合血府逐瘀汤(《医林改错》)加减。

水牛角(先煎)30克	羚羊角(先煎)9克	栀子15克	黄芩15克
大黄10克	豆豉10克	当归15克	生地黄20克
桃仁9克	红花10克	赤芍30克	柴胡6克
川芎10克	茵陈50克	枳壳10克	甘草6克

【方　解】 方中水牛角、羚羊角清热解毒,定惊镇痉,为方中君药。茵陈清热利湿,为退黄疸要药;赤芍清热凉血,活血化瘀,助君药清热凉血,为方中臣药。生地黄、当归养血益阴,清热活血;桃仁破血行滞而润燥;红花活血祛瘀以止痛;栀子、豆豉清心除烦;黄芩清热燥湿;川芎、枳壳行气活血;大黄导热从大便而出,均为佐药。柴胡疏肝解郁,引药入肝经,与甘草调和诸药,共为使药。诸药合用,以清热凉血以除热毒,以活血化瘀以除瘀血,瘀热蕴毒状态可望平复。

【加　减】 ①若高热不退者,可加金银花30克,连翘15克。②若有嗜睡状态或行为异常者,可加用至宝丹。③若恶心、呕吐频繁或食入则吐者,加姜半夏9克,竹茹20克。

【处方4】 黄连解毒汤(《肘后备急方》)合茵陈蒿汤(《伤寒论》)加减。

茵陈60克	栀子10克	黄芩15克	黄柏10克
生大黄(后下)10克	黄连10克	水牛角(先煎)20克	石菖蒲10克
丹参15克	鳖甲(先煎)10克	土鳖虫10克	败酱草15克
龙胆草6克	田基黄20克	甘草6克	

【方　解】　方用黄连解毒汤(黄连、黄芩、黄柏、栀子)泻火解毒,用茵陈蒿汤(茵陈、大黄、栀子)清热利湿退黄。水牛角清热凉血,解毒定惊;丹参、鳖甲、土鳖虫破血化瘀软坚;败酱草、龙胆草、田基黄清热利湿,助茵陈蒿汤之力。石菖蒲化湿豁痰开窍。甘草解毒,调和诸药。诸药合用,热毒得清,瘀毒得化,诸症渐减。

【加　减】　①若瘛疭痉厥者,加服羚羊角粉(冲)5克,钩藤(后下)10克,蝉蜕5克,麦冬15克,生地黄15克,龟甲(先煎)15克。②若痰涎壅盛者,加珍珠母(先煎)30克,川贝母10克。

3. 阴虚瘀毒证

【表　现】　身目俱黄、色泽晦暗,腰膝酸软,神疲形衰,胁肋隐痛,失眠多梦,尿色深黄,舌质暗红,苔少或无苔,脉细涩。

【治　法】　滋阴清热,化瘀解毒。

【处方1】　一贯煎(《续名医类案》)合膈下逐瘀汤(《医林改错》)加减。

生地黄30克	沙参10克	麦冬15克	当归10克
枸杞子10克	川楝子6克	桃仁10克	赤芍30克
乌药6克	红花10克	川芎6克	五灵脂(先煎)10克
香附10克	杜仲10克	延胡索9克	甘草6克

【方　解】　肝肾阴虚,与瘀互结,而成本证,治以滋阴清热,化瘀解毒。方中重用生地黄滋阴养血、补益肝肾,内寓滋水涵木之意;赤芍清热凉血、活血化瘀退黄,与生地黄同用活血而不伤阴血,共为君药。当归、枸杞子养血滋阴柔肝;沙参、麦冬滋养肺胃,养阴生津,意在佐金平木,扶土制木,四药共为臣药。桃仁、红花、五灵脂破血逐瘀,以消积块;配香附、乌药、延胡索行气止痛;川芎养血活血,还能行血中之气,增强逐瘀之力;佐以少量川楝子,疏肝泄热,理气止痛,复其条达之性。均为佐药。甘草调和诸药,为使药。

【加　减】　①阴虚内热者,加女贞子10克,旱莲草10克,茜草10克,仙鹤草15克。②口干者,加石斛15克,芦根15克,知母10克。

【处方2】　三甲复脉汤(《温病条辨》)加减。

生龟甲(先煎)30克	生地黄18克	白芍15克	鸡内金15克
生牡蛎(先煎)15克	赤芍30克	凌霄花10克	土鳖虫6克
炙鳖甲(先煎)20克	麦冬10克	当归15克	炙甘草6克
阿胶(烊化)10克	桃仁10克		

【方　解】　鳖甲、龟甲、牡蛎为血肉有情之品,可滋阴潜阳,软坚散结;白芍、阿胶养阴柔肝;麦冬、生地黄养阴生津、清热凉血;赤芍清热凉血、活血化瘀退黄;土鳖虫、桃仁、凌霄花共奏破血化瘀消癥之力;当归养血活血;鸡内金健脾消食;甘草调

和诸药。诸药合用,活血而不伤阴血,滋阴而不碍邪,诸症可逐步平稳。

【加　减】　①腰膝酸软者,加杜仲 10 克,川断 10 克,牛膝 10 克。②失眠多梦者,加合欢皮 10 克,茯神 30 克。③五心烦热者,加牡丹皮 10 克,栀子 10 克。

【处方3】　归芍地黄汤(《病因脉治》)合下瘀血汤(《伤寒论》)加减。

当归 15 克	白芍 20 克	生地黄 20 克	山茱萸 10 克
山药 30 克	茯苓 30 克	牡丹皮 10 克	莪术 9 克
土鳖虫 6 克	桃仁 15 克	红花 10 克	甘草 6 克

【方　解】　方中生地黄、山茱萸、山药滋补肝肾之阴;茯苓健脾利湿;牡丹皮清热凉血;当归、白芍养血益阴,使阴血充足;莪术、土鳖虫、桃仁、红花破血逐瘀消癥;甘草调和诸药。方中滋阴养血药与活血药并用,活血而不伤阴血,使肝肾之阴得补,瘀血得除,诸症可望平稳。

【加　减】　①黄疸明显者,加栀子 10 克,茵陈 30 克,赤芍 30 克。②大便干燥者,加生白术 30 克,肉苁蓉 15 克。③齿衄、鼻衄者,加白茅根 10 克,小蓟 10 克,藕节炭 10 克。

【处方4】　滋水清肝饮(《医宗已任编》)合血府逐瘀汤(《医林改错》)加减。

熟地黄 20 克	山药 30 克	山茱萸 15 克	酸枣仁 15 克
白芍 20 克	柴胡 12 克	当归 10 克	栀子 10 克
牡丹皮 10 克	茯苓 30 克	泽泻 15 克	桃仁 10 克
红花 10 克	枳壳 10 克	赤芍 30 克	川芎 9 克

【方　解】　方中熟地黄、山药、山茱萸滋补肝肾之阴;柴胡、当归、白芍、栀子、牡丹皮疏肝气、养肝血、泄肝火;茯苓、泽泻健脾利湿;酸枣仁养肝宁心安神;桃仁、红花活血化瘀;枳壳、川芎行气活血;赤芍凉血化瘀。全方肝肾之阴得养,肝气得疏,瘀血得化,诸症渐消。

【加　减】　①肌肤发黄者,加茵陈 30 克,虎杖 9 克。②若兼面赤颧红者,可加龟甲(先煎)10 克,鳖甲(先煎)10 克。

4. 阳虚瘀毒证

【表　现】　身目俱黄、色泽晦暗,形寒肢冷,极度乏力,腹胀纳呆,便溏或完谷不化,但欲寐,或有胁下痞块,舌质淡胖有齿痕,苔白,脉沉迟。

【治　法】　温补脾肾,化瘀解毒。

【处方1】　茵陈术附汤(《伤寒论》)加减。

茵陈 30 克	炒白术 30 克	制附片(先煎)9 克	干姜 6 克
茯苓 15 克	薏苡仁 30 克	肉桂 5 克	党参 15 克
山药 30 克	土鳖虫 6 克	桃仁 10 克	丹参 10 克

炙甘草 6 克

【方　解】　疾病迁延日久或失治、误治,损伤脾肾阳气,瘀毒留于体内,而成本证,治以温补脾肾,化瘀解毒。方用附子下补肾阳以益火,中温脾阳以健运,脾肾双补,为方中君药;肉桂补元阳,暖脾胃,助附子之力,为方中臣药。茵陈利湿退黄,有附片、肉桂之力合用可以温化寒湿;山药、党参、白术、茯苓、薏苡仁健脾化湿;干姜温中焦脾胃;丹参、桃仁、土鳖虫活血化瘀,均为佐药。甘草调和诸药,为使药。诸药合用,共奏温补脾肾,化瘀解毒之功。

【加　减】　①大便溏泻者,加白扁豆 10 克,砂仁(后下)6 克。②腹中冷痛者,加乌药 6 克,小茴香 9 克,荔枝核 10 克。③腹胀急者,加乌药 12 克,炒莱菔子 30 克,厚朴 10 克。

【处方 2】　金匮肾气丸(《金匮要略》)合下瘀血汤(《金匮要略》)加减。

制附子(先煎)9 克	熟地黄 15 克	山药 30 克	山茱萸 15 克
茯苓 15 克	肉桂 5 克	桃仁 15 克	土鳖虫 6 克
鳖甲(先煎)10 克	党参 15 克	莪术 6 克	三棱 6 克
炒白术 15 克	生黄芪 30 克	焦三仙各 15 克	

【方　解】　方中附子脾肾双补,中温脾阳,下补肾阳,为方中君药;肉桂补元阳,暖脾胃,助附、姜之力,为方中臣药。地黄滋补肾阴;山茱萸、山药补肝益脾,化生精血;党参、茯苓、炒白术、焦三仙补气健脾、利湿消滞、顾护脾胃;桃仁、土鳖虫破血逐瘀;鳖甲滋阴软坚散结;恐脾胃弱者,久服有碍,故用黄芪、三棱、莪术以开胃健脾,使脾胃强壮,自能运化药力,以达病所,诸药均为佐药。全方共奏温补脾肾以散寒,活血化瘀以散结之功。

【加　减】　①胁下痞块者,加穿山甲(先煎)6 克,龟甲(先煎)10 克。②腹中冷痛者,加乌药 6 克,小茴香 9 克,花椒 6 克。

【处方 3】　附子理中丸(《三因极一病证方论》)合膈下逐瘀汤(《医林改错》)加减。

制附片(先煎)9 克	党参 15 克	白术 15 克	干姜 9 克
茵陈 30 克	苍术 15 克	肉桂 5 克	桃仁 10 克
赤芍 15 克	乌药 6 克	延胡索 10 克	当归 10 克
川芎 6 克	红花 10 克	枳壳 6 克	香附 10 克
五灵脂(包煎)10 克	炙甘草 6 克		

【方　解】　方中附子中温脾阳,下补肾阳,脾肾双补,为方中君药;干姜大辛大热,温中散寒,回阳通脉,助附子更好的温阳散寒,为方中臣药。肉桂补元阳,暖脾胃,助附、姜之力;茵陈利湿退黄,有附片、肉桂、干姜等温药之力合用可以温化寒湿;党参、白术、苍术健脾利湿;桃仁、红花、五灵脂破血逐瘀,以消积块;当归、川芎、

赤芍养血活血,与逐瘀药同用,可使瘀血祛而不伤阴血;配香附、乌药、枳壳、延胡索行气止痛,均为佐药。甘草调和诸药,为使药。全方共奏温补脾肾,化瘀解毒之功。

【加　减】　①黄疸明显者,改茵陈 60 克,加田基黄 15 克。②有衄血者,加仙鹤草 30 克,藕节 15 克。③纳差者,加焦三仙各 20 克,砂仁(后下)6 克。

【处方 4】　右归丸(《景岳全书》)合四君子汤(《太平惠民和剂局方》)加减。

熟地黄 15 克	鹿角胶 15 克	山茱萸 15 克	山药 15 克
肉桂 5 克	制附子(先煎)9 克	菟丝子 15 克	枸杞子 15 克
当归 10 克	杜仲 10 克	党参 15 克	茯苓 15 克
炒白术 15 克	桃仁 10 克	红花 10 克	丹参 10 克
炙甘草 6 克			

【方　解】　方中以附子、肉桂为君药,温补脾肾。臣以四君子汤(党参、茯苓、白术、炙甘草)健脾渗湿,强壮后天之本,使气血生化有源。熟地黄、枸杞子、山茱萸、山药滋阴益肾,养肝补脾;菟丝子、鹿角胶补阳益阴;杜仲补益肝肾,强筋壮骨;当归养血和血,助鹿角胶以补养精血;桃仁、红花、丹参活血化瘀,瘀血祛,新血生。均为佐药。甘草调和诸药,为使药。

【加　减】　①脾虚明显者,加黄芪 30 克,改山药 30 克。②纳差者,加焦三仙各 15 克,鸡内金 15 克。③腹胀者,加木香 10 克,厚朴 15 克。

二、中成药治疗

1. 紫雪丹

【药物组成】　石膏、北寒水石、滑石、磁石、玄参、木香、沉香、升麻、甘草、丁香、芒硝(制)、硝石(制)、水牛角浓缩粉、羚羊角、人工麝香、朱砂。

【功能主治】　清热开窍,止痉安神。用于热入心包、热动肝风证,症见高热烦躁、神昏谵语、惊风抽搐、斑疹吐衄、尿赤便秘。

【临床应用】　慢加急、亚急性及慢性肝衰竭由于热邪内陷心包所致者可用紫雪丹治疗。症见高热、神昏、谵语、烦躁、抽搐、面色暗红或紫瘀、呼吸气促、唇红焦燥、口臭口干、小便短黄、大便闭结、舌质红绛、苔干黄、脉数而有力或弦。

【用量用法】　每瓶装 1.5 克,一次 1～2 瓶,一日 2 次,口服;周岁小儿一次 0.3g,5 岁以内小儿每增一岁,递增 0.3 克,一日一次;5 岁以上小儿酌情服用。

【注意事项】　①本品药性峻猛,气味辛香而善走窜,过量服用有易伤元气及劫阴之弊,甚至可出现大汗、呕吐、气促、心悸、眩晕等症状,故本方只宜暂用,中病即止。②紫雪丹只适用于热邪内闭的患者。至于由阳气衰微、气血大亏所致的休克、虚脱,虽有神昏、抽搐,但无实火热闭,治宜救逆扶阳,不宜用紫雪丹。③气虚体弱者及孕妇应慎用或不用。

2. 安宫牛黄丸

【药物组成】 牛黄、水牛角浓缩粉、麝香、珍珠、朱砂、雄黄、黄连、黄芩、栀子、郁金、冰片。

【功能主治】 清热解毒,镇惊开窍。用于热病,邪入心包,高热惊厥,神昏谵语;中风昏迷及脑炎、脑膜炎、中毒性脑病、脑出血、败血症见上述证候者。

【临床应用】 慢加急、亚急性及慢性肝衰竭由于邪入心包所致者可用安宫牛黄丸治疗。症见身目俱黄,或迅速加深,壮热烦躁,口唇干裂,神昏谵语,面赤气粗,或有抽搐,大便秘结,小便短赤。舌质红绛,舌苔黄燥,脉洪数有力。

【用量用法】 大蜜丸,每丸重3克。一次1丸,一日1次,口服。小儿3岁以内一次1/4丸,4-6岁一次1/2丸,一日1次;或遵医嘱。

【注意事项】 ①本品为热闭神昏所设,寒闭神昏不得使用。②本品处方中含麝香,芳香走窜,有损胎气,孕妇慎用。③服药期间饮食宜清淡,忌食辛辣油腻之品,以免助火生痰。④本品处方中含朱砂、雄黄,不宜过量久服,肝肾功能不全者慎用。⑤在治疗过程中如出现肢寒畏冷,面色苍白,冷汗不止,脉微欲绝,由闭证变为脱证时,应立即停药。⑥高热神昏,中风昏迷等口服本品困难者,当鼻饲给药。⑦孕妇及哺乳期妇女、儿童、老年人使用本品应遵医嘱。⑧运动员慎用。⑨服用前应除去蜡皮、塑料球壳及玻璃纸;本品可嚼服,也可分份吞服。

3. 局方至宝丹

【药物组成】 水牛角浓缩粉、牛黄、玳瑁粉、琥珀粉、人工麝香、安息香、朱砂、雄黄、冰片。

【功能主治】 清热解毒,开窍镇惊。用于温邪入里,逆传心包引起的高热痉厥,烦躁不安,神昏谵语,小儿急热惊风。

【临床应用】 慢加急、亚急性及慢性肝衰竭由于温邪逆传心包所致者可用局方至宝丹治疗。症见神昏谵语,身热烦躁,痰盛气粗,舌绛苔黄垢腻,脉滑数。

【用量用法】 丸剂,每丸重3克,一次1丸,小儿遵医嘱,口服。

【注意事项】 ①本方芳香辛燥之品较多,有耗阴劫液之弊,故神昏谵语由阳盛阴虚所致者忌用。②孕妇慎用。③运动员慎用。

4. 甘露消毒丸

【药物组成】 滑石、茵陈、黄芩、石菖蒲、白豆蔻、川贝、木通、藿香、射干、连翘、薄荷。

【功能主治】 利湿化浊,清热解毒。用于湿温时疫、邪在气分湿热。症见发热、倦怠、胸闷、腹胀、肢酸、咽肿、身目发黄、颐肿、口渴、小便短赤或淋浊。舌苔白或厚或干黄者。

【临床应用】　慢加急性肝衰竭见邪在气分、湿热并重证者可用甘露消毒丹治疗。症见发热倦怠,胸闷腹胀,肢酸咽痛,身目发黄,颐肿口渴,小便短赤,泄泻淋浊,舌苔白或厚腻或干黄,脉濡数或滑数。

【用量用法】　水丸,每瓶装 30 克。成人一次 6～9 克,儿童 3-7 岁一次 2～3克,7 岁以上一次 3～5 克,一日 2 次,口服。

【注意事项】　①忌生冷、辛辣、油腻等饮食。②湿热并有阴虚津亏证慎用。

5. 金匮肾气丸

【药物组成】　地黄、山药、酒荬莄、茯苓、牡丹皮、泽泻、桂枝、附子(制)、牛膝(去头)、盐车前子。辅料为蜂蜜。

【功能主治】　温补肾阳,化气行水。用于肾虚水肿,腰膝酸软,小便不利,畏寒肢冷。

【临床应用】　慢加急性肝衰竭见肾阳不足证者可用金匮肾气丸治疗。症见身目俱黄、色泽晦暗,形寒肢冷,极度乏力,但欲寐,腰膝酸软,小便不利,舌质淡胖有齿痕,苔白,脉沉迟。

【用量用法】　大蜜丸,每丸重 6 克。一次 1 丸,一日 2 次,口服。

【注意事项】　①忌房欲、气恼、忌食生冷食物。②服用前应除去蜡皮,塑料球壳。③本品不可整丸吞服。④孕妇忌服。

第7章 酒精性肝病

酒精性肝病是由于长期大量饮酒导致的中毒性肝损害,包括酒精性脂肪肝、酒精性肝炎、酒精性肝纤维化和酒精性肝硬化。依据病变肝组织是否伴有炎症反应和纤维化,可分为单纯性脂肪肝、酒精性肝炎、酒精性肝纤维化和肝硬化。轻症酒精性肝病,临床表现轻微。重症酒精性肝病系指酒精性肝炎患者出现肝功能衰竭的表现,如凝血功能障碍、黄疸、肝性脑病、急性肾衰竭、上消化道出血等,常伴内毒素血症,营养不良、末梢神经炎等,易继发感染。酒精性肝硬化常有明显酒精性容貌,肝掌、蜘蛛痣、面部毛细血管扩张,以门脉高压为主要表现。此外还可出现肝外器官酒精中毒损害,如酒精性胃炎、心肌病、胰腺炎、巨幼红细胞贫血、生育障碍,可伴神经系统表现。

酒精性肝病属中医学"酒癖""酒疸""积聚""胁痛""酒臌""黄疸"和"黑疸"等范畴,病因为酒毒湿热之邪。病位在肝,与胆、脾关系密切,也与肾及三焦有关。基本病机为在禀赋不足和脾胃失健的基础上,长期过量饮酒,酒毒湿热之邪作用于人体,导致肝脾功能失调。酒性上升,其气剽悍,为大热大毒之品,易生湿热,若暴饮过度,必扰乱气血使阴阳失调,而变生疾患。过量饮酒后,酒湿痰浊聚于中焦损伤脾胃,肝失调达,气血郁滞,进而导致脾胃虚弱;湿热内蕴,熏蒸肝胆,胆汁不循常道,外溢肌肤发黄;酒湿痰浊凝聚,脉络壅塞,痰浊与气血搏结而停于胁下,形成积块;肝脾不和,肝失疏泄,痰浊瘀阻,气虚血瘀,脾失健运,肾失蒸腾,三焦气化不利,气、血、痰、水搏结为其演变过程。由于痰浊血瘀内停,本病可发展为"鼓胀""积聚""血证"等。

一、中医辨证治疗

1. 肝郁脾虚证

【表　现】　胁肋胀痛,心情抑郁不舒,乏力,纳差,脘腹痞闷,便溏,舌淡红,苔薄,脉弦细或沉细。

【治　法】　疏肝理气,健脾化湿。

【处方1】　柴苓汤(《景岳全书》)加减。

炒白术 15 克	茯苓 15 克	泽泻 10 克	柴胡 15 克
猪苓 10 克	薏苡仁 30 克	白蔻 10 克	冬瓜仁 20 克
枳椇子 10 克	黄芩 9 克	葛花 15 克	甘草 6 克

【方　解】　湿热酒毒内侵肝胆,肝失疏泄,气机郁滞,肝郁犯脾,脾失健运而成本证,治以疏肝理气,健脾化湿。方中柴胡味辛、苦,性微寒,归肝胆经,可疏肝解郁,和解表里,为方中君药。炒白术、茯苓健脾以运化水湿,使脾健水湿得化,防止肝郁乘脾,为方中臣药。黄芩泻实火,除酒毒所致湿热;薏苡仁健脾利湿;白蔻、葛花、枳椇子解酒毒;泽泻以其甘淡,直达肾与膀胱,利水渗湿;茯苓、猪苓、冬瓜仁之淡渗,增强其利水渗湿之力,甘草调和诸药。诸药合用,肝气得疏,脾运得健,诸症可消。

【加　减】　①胁肋胀痛者,加川楝子 6 克,延胡索 9 克,郁金 10 克。②性情急躁者,加香附 10 克,青皮 6 克,金铃子 6 克。③兼纳差者,加焦三仙各 15 克,砂仁(后下)6 克。

【处方2】　柴胡疏肝散(《景岳全书》)加减。

柴胡 10 克	山药 30 克	当归 12 克	茯苓 10 克
白芍 12 克	炒白术 10 克	枳壳 10 克	陈皮 10 克
香附 10 克	川芎 6 克	葛花 15 克	枳椇子 10 克
甘草 6 克			

【方　解】　湿热酒毒,侵袭肝胆,肝失疏泄,肝郁乘脾,脾失健运,而成本证。治宜疏肝理气,健脾化湿之法。方中以柴胡功善疏肝解郁,山药健脾益气,用以为君。香附理气疏肝而止痛,川芎活血行气以止痛,二药相合,助柴胡疏肝解郁,并增行气活血止痛之效,茯苓、白术健脾利湿,助山药之力,共为臣药。陈皮、枳壳理气行滞,当归、芍药养血柔肝,葛花、枳椇子解酒毒,均为佐药。甘草调和诸药,为使药。诸药相合,共奏疏肝理气健脾之功。

【加　减】　①胁下胀痛明显,加延胡索 9 克,郁金 10 克。②气郁化火,心烦口苦、口臭、尿黄者,加牡丹皮 10 克,栀子 10 克,龙胆草 6 克。③兼黄疸者,加茵陈 30克,栀子 10 克。

【处方3】　逍遥散(《太平惠民和剂局方》)合四君子汤(《太平惠民和剂局方》)加减。

柴胡 12 克	当归 10 克	白芍 10 克	茯苓 15 克
炒白术 10 克	党参 12 克	山药 15 克	葛花 15 克
生山楂 15 克	麦芽 10 克	白扁豆 10 克	甘草 6 克

【方　解】　方中柴胡疏肝解郁,使肝气得以调达,党参健脾益气,二药疏肝健脾治本,为方中君药。白芍酸苦微寒,养血敛阴,柔肝缓急,山药助党参健脾,共为臣药。当归甘辛苦温,养血和血;白术、茯苓健脾祛湿,使运化有权,气血有源;葛花解酒醒脾,山楂、麦芽消食健胃以防酒毒所伤,白扁豆健脾化湿,炙甘草益气补中,缓肝之急,诸药合用,共奏疏肝理气,健脾化湿之功。

【加　减】　①两胁胀痛明显,加川楝子6克,赤芍6克。②伴腹胀,加厚朴10克,枳壳10克。③便溏者,加苍术10克,薏苡仁30克。

【处方4】　柴芍六君子汤(《医宗金鉴》)加减。

党参12克	炒白术15克	茯苓15克	陈皮10克
姜半夏9克	柴胡12克	炒白芍10克	葛花15克
焦三仙各10克	白冬瓜10克	甘草6克	

【方　解】　酒毒入内,肝失疏泄,肝郁乘脾,脾失健运,而成本证,治以疏肝健脾利湿。方中党参、白术、茯苓、甘草为四君子汤,重在健脾益气渗湿,为脾虚的基础方;柴胡、白芍二者配伍一散一收,重在疏肝柔肝,敛阴和营;陈皮、半夏配伍降逆和胃理气;半夏性辛散温燥,入脾胃经,取其和胃降逆;陈皮性味辛温入脾胃经,善于理气;葛花、白冬瓜善解酒毒祛热;焦三仙消积滞,健脾胃,防酒毒伤脾胃。诸药合用,共奏疏肝健脾,利湿之功。

【加　减】　①水泻,加山药20克,莲子肉9克,诃子肉6克。②头晕乏力,加生黄芪20克。③恶心呕吐,加旋覆花(包煎)10克,代赭石(先煎)10克。

2. 痰湿内阻证

【表　现】　胁肋隐痛,脘腹痞闷,口黏纳差,困倦乏力,头晕恶心,便溏不爽,形体肥胖,舌淡红胖大,苔白腻,脉濡缓。

【治　法】　健脾利湿,化痰散结。

【处方1】　二陈汤(《太平惠民和剂局方》)合三仁汤(《温病条辨》)加减。

法半夏9克	陈皮10克	茯苓15克	炒白术15克
薏苡仁20克	厚朴10克	白蔻10克	海蛤粉(冲)3克
冬瓜仁10克	枳椇子15克	泽泻10克	生姜6克
甘草6克			

【方　解】　方中半夏辛温性燥,善能燥湿化痰,且又和胃降逆,为君药。陈皮既可理气行滞,又能燥湿化痰,为方中臣药。半夏、陈皮皆以陈久者良,无过燥之弊,君臣相配,相辅相成,增强燥湿化痰之力,而且体现治痰先理气,气顺则痰消之意。佐以茯苓、白术、泽泻健脾渗湿化浊以助化痰之力,健脾以绝生痰之源。厚朴行气燥湿除满,蔻仁理气宽中,又助枳椇子解酒毒;海蛤粉清热化痰;冬瓜仁润肺化

痰,开胃醒脾;加生姜,既能制半夏之毒,又能协助半夏化痰降逆、和胃止呕,均为佐药。以甘草为佐使,健脾和中,调和诸药。综合本方,结构严谨,散收相合,标本兼顾,燥湿理气祛已生之痰,健脾渗湿共绝生痰之源,兼解酒毒防伤脾胃,全方共奏燥湿化痰,理气和中之功。

【加减】　①治湿痰者,加苍术 10 克。②治热痰者,加胆星 5 克,瓜蒌 10 克。③治寒痰者,去生姜,加干姜 10 克,细辛 3 克。④治风痰眩晕者加天麻 10 克,僵蚕 6 克。⑤治食痰,加麦芽 15 克。⑥治郁痰者,加香附 10 克,青皮 6 克,郁金 10 克。

【处方 2】　导痰汤(《校注妇人良方》)加减。

清半夏 9 克	制南星 5 克	化橘红 15 克	麸炒枳实 15 克
炒白术 30 克	茯苓 15 克	冬瓜仁 15 克	泽泻 15 克
决明子 15 克	莱菔子 15 克	生姜 10 克	白扁豆 10 克
葛花 10 克	甘草 6 克		

【方　解】　嗜酒肥甘,脾胃运化失常,痰湿内阻,而成本证。治宜燥湿化痰,理气消痞。方中制南星燥湿化痰,祛风散结,枳实下气行痰,共为君药。半夏功专燥湿祛痰,橘红下气消痰,均为臣药,辅助君药加强豁痰顺气之力。冬瓜仁、泽泻淡渗利湿;决明子通便;莱菔子消食化痰;白术、茯苓健脾化湿;冬瓜仁润肺化痰,开胃醒脾;白扁豆健脾化湿;葛花解酒毒;生姜和胃,辅助臣药燥湿化痰,为佐药。甘草和中,调和诸药为使药。全方共奏燥湿化痰,行气开郁之功。气顺则痰自下降,湿浊可去,痞胀得消。

【加　减】　①湿邪偏盛,加苍术 10 克,薏苡仁 15 克,赤小豆 15 克,车前子(包煎)10 克。②痰湿化热,加竹茹 10 克,浙贝母 10 克,黄芩 10 克,黄连 6 克,瓜蒌仁 10 克。③痰湿久郁,痰瘀交阻,加当归 10 克,赤芍 10 克,川芎 6 克,桃仁 10 克,红花 10 克,丹参 10 克,泽兰 6 克。

【处方 3】　涤痰汤(《奇效良方》)合胃苓汤(《丹溪心法》)加减。

清半夏 9 克	茯苓 10 克	竹茹 10 克	制南星 5 克
枳实 10 克	苍术 10 克	厚朴 10 克	泽泻 10 克
橘红 10 克	党参 10 克	猪苓 10 克	炒白术 10 克
生山楂 15 克	生麦芽 10 克	葛花 10 克	枳椇子 10 克
甘草 6 克			

【方　解】　涤痰汤是在导痰汤的基础上加石菖蒲、竹茹、人参而成,较导痰汤有开窍扶正之功。在此取其扶正祛痰之功,而去其开窍之力。取胃苓汤健脾祛湿,利水和胃,加葛花、枳椇子解酒醒脾,山楂、麦芽消食健胃以防酒毒所伤。全方共用可以健脾祛湿,豁痰消痞解酒毒,既可以健脾祛湿除生痰之源,也可豁痰消痞除已生之痰,为标本兼治之法。

【加　减】　①痰热明显,加川贝母 10 克。②大便黏腻不爽,加川军 6 克,白头翁 10 克,秦皮 10 克。③乏力气短者,加生黄芪 30 克,党参 10 克。④若兼肝热头晕者,加苦丁茶 10 克,栀子 10 克,龙胆草 6 克。⑤血压升高伴头痛者,加生石膏(先煎)30 克。⑥失眠多梦者,加酸枣仁 30 克,首乌藤 10 克。

【处方 4】　胃苓汤(《丹溪心法》)合六君子汤(《医学正传》)加减。

苍术 20 克	厚朴 15 克	法半夏 9 克	陈皮 15 克
茯苓 20 克	泽泻 10 克	炒白术 15 克	党参 15 克
生山楂 30 克	郁金 15 克	桂枝 10 克	葛花 15 克
枳椇子 10 克	瓜蒌 10 克	甘草 6 克	

【方　解】　方中以平胃散(苍术、厚朴、陈皮、甘草)燥湿运脾、行气和胃;取五苓散(白术、泽泻、茯苓、桂枝)之义以健脾助阳、化气利水渗湿;六君子汤益气健脾、燥湿化痰,已除生痰之源,加生山楂行气消食健胃,郁金活血行气解郁,葛花、枳椇子解酒毒;瓜蒌润肺化痰散结,诸药配伍,共奏益气健脾,化痰利水之功,对于脾虚重伴痰湿饮酒者尤为适宜。

【加　减】　①痰郁化热,加胆星 5 克,竹茹 10 克。②伴有肝郁者,加香附 10 克,青皮 6 克,郁金 10 克。

【处方 5】　苍术导痰汤(《叶氏女科》)合五苓散(《伤寒论》)加减。

苍术 15 克	香附 10 克	法半夏 9 克	制南星 5 克
化橘红 15 克	枳实 6 克	茯苓 20 克	桂枝 10 克
泽泻 15 克	炒白术 20 克	猪苓 10 克	厚朴 15 克
生山楂 20 克	荷叶 30 克	甘草 6 克	

【方　解】　方用导痰汤及五苓散为基本方,取导痰汤燥湿豁痰,行气开郁之功,取五苓散健脾助阳,化气利水渗湿,加苍术燥湿健脾,加香附疏肝解郁,理气宽中,厚朴芳化苦燥,长于行气除满,且可化湿。加生山楂消食散结,荷叶化湿降脂,甘草调和诸药。诸药合用,共奏化痰祛湿,降浊健脾之功。

【加　减】　①兼有湿热者,加茵陈 15 克,黄芩 9 克,生栀子 9 克。②呕恶者,加竹茹 10 克。③肝区痛,加丝瓜络 9 克,威灵仙 10 克。④大便黏腻不爽者,加黄连 6 克,木香 10 克。

3. 湿热内蕴证

【表　现】　脘腹痞闷,胁肋胀痛,恶心欲吐,便秘或溏而不爽,困倦乏力,小便黄,口干,口苦,舌红,苔黄腻,脉弦滑。

【治　法】　清热利湿。

【处方 1】　黄连温胆汤(《六因条辨》)合三仁汤(《温病条辨》)加减。

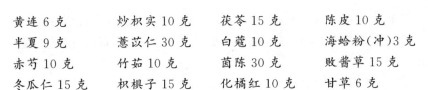

黄连 6 克	炒枳实 10 克	茯苓 15 克	陈皮 10 克
半夏 9 克	薏苡仁 30 克	白蔻 10 克	海蛤粉(冲)3 克
赤芍 10 克	竹茹 10 克	茵陈 30 克	败酱草 15 克
冬瓜仁 15 克	枳椇子 15 克	化橘红 10 克	甘草 6 克

【方　解】　湿热酒毒内蕴,损及脾胃肝胆及三焦而成本证,治以清热利湿,舒畅气机。半夏辛温升散,黄连苦寒降下,共成辛开苦降之配伍,既能清热散结,又能畅利中焦,中焦气机畅则湿热易除,为方中君药。茵陈清热利湿,为除黄疸的要药;白蔻仁芳香化湿,行气宽中,畅中焦之脾气;薏苡仁甘淡性寒,渗湿利水而健脾,使湿热从下焦而去,共为方中臣药。枳实配竹茹清热化痰降气,助君药清热调畅气机;枳实、陈皮可行脾胃气滞,茯苓、冬瓜仁健脾利湿,赤芍、败酱草清热祛瘀;化橘红、枳椇子化痰解酒毒,为方中佐药。大枣调和脾胃,为方中使药。诸药合用,三焦气机得化,酒毒得解,湿热得除,诸症自消。

【加　减】　①热甚苔黄厚者,加黄芩 9 克,黄柏 9 克,虎杖 9 克。②恶心呕吐者,加旋覆花(包煎)6 克,煅赭石(先煎)10 克。③脘腹胀闷者,加木香 10 克,大腹皮 10 克。

【处方 2】　栀子大黄汤(《金匮要略》)加减。

栀子 15 克	大黄 6 克	垂盆草 30 克	焦三仙各 10 克
枳椇子 10 克	葛花 15 克	麸炒枳实 10 克	豆豉 10 克
茯苓 10 克	甘草 6 克		

【方　解】　湿热内蕴,上熏肝胆及心,而出本证,治以清热利湿除烦。方中栀子导热从小便而出,大黄、枳实荡涤邪热,泻腑通肠胃,使热下行,瘀热从大便而出,三药使湿热从二便分消,为方中君药。豆豉清热除烦,垂盆草清热利湿解毒,枳椇子、葛花解酒毒,为方中臣药。茯苓淡渗利湿,焦三仙消食以健脾胃,以防脾胃伤而内湿生,为方中佐药。甘草清热解毒,调和诸药,为方中佐使。

【加　减】　①右胁疼痛较甚者,加柴胡 10 克,延胡索 10 克,川楝子 6 克。②刺痛者,加地鳖虫 3 克,王不留行 10 克,穿山甲(先煎)6 克。

【处方 3】　茵陈蒿汤(《伤寒论》)加减。

茵陈 30 克	大黄 6 克	栀子 10 克	白扁豆 10 克
山药 30 克	葛花 15 克	车前子(包)30 克	生薏苡仁 20 克
焦三仙各 10 克	生甘草 10 克		

【方　解】　感受湿热疫毒,湿热壅滞中焦所致。治宜清热利湿解毒。方中用茵陈为君药,本品苦泄下降,善能清热利湿,为治黄疸要药。臣以栀子清热降火,通利三焦,助茵陈引湿热酒毒从小便而去。大黄泻热逐瘀,通利大便,导瘀热从大便而下;山药、生薏苡仁、白扁豆健脾利湿,焦三仙健脾和胃、消积化滞,葛花解酒毒,

共为佐药;车前子导湿热从小便而出,既能助诸药清热利湿,又有使药的作用,为佐使药。诸药合用,利湿与泻热并进,通利二便,前后分消,湿邪得除,湿热酒毒得去,诸症自退。

【加　减】　①右胁疼痛较甚者,加郁金10克,延胡索9克,川楝子6克。②伴口干口苦者,加龙胆草6克,黄芩9克。③痰火壅实,大便秘结者,加竹沥10克,南星5克。

【处方4】　连朴饮(《霍乱论》)合五苓散(《伤寒论》)加味。

黄连9克	栀子10克	芦根15克	厚朴10克
石菖蒲10克	法半夏10克	泽泻10克	山楂15克
猪苓10克	茯苓10克	葛花20克	炒白术15克
神曲10克			

【方　解】　方中黄连清热燥湿,厚朴行气化湿,共为君药。石菖蒲芳香化湿而醒脾,半夏燥湿降逆而和胃,增强君药化湿和胃之力,是为臣药。泽泻甘淡,直达肾与膀胱,利水渗湿;茯苓、猪苓之淡渗,增强其利水渗湿之力;白术、茯苓健脾以运化水湿;栀子、芦根清热,芦根还可生津行水;葛花解酒毒;神曲健脾和胃,皆为佐药。

【加　减】　①湿热郁蒸发黄者,加茵陈30克,苍术10克,黄柏10克。②湿热内结便秘、腹胀者,加厚朴10克,枳实10克。③胁痛者,加金钱草20克,川楝子6克,郁金15克。④伴脾运不健者,加炒麦芽30克,鸡内金10克,神曲15克。

4. 痰瘀互结证

【表　现】　胁肋刺痛,乏力,纳差口黏,脘腹痞闷,胁下痞块,便溏不爽,舌胖大瘀紫,苔白腻,脉细涩。

【治　法】　健脾化痰,活血化瘀。

【处方1】　二陈汤(《太平惠民合剂局方》)合大瓜蒌散《杂病源流犀烛》、酒积丸《医学纲目》加减。

瓜蒌30克	红花15克	木香10克	枳实10克
杏仁9克	黄连9克	陈皮10克	砂仁(后下)6克
法半夏9克	茯苓15克	苍术10克	薏苡仁15克
白蔻10克	冬瓜仁15克	枳椇子10克	甘草6克

【方　解】　湿热酒毒侵及肝胆脾胃,肝气不适,脾失健运,助湿生痰,气血运行不畅,而成本证,治以健脾化痰,活血化瘀。方中瓜蒌甘、微苦,寒,清热化痰,宽胸散结;红花辛温,活血祛瘀,利水,二药共为方中君药,以清热化痰,活血化瘀。半夏

辛温性燥,善能燥湿化痰,且又和胃降逆;陈皮既可理气行滞,又能燥湿化痰,两者相配,可相辅相成,增强燥湿化痰之力;茯苓、薏苡仁健脾渗湿,渗湿以助化痰之力,健脾以杜生痰之源,共为方中臣药。黄连苦寒降下,与半夏辛温升散相配,共成辛开苦降之配伍,既能清热散结,又能畅利中焦,中焦气机畅则痰易除;枳实破气消积,化痰散痞;木香、砂仁、杏仁行气和胃醒脾,杏仁还可消痰;苍术、白蔻仁、薏苡仁、冬瓜仁健脾利湿,枳椇子解酒毒,为方中佐药。以甘草为使,健脾和中,调和诸药。

【加　减】　①膈下有瘀块者,加鳖甲 30 克,穿山甲 5 克,三棱 9 克,莪术 9 克。②痛甚者加延胡索 9 克。③瘀热内结,口干不欲饮可加牡丹皮 10 克,芦根 15 克。④大便干燥者,加大黄 10 克。

【处方 2】　消瘰丸(《医学衷中参西录》)加减。

生牡蛎(先煎)30 克	生黄芪 12 克	三棱 6 克	莪术 6 克
龙胆草 6 克	玄参 9 克	浙贝母 10 克	香附 10 克
郁金 10 克	鸡内金 10 克	山楂 10 克	葛花 20 克

【方　解】　湿热酒毒伤及脾胃肝胆,痰瘀互结,而成本证。治以健脾化痰,活血化瘀散结。方中生牡蛎咸寒,玄参苦咸寒,两者合用可以清热凉血,消痰软坚,共为方中君药。此证之根在肝胆,三棱、莪术善破血逐瘀,开至坚之结,且三棱、莪术善理肝胆之郁,黄芪益中健脾,脾健则痰消。恐脾胃弱者,久服有碍,故用黄芪、三棱、莪术以开胃健脾,使脾胃强壮,自能运化药力,以达病所,三药共为方中臣药。浙贝母化痰散结;乳香、没药以通气活血,使气血毫无滞碍,痰瘀易消散也;而犹恐少阳之火炽盛,加胆草直入肝胆以泻之;生山楂、鸡内金消食化积,山楂亦能行气散瘀;郁金入血则散瘀,入气则疏肝,香附为气病之总司,故两者相配,既取郁金利血中之气,也取香附行气中之血,两者合为疏肝活血行气;葛花解酒毒。诸药合用,共奏健脾化痰,活血化瘀的作用。

【加　减】　①右胁疼痛较甚者,加延胡索 9 克,川楝子 6 克。②若胁下积块者,加鳖甲(先煎)15 克,龟甲(先煎)15 克。③纳差明显,去生山楂,加焦三仙各 10 克,砂仁(后下)6 克。

【处方 3】　化积丸(《杂病源流犀烛》)加减。

三棱 9 克	莪术 9 克	木香 10 克	青皮 6 克
陈皮 10 克	香附 10 克	枳实 10 克	厚朴 10 克
神曲 10 克	山楂 30 克	麦芽 10 克	砂仁(后下)6 克
胆南星 5 克	法半夏 9 克	莱菔子 15 克	桃仁 10 克
甘草 6 克			

【方　解】　方中半夏辛温性燥,善能燥湿化痰,且又和胃降逆;陈皮既可理气行滞,又能燥湿化痰,两者相配,可相辅相成,增强燥湿化痰之力;三棱、莪术善破血逐瘀,开至坚之结,且三棱、莪术善理肝胆之郁,四药共用,化痰消瘀,为方中君药。胆南星,味苦性凉,可清火化痰;桃仁,活血化瘀,助君药化痰消瘀,为方中臣药。青皮,味苦、辛性温,归肝、胆、胃经,可疏肝破气,消积化滞;枳实、莱菔子、厚朴破气消积除胀,燥湿化痰散痞;木香、砂仁行气健脾和胃;山楂、神曲、麦芽消食化积,山楂亦能行气散瘀。甘草调和诸药,为方中使药。诸药合用,痰可祛,瘀可除,诸症可消。

【加　减】　①乏力明显,加黄芪30克,党参10克。②口苦、口黏者,加龙胆草6克,黄柏6克,栀子6克。③黄疸者,加茵陈30克,栀子10克,大黄(后下)6克。④体弱者,去三棱、莪术,改为丹参10克,赤芍10克,红花6克。⑤胁痛者,加醋柴胡10克,延胡索10克,川楝子6克。⑥肝大者,加炙鳖甲(先煎)15克,昆布6克。⑦咯吐痰涎者,加瓜蒌15克。⑧体胖湿盛者,加苍术10克,炒白术10克,茯苓15克,生薏苡仁20克。

【处方4】　导痰汤(《校注妇人良方》)合复元活血汤(《医学发明》)加减。

清半夏9克	制南星5克	化橘红15克	麸炒枳实15克
炒白术30克	茯苓15克	葛花10克	桃仁15克
柴胡15克	瓜蒌根9克	红花6克	当归10克
穿山甲(先煎)6克	甘草6克		

【方　解】　嗜酒肥甘,痰瘀互结,而成本证。方中制南星燥湿化痰,祛风散结;枳实下气行痰;柴胡疏肝行气,并可引诸药入肝经;桃仁活血祛瘀,四药合用,化痰消瘀,引药直达病所,共为君药;半夏功专燥湿祛痰,橘红下气消痰,辅助君药加强豁痰顺气之力;红花活血化瘀;当归补血活血,助君药活血之力,四药共为臣药。白术、茯苓健脾化湿,以杜生痰之源;穿山甲破瘀通络,消肿散结;瓜蒌根既能入血分助诸药而消瘀散结,又可清热润燥;葛花解酒毒,共为佐药。甘草和中,调和诸药为佐使药。

【加　减】　①瘀重而痛甚者,加乳香6克,没药6克,延胡索9克。②气滞重而痛甚者,加川芎6克,香附10克,郁金10克,青皮6克。

5. 肝肾不足证

【表　现】　胁肋隐痛,胁下痞块,腰膝酸软,目涩,头晕耳鸣,失眠,午后潮热,盗汗,男子遗精或女子月经不调,舌质紫暗,脉细或细数。

【治　法】　滋肝益肾,化瘀软坚。

【处方1】　一贯煎(《续名医类案》)合膈下逐瘀汤(《医林改错》)加减。

生地黄 30 克	当归 10 克	沙参 10 克	麦冬 10 克
川楝子 6 克	桃仁 9 克	牡丹皮 10 克	赤芍 15 克
乌药 6 克	延胡索 9 克	红花 10 克	山药 30 克
薏苡仁 20 克	枳椇子 15 克	枸杞子 10 克	川芎 6 克
甘草 6 克			

【方　解】　酒毒湿热之邪日久损伤肝肾,致肝肾不足,而成本证,治以滋肝益肾,兼化瘀软坚。方中重用生地黄滋阴养血、补益肝肾为君,内寓滋水涵木之意。当归、枸杞子养血滋阴柔肝;北沙参、麦冬滋养肺胃,养阴生津,意在佐金平木,扶土制木,四药共为臣药。桃仁、红花破血逐瘀,以消积块;配乌药、延胡索行气止痛;尤其川芎不仅养血活血,更能行血中之气,增强逐瘀之力;川芎、赤芍配当归养血活血,与逐瘀药同用,可使瘀血祛而不伤阴血;牡丹皮清热凉血,活血化瘀;山药、薏苡仁健脾利湿;枳椇子解酒毒;少量川楝子,疏肝泄热,理气止痛,复其条达之性。该药性虽苦寒,但与大量甘寒滋阴养血药相配伍,则无苦燥伤阴之弊,均为佐药。甘草调和诸药,为使药。诸药合用,使肝肾得养,气血得畅,酒毒得解,则诸症可消。

【加　减】　①胁痛明显者,加香附 10 克,郁金 10 克。②胁下积块,加醋鳖甲(先煎)15 克,穿山甲(先煎)6 克。③午后潮热,加地骨皮 10 克,青蒿 10 克。

【处方 2】　滋水清肝饮(《医宗己任编》)加减。

熟地黄 20 克	山茱萸 15 克	山药 15 克	茯苓 10 克
泽泻 10 克	牡丹皮 10 克	当归 10 克	柴胡 10 克
白芍 20 克	栀子 10 克	酸枣仁 15 克	枳椇子 10 克
冬瓜仁 10 克	桃仁 9 克	红花 10 克	赤芍 15 克
甘草 6 克			

【方　解】　方中熟地黄滋肾养阴,填补肾精,柴胡疏肝解郁,条达肝气,两药共奏补肾疏肝之功,为方中君药;山药、山茱萸助熟地黄补肾、滋肾之力;当归、白芍养肝血、柔肝阴,为方中臣药。茯苓、泽泻、冬瓜仁淡渗脾湿,共泻肾浊,并助山药之健运;牡丹皮为阴虚之虚火所设,是去血中伏火之良药,栀子清泄虚热,制山茱萸之温涩;酸枣仁养心安神;桃仁、红花、赤芍活血化瘀,已除内停之瘀血,枳椇子以清内蕴之酒毒,为方中佐药。甘草调和诸药,为方中使药。诸药并用,有补有泻,可化瘀、解酒毒,相辅相成,从组方可伺"肝肾同治"之意。

【加　减】　①伴低热、口干、舌绛少津者,加石斛 10 克,玄参 10 克,芦根 10克。②腹胀甚者,加枳壳 10 克,大腹皮 15 克。③兼有潮热、烦躁者,加地骨皮 10克,白薇 10 克。

【处方 3】　六味地黄汤(《小儿药证直诀》)合膈下逐瘀汤(《医林改错》)加减。

熟地黄 20 克	山萸肉 10 克	牡丹皮 10 克	山药 15 克
泽泻 10 克	茯苓 10 克	桃仁 10 克	赤芍 15 克
乌药 6 克	延胡索 10 克	当归 15 克	川芎 6 克
红花 10 克	枳壳 10 克	香附 10 克	葛花 15 克
白扁豆 10 克	甘草 6 克		

【方　解】　方中熟地黄滋肾填精,山药补脾固精,山萸肉养肝涩精,肝脾肾三脏同补,为方中君药。泽泻清泻肾火,并防熟地黄之滋腻;茯苓淡渗脾湿,以助山药之健运,牡丹皮清泄肝火,并制山萸肉之温,为方中臣药。当归、川芎、赤芍养血活血,与逐瘀药桃仁、红花同用,可使瘀血祛而不伤阴血;配香附、乌药、枳壳、延胡索行气止痛;尤其川芎不仅养血活血,更能行血中之气,增强逐瘀之力;葛花、白扁豆解酒毒,白扁豆亦能健脾化湿,为方中佐药。甘草调和诸药。

【加　减】　①兼胁肋隐痛者,加郁金 10 克,川楝子 6 克。②如舌暗,小便短少者,加丹参 10 克,益母草 10 克,泽兰 10 克。③兼齿鼻衄血者,加白茅根 10 克,仙鹤草 15 克。

【处方 4】　一贯煎(《续名医类案》)合六味地黄丸(《小儿药证直诀》)加减。

生地黄 20 克	枸杞子 15 克	沙参 10 克	麦冬 15 克
当归 15 克	白扁豆 10 克	山药 20 克	川楝子 6 克
茯苓 15 克	山茱萸 15 克	泽泻 10 克	葛花 30 克
赤芍 15 克	莪术 6 克	郁金 6 克	甘草 6 克

【方　解】　方中重用生地黄滋阴养血、补益肝肾为君。山药补脾固精,山萸肉养肝涩精,助生地肝脾肾三脏同补,为方中臣药。当归、枸杞子养血滋阴柔肝;北沙参、麦冬滋养肺胃,养阴生津,意在佐金平木,扶土制木;泽泻清泻肾火;茯苓淡渗脾湿,以助山药之健运;赤芍、莪术破血逐瘀,配当归养血可防伤及阴血;葛花、白扁豆解酒毒,健脾;少量川楝子、郁金,疏肝泄热,活血理气止痛,复其条达之性,二药性虽苦寒,但与大量甘寒滋阴养血药相配伍,则无苦燥伤阴之弊,均为佐药。甘草调和诸药,为使药。诸药合用,使肝肾之阴得补,瘀血得化,酒毒得解,诸症可消。

【加　减】　①腰膝酸软者,加川断 10 克,寄生 10 克,牛膝 10 克。②两胁隐痛者,加醋柴胡 10 克,延胡索 10 克。③头晕目眩者,加菊花 10 克,钩藤(后下)10 克。

6. 瘀血内结证

【表　现】　胁肋胀痛,胁下积块渐大,按之较韧,饮食减少,体倦乏力,面暗无华,女子或见经闭不行,舌质紫暗,或见瘀点瘀斑,脉弦滑或细涩。

【治　法】　健脾化瘀,软坚散结。

【处方 1】　膈下逐瘀汤(《医林改错》)加减。

桃仁 10 克	牡丹皮 10 克	赤芍 30 克	乌药 6 克
延胡索 10 克	当归 15 克	川芎 6 克	红花 10 克
枳壳 10 克	香附 10 克	山药 30 克	土鳖虫 5 克
黄芪 15 克	薏苡仁 15 克	葛花 15 克	枳椇子 10 克
甘草 6 克			

【方　解】　湿热酒毒伤人日久,煎熬津液,气血运行不畅,结于胁下,而成本证。治以化瘀软坚散结,兼健脾。方中桃仁、红花、土鳖虫破血逐瘀,以消积块;山药、黄芪健脾补中,使气血生化有源,新血生;薏苡仁健脾利湿;当归、川芎、赤芍养血活血,与逐瘀药同用,可使瘀血祛而不伤阴血;牡丹皮清热凉血,活血化瘀;配香附、乌药、枳壳、延胡索行气止痛;尤其川芎不仅养血活血,更能行血中之气,增强逐瘀之力;葛花、枳椇子解酒毒,防酒毒伤肝;甘草调和诸药。诸药合用,新血生,瘀血祛,积得化,症可消。

【加　减】　①积块明显,加鳖甲(先煎)15 克,龟甲(先煎)10 克。②胁肋刺痛明显,改延胡索 15 克,加郁金 10 克,莪术 9 克。③疲乏明显,改黄芪 30 克,加红景天 15 克,党参 15 克。

【处方 2】　桃红四物汤(《医宗金鉴》)加减。

熟地黄 15 克	当归 15 克	川芎 10 克	白芍 10 克
桃仁 9 克	红花 15 克	赤芍 30 克	三棱 6 克
莪术 6 克	黄芪 30 克	党参 10 克	白扁豆 15 克
茯苓 10 克	葛花 10 克	甘草 6 克	

【方　解】　方中以强劲的破血之品桃仁、红花、三棱、莪术为主,力主活血化瘀消积块;以甘温之熟地黄、当归滋阴补肝养血;白芍养血和营,以增补血之力;赤芍清热凉血,散瘀止痛;川芎活血行气、调畅气血,以助活血之功;黄芪、党参、茯苓健脾补中,脾旺则气血充足;葛花、白扁豆解酒毒,兼健脾;甘草调和诸药。全方配伍得当,使瘀血祛、新血生、气机畅,诸症得解。

【加　减】　①瘀痛入络者,加全蝎 3 克,穿山甲(先煎)6 克,地龙 10 克。②兼两胁胀痛者,加川楝子 6 克,香附 10 克,青皮 6 克。③血瘀经闭、痛经者,加香附 10 克,益母草 15 克,泽兰 9 克。

【处方 3】　血府逐瘀汤(《医林改错》)

当归 15 克	生地黄 12 克	桃仁 9 克	红花 15 克
枳壳 6 克	赤芍 30 克	柴胡 12 克	川芎 6 克
牛膝 10 克	鳖甲(先煎)10 克	穿山甲(先煎)6 克	山药 30 克
葛花 10 克	枳椇子 10 克	鸡内金 15 克	甘草 6 克

【方　解】　方中桃仁破血行滞而润燥,红花活血祛瘀以止痛,共为君药。赤

芍、川芎助君药活血祛瘀;牛膝活血通经,祛瘀止痛,引血下行,共为臣药。生地黄、当归养血益阴,清热活血;枳壳,破气消积;鳖甲、穿山甲活血软坚散结;山药、鸡内金益气健脾消食,以使气血生化有源;柴胡疏肝解郁,升达清阳,与枳壳同用,尤善理气行滞,使气行则血行;葛花、枳椇子解酒毒,以上均为佐药。甘草调和诸药,为使药。诸药合用,可以起到活血软坚散结,兼健脾胃之用。

【加　减】　①体倦乏力者,加黄芪15克,党参10克,红景天15克。②胁下有痞块,加䗪虫5克,水蛭粉(冲)3克。③黄疸者,加茵陈30克,大黄3克,栀子10克。

【处方4】　自拟方加减。

水红花子30克	黄芪30克	泽兰10克	鸡内金10克
郁金10克	丹参10克	赤芍15克	山药30克
穿山甲(先煎)6克	白蔻10克	冬瓜仁15克	薏苡仁15克
甘草6克			

【方　解】　方中水红花子健脾利湿,消瘀破积,为方中君药。穿山甲助水红花子活血通经;赤芍清热凉血,散瘀止痛,二药共助君药活血化瘀消积,为方中臣药。泽兰活血调经祛瘀;黄芪、山药益气健脾和中;薏苡仁、白蔻、冬瓜仁利湿;鸡内金宽中健脾,消酒积;丹参、郁金理气止痛、活血化瘀,共为佐药。甘草调和诸药,为使药。诸药合用,活血与健脾并用,攻补兼施,祛瘀而伤正,扶正而不留邪,诸症可消。

【加　减】　①积块明显者,加三棱9克,莪术9克,土鳖虫3克。②小便不利者,加茯苓30克,猪苓10克。③大便溏泄者,加炒白术15克,党参15克。

二、中成药治疗

 1. 柴胡舒肝丸

【药物组成】　茯苓、麸炒枳壳、豆蔻、酒白芍、甘草、醋香附、陈皮、桔梗、姜厚朴、炒山楂、防风、六神曲(炒)、柴胡、黄芩、薄荷、紫苏梗、木香、炒槟榔、醋三棱、酒大黄、青皮(炒)、当归、姜半夏、乌药、醋莪术。辅料为蜂蜜。

【功能主治】　舒肝理气,消胀止痛。用于肝气不舒,胸胁痞闷,食滞不清,呕吐酸水。

【临床应用】　酒精性肝病由于肝气不舒所致者可用柴胡舒肝丸治疗。症见胁肋胀痛,心情抑郁不舒,胸胁痞闷,食滞不清,呕吐酸水,舌淡红,苔薄,脉弦细或沉细。

【用量用法】　大蜜丸,每丸重10克,一次1丸,一日2次,口服。

【注意事项】　①忌生冷及油腻难消化的食物。②服药期间要保持情绪乐观,切忌生气恼怒。

2. 逍遥丸

【药物组成】　柴胡、当归、白芍、白术(炒)、茯苓、薄荷、生姜、甘草(蜜炙)。辅料为:饴糖。

【功能主治】　疏肝健脾,养血调经。用于肝气不舒所致月经不调,胸胁胀痛,头晕目眩,食欲减退。

【临床应用】　酒精性肝病见肝气不舒证者可用逍遥丸治疗。症见两胁胀痛,情绪低落,闷闷不乐,喜叹息,嗳气频繁,月经周期紊乱,经前烦躁易怒,乳房胀痛,头晕目眩,口苦咽干,胃脘胀痛,食后加重,食欲减退,苔白腻,脉弦滑或弦细。

【用量用法】　浓缩丸,每 8 丸相当于原药材 3 克。一次 8 丸,一日 3 次,口服。

【注意事项】　①忌食寒凉、生冷食物。②孕妇服用时请向医师咨询。③感冒时不宜服用本药。④月经过多者不宜服用本药。

3. 双虎清肝颗粒

【药物组成】　金银花、虎杖、黄连、白花蛇舌草、蒲公英、丹参、野菊花、紫花地丁、法半夏、甘草、瓜蒌、麸炒枳实。

【功能主治】　清热利湿,化痰宽中,理气活血。用于湿热内蕴所致的胃脘痞闷,口干不欲饮,恶心厌油,食少纳差,胁肋隐痛,腹部胀满,大便黏滞不爽或臭秽,或身目发黄,舌质暗,边红,舌苔厚腻或黄腻,脉弦滑或弦数者;慢性乙型肝炎见有上述证候者。

【临床应用】　酒精性肝病由于湿热内蕴、湿热并重所致者可用双虎清肝颗粒治疗。症见胃部堵闷,口干不喜饮,恶心厌油,食少纳差,两胁隐痛,腹部胀满,大便黏滞不爽或臭秽,或身目发黄,舌暗边红,苔厚腻或黄腻,脉弦滑或弦数。

【用量用法】　颗粒剂,每袋装 12 克。一次 2 袋,一日 2 次,口服。或遵医嘱。

【注意事项】　①脾虚便溏者慎用。②忌烟酒及辛辣油腻食物。

4. 中华肝灵胶囊

【药物组成】　柴胡(醋制)、糖参、厚朴(姜制)、三七、当归、木香、香附(醋制)、川芎、鳖甲(醋制)、郁金、青皮(醋制)、枳实(麸炒)。

【功能主治】　舒肝健脾,理气止痛,活血化瘀,软坚散结。用于肝郁气滞血阻,积聚不消,两胁胀痛,食少便溏,舌有瘀斑,脉沉涩无力者。

【临床应用】　酒精性肝病因肝郁气滞血阻所致者可用中华肝灵胶囊治疗。症见两胁胀痛或刺痛,食少便溏,舌有瘀斑,脉沉涩无力者。

【用量用法】　胶囊,每粒 0.3 克,一次 7～8 粒,一日 3 次,口服。

【注意事项】 尚不明确。

 5. 葛灵胶囊

【药物组成】 葛根、枸杞子、灵芝、菊花、淀粉。

【功能主治】 对化学性肝损伤有辅助保护功能。

【临床应用】 酒精性肝病由于肝阴不足酒毒内蕴所致者可用葛灵胶囊辅助治疗。症见疲乏,胁肋隐痛,口干,舌红,苔少,脉弦细。

【用量用法】 胶囊剂,每粒装 0.35 克。一次 3 粒,一日 2 次,口服。

【注意事项】 本品不能代替药物。

 6. 藏茵陈胶囊

【药物组成】 藏茵陈。

【功能主治】 清热解毒,舒肝利胆,退黄。用于急慢性肝炎、慢性胆囊炎。

【临床应用】 酒精性肝病由于肝胆湿热所致者可用藏茵陈胶囊治疗。症见胁肋疼痛,身目黄染,口干口苦,小便黄,大便黏滞,舌红苔黄腻,脉弦滑。

【用量用法】 胶囊剂,每粒装 0.35 克。一次 2～3 粒,一日 3 次,口服。

【注意事项】 忌生冷、油腻食物。

第8章 非酒精性脂肪性肝病

非酒精性脂肪性肝病是指除外酒精和其他明确的损肝因素所致的,病变主体在肝小叶的,以弥漫性肝细胞大泡性脂肪变性和脂肪贮积为病理特征的临床病理综合征,包括非酒精性单纯性脂肪肝、非酒精性脂肪性肝炎和非酒精性脂肪性肝硬化三种主要类型。非酒精性脂肪肝病与代谢综合征的关系密切,后者以胰岛素抵抗为中心环节,同时伴有高血糖、高血压、肥胖、高甘油三酯和低高密度脂蛋白等多种代谢异常的综合征。绝大多数脂肪肝患者无任何症状。乏力可能是最常见的症状,部分患者自觉有右上腹轻度不适或胀痛等非特异症状。严重脂肪肝可出现瘙痒、食欲缺乏、恶心、呕吐等症状。进展到失代偿期的肝硬化的患者,可以出现黄疸、腹水、食管胃底静脉破裂出血、肝性脑病的症状。

非酒精性脂肪肝病属中医学"肝癖""胁痛""积证"的范畴,病因多为饮食不节、劳逸失度、情志失调、久病体虚、禀赋不足。病位在肝,涉及脾、胃、肾等脏腑,证属本虚标实,脾肾亏虚为本,痰浊血瘀为标。其病理基础与痰、湿、浊、瘀、热等有关。其基本病机是脾胃运化失常,痰湿瘀滞于肝,肝失条达疏泄。饮食不节,劳逸失度,伤及脾胃,脾失健运,或情志失调,肝气郁结,肝气犯脾,脾失健运,或久病体虚,脾胃虚弱,脾失健运,导致湿浊内停;湿邪日久,郁而化热,而出现湿热内蕴;禀赋不足或久病及肾,肾精亏损,气化失司,痰浊不化,痰浊内结,阻滞气机,气滞血瘀,瘀血内停,阻滞脉络,最终导致痰瘀互结。由于痰湿瘀滞,本病可发展为"积聚""鼓胀"等病。

一、中医辨证治疗

1. 湿浊内停证

【表　现】　右胁肋不适或胀闷,形体肥胖,周身困重,倦怠乏力,胸脘痞闷,头晕恶心,食欲缺乏,舌淡红,苔白腻,脉弦滑。

【治　法】　祛湿化痰泄浊。

【处方1】 胃苓汤(《丹溪心法》)加减。

陈皮 12 克	厚朴 10 克	苍术 10 克	白术 10 克
猪苓 10 克	茯苓 10 克	桂枝 10 克	泽泻 15 克
荷叶 15 克	瓜蒌 10 克	炙甘草 6 克	

【方　解】 胃苓汤为平胃散加五苓散所组成。方中以平胃散(苍术、厚朴、陈皮、甘草)燥湿运脾、行气和胃;取五苓散(白术、泽泻、猪苓、茯苓、桂枝)之义以健脾助阳、化气利水渗湿;加荷叶化湿泄浊,瓜蒌化痰消痰浊,诸药合用,脾健痰消浊祛,诸症得解。

【加　减】 ①湿热偏盛者,加茵陈 10 克,黄连 3 克。②潮热烦躁者,加银柴胡 9 克,地骨皮 9 克,牡丹皮 9 克。③肝区痛甚者,可加郁金 10 克,延胡索 10 克。④乏力气短者,加黄芪 15 克,太子参 10 克。⑤食少纳呆者,加山楂 10 克,鸡内金 10 克,炒谷麦芽各 10 克。

【处方2】 平胃散(《简要济众方》)合二陈汤(《太平惠民和剂局方》)加减。

法半夏 9 克	苍术 10 克	陈皮 10 克	茯苓 10 克
厚朴 10 克	泽泻 10 克	白术 10 克	海蛤粉(冲)3 克
生山楂 15 克	荷叶 15 克		

【方　解】 方中半夏辛温性燥,善能燥湿化痰,且又和胃降逆,苍术辛香苦温,入中焦能燥湿健脾,使湿去则脾运有权,脾健则湿邪得化,共为方中君药。湿邪阻碍气机,且气行则湿化,故方中臣以厚朴,本品芳化苦燥,长于行气除满,且可化湿。与苍术相伍,行气以除湿,燥湿以运脾,使滞气得行,湿浊得去。陈皮既可理气行滞,又能燥湿化痰,以助苍术、半夏之力,与厚朴共为方中臣药。佐以茯苓、白术、泽泻健脾渗湿化浊以助化痰之力,健脾以杜生痰之源;生山楂、荷叶化浊降脂;海蛤粉清热化痰,共为方中佐药。诸药合用,共奏健脾化痰,化湿泄浊之功。

【加　减】 ①有湿热之象者,加黄连 6 克,黄芩 10 克。②有寒湿之象者,加干姜 10 克,草豆蔻 10 克。③口干、舌红少津者,加葛根 10 克,玄参 10 克,石斛 10 克。

【处方3】 三子养亲汤(《皆效方》)合四逆散(《伤寒论》)加减。

柴胡 10 克	紫苏子 15 克	莱菔子 15 克	白芥子 6 克
白芍 10 克	炒枳实 10 克	生山楂 15 克	清半夏 9 克
甘草 6 克	荷叶 10 克	化橘红 10 克	

【方　解】 方中柴胡入肝胆经,升发阳气,疏肝解郁,透邪外出。白芍敛阴养血柔肝为臣,与柴胡合用,以补养肝血,条达肝气,可使柴胡升散而无耗伤阴血之弊。枳实理气解郁,泄热破结,与白芍相配,又能理气和血,使气血调和。枳实与柴

胡配伍,一升一降,加强舒畅气机之功,并奏升清降浊之效。甘草,调和诸药,益脾和中,取四逆散透邪解郁,疏肝理脾,肝疏则郁减,脾健则痰消。又取三子养亲汤之义,白芥子善开滞消痰,消痰癖疝痞,除胀满极速。因其味厚气轻,故开导虽速而不甚耗气,能除胁肋皮膜之痰,善调五脏,亦熨散恶气;苏子降气化痰;莱菔子消食导滞,下气祛痰。四逆散疏肝健脾以扶正,三子养亲汤化痰降气以祛邪,加生山楂消食散结,清半夏、化橘红燥湿化痰,消痞散结,荷叶祛湿泄浊,诸药共奏疏肝健脾,化痰消痞之功。

【加　减】　①气郁甚者,加香附 10 克,郁金 10 克。②有热者,加栀子 10 克,知母 10 克。

【处方 4】　导痰汤(《校注妇人良方》)合泽泻汤(《金匮要略·痰饮咳嗽病》)加减。

制南星 5 克	法半夏 9 克	化橘红 15 克	麸炒枳实 15 克
茯苓 15 克	泽泻 20 克	炒白术 30 克	莱菔子 15 克
厚朴 15 克	生姜 10 克	甘草 6 克	

【方　解】　方中制南星燥湿化痰,祛风散结,枳实下气行痰,共为君药;半夏功专燥湿祛痰,化橘红下气消痰,均为臣药,辅助君药加强豁痰顺气之力。泽泻淡渗利湿;莱菔子消食化痰;白术、茯苓健脾化湿;生姜和胃,辅助臣药燥湿化痰,为佐药,甘草和中,调和诸药为使药。全方共奏燥湿化痰,行气开郁之功。气顺则痰可降,浊可消。

【加　减】　①脘腹胀满者,加姜厚朴 10 克。②头身困重者,加苍术 10 克,薏苡仁 30 克。③大便干燥者,或不干燥而数日一行者,加生大黄(后下)6 克。④夹有食积者,加神曲 10 克,麦芽 10 克。

2. 肝郁脾虚证

【表　现】　右胁肋胀满或走窜作痛,每因烦恼郁怒诱发,腹胀便溏,腹痛欲泻,倦怠乏力,抑郁烦闷,时欲太息,舌淡边有齿痕,苔薄白或腻,脉弦或弦细。

【治　法】　疏肝健脾。

【处方 1】　逍遥散(《太平惠民和剂局方》)加减。

柴胡 12 克	炒白术 15 克	白芍 10 克	当归 10 克
茯苓 15 克	荷叶 10 克	郁金 10 克	生山楂 10 克
薄荷(后下)6 克	生姜 6 克	生甘草 6 克	

【方　解】　脾胃运化失常,痰湿阻滞于肝,肝失条达疏泄,而成本证,治以疏肝健脾。方中柴胡疏肝解郁,使肝气得以调达,为君药;当归甘辛苦温,养血和血;白芍酸苦微寒,养血敛阴,柔肝缓急,为臣药。白术、茯苓健脾去湿,使运化有权,气血

有源;荷叶祛湿泄浊;生山楂行气消食健胃;郁金活血行气解郁;炙甘草益气补中,缓肝之急,为佐药。用法中加入薄荷少许,疏散郁遏之气,透达肝经郁热;生姜温胃和中,为使药。诸药共奏疏肝健脾之功。

【加　减】　①两胁刺痛者,加赤芍10克,丹参9克。②气短乏力者,加生黄芪10克,党参12克。③腹胀者,加厚朴10克,莱菔子15克。

【处方2】　柴胡疏肝散(《景岳全书》)合参苓白术散(《太平惠民合剂局方》)加减。

醋柴胡10克	当归10克	炒白芍12克	枳壳10克
川芎6克	制香附10克	郁金10克	党参12克
炒白术10克	茯苓15克	薏苡仁15克	生山楂15克
荷叶15克	山药15克	甘草6克	

【方　解】　方中柴胡功善疏肝解郁,党参、白术益气健脾,共奏疏肝健脾之功,为方中君药。香附理气疏肝而止痛,川芎活血行气以止痛,二药相合,助柴胡以解肝经之郁滞,并增行气活血止痛之效;山药、茯苓健脾渗湿,助党参、白术之力,四药共为臣药。枳壳、郁金理气行滞,郁金兼活血止痛;当归、白芍、甘草养血柔肝,缓急止痛;薏苡仁健脾渗湿;生山楂、荷叶消食积、散瘀血、祛湿泄浊,均为佐药。甘草调和诸药,为使药。诸药相合,共奏疏肝健脾之功,并兼除湿浊、瘀血之标。

【加　减】　①痛经者,加茜草10克,益母草10克。②纳呆者,加焦三仙各10克,砂仁(后下)6克。

【处方3】　小柴胡汤(《伤寒论》)合四君子汤(《太平惠民和剂局方》)加减。

柴胡10克	黄芩10克	法半夏9克	党参12克
白芍12克	茯苓10克	炒白术15克	枳壳10克
荷叶15克	郁金10克	陈皮10克	泽泻10克
甘草6克			

【方　解】　方中柴胡苦平升散,入肝胆经,疏肝解郁,条达肝气;党参甘温益气,健脾养胃,二药同用,疏肝健脾为君。黄芩苦降泄,配柴胡之升散,和解肝胆;白术苦温,健脾燥湿,加强益气助运之力,二药共为臣药。半夏和胃降逆;茯苓、泽泻、荷叶健脾利湿泄浊;白芍养阴柔肝;枳壳、陈皮理气健脾化痰;郁金行气解郁,活血止痛,为方中佐药。甘草益气和中,调和诸药,为使药。诸药合用,共奏疏肝健脾之功,兼消痰浊。

【加　减】　①两胁胀痛明显者,加香附10克,延胡索10克,青皮9克。②大便溏泄者,加山药30克,薏苡仁15克。③纳差者,加焦三仙各15克,砂仁(后下)6克。

【处方 4】　四逆散(《伤寒论》)合归芍六君子汤(《笔花医镜》)加减。

柴胡 12 克	白芍 10 克	枳实 10 克	当归 10 克
化橘红 10 克	党参 10 克	茯苓 10 克	炒白术 10 克
清半夏 9 克	荷叶 10 克	泽泻 10 克	炙甘草 6 克

【方　解】　方中柴胡疏肝解郁,条达肝气;党参健脾养胃,二药同用,疏肝健脾为君。白芍养血敛阴,与柴胡相配,一升一敛,使郁透解而不伤阴;白术健脾燥湿,加强党参益气助运之力,二药共为臣药。枳实行气散结,增强舒畅气机之功;茯苓、半夏、化橘红燥湿化痰;当归、白术养血和血,护营敛液,使瘀血痰湿得去,新血得生且有所归,使燥湿之药祛邪而不伤正;荷叶、泽泻健脾利湿泄浊,均为佐药。炙甘草缓急和中,又能调和诸药为使药。诸药合用,疏肝健脾使正气得扶,化痰祛湿使邪气得祛,诸症得解。

【加　减】　①兼黄疸者,加茵陈 30 克,栀子 10 克。②兼舌暗红者,加丹参 10克,三七粉(冲)3 克。③大便溏者,去枳实,加山药 30 克,薏苡仁 15 克。

3. 湿热蕴结证

【表　现】　右胁肋胀痛,口黏或口干口苦,胸脘痞满,周身困重,食少纳呆,舌质红,苔黄腻,脉濡数或滑数。

【治　法】　清热化湿。

【处方 1】　三仁汤(《医方考》)合茵陈五苓散(《金匮要略》)加减。

杏仁 9 克	白蔻仁 10 克	生薏苡仁 30 克	厚朴 10 克
通草 3 克	滑石 10 克	清半夏 9 克	茵陈 30 克
茯苓 30 克	猪苓 10 克	泽泻 10 克	炒白术 15 克
金钱草 15 克	淡竹叶 10 克	生甘草 10 克	

【方　解】　嗜食肥甘厚味,酿生湿热,而成本证,治以清热化湿之剂。方中茵陈苦泄下降,清热利湿,最善清肝胆湿热,故为方中君药。杏仁宣利上焦肺气,气行则湿化;白蔻仁芳香化湿,行气宽中,畅中焦之脾气;薏苡仁甘淡性寒,渗湿利水而健脾,使湿热从下焦而去。三仁合用,使湿热从三焦分消,是为臣药。滑石、通草、竹叶甘寒淡渗,加强利湿清热之功;半夏、厚朴行气化湿,散结除满;猪苓、泽泻、茯苓、白术味淡,旺中州,还可以导利;金钱草清利肝胆湿热,助君臣之力,均为方中佐药。甘草调和诸药,为方中使药。诸药合用,可清利肝胆及三焦湿热,热清湿祛而诸症可消。

【加　减】　①肝胃郁热者,加柴胡 10 克,黄芩 10 克,栀子 10 克。②大便黏滞者,去炒白术,改生白术 20 克,加黄柏 6 克。③胁肋胀痛者,加郁金 15 克,延胡索10 克。

【处方2】 茵陈蒿汤(《伤寒论》)加减。

茵陈 30 克	栀子 10 克	大黄(后下)10 克	茯苓 20 克
泽泻 20 克	山楂 20 克	黄芩 10 克	山药 30 克
丹参 10 克	薏苡仁 20 克	甘草 6 克	

【方　解】 方中茵陈苦泄下降,善能清热利湿,为治肝胆湿热之要药,故为君药。臣以栀子清热降火,通利三焦,助茵陈引湿热从小便而去。大黄泻热逐瘀,通利大便,导瘀热从大便而下;山药、薏苡仁、茯苓健脾利湿,使脾健则湿化;黄芩清少阳之湿热;丹参、山楂活血化瘀;泽泻利湿泄浊,共为佐药。甘草调和诸药,为使药。诸药合用,湿热得清,诸症得解。

【加　减】 ①兼心烦易怒、口干口苦者,加龙胆草 6 克,豆豉 10 克。②兼胸闷气粗、脘腹胀满者,加郁金 10 克,厚朴 10 克,陈皮 10 克,莱菔子 15 克。③兼纳呆脘痞者,加虎杖 10 克,夏枯草 10 克,防己 6 克。

【处方3】 龙胆泻肝汤(《医方集解》)加减。

龙胆草 10 克	栀子 15 克	柴胡 10 克	黄柏 9 克
泽泻 15 克	当归 10 克	车前子(包煎)30 克	生山楂 20 克
黄芩 15 克	生地黄 10 克	化橘红 10 克	生甘草 10 克

【方　解】 方用龙胆草大苦大寒,上泻肝胆实火,下清下焦湿热,泻火除湿两擅其功,为君药。黄芩、栀子具有苦寒泻火之功,助龙胆草泻火,为方中臣药。肝主藏血,肝经有热,本易耗伤阴血,加用苦寒燥湿,再耗其阴,故用生地黄、当归滋阴养血,以使标本兼顾;泽泻、车前子清热利湿,使湿热从水道排出;黄柏清热燥湿,重清下焦湿热;生山楂消食健胃、行气消瘀;化橘红利气消痰,共为方中佐药。方用柴胡,是为引诸药入肝胆而设,甘草有调和诸药之效,为方中使药。综观全方,是泻中有补,利中有滋,热化湿祛,所生之痰浊、瘀血亦随之而消。

【加　减】 ①胁痛重者,加青皮 9 克,川楝子 6 克,郁金 10 克。②兼见恶心呕吐者,可加藿香(后下)10 克,砂仁(后下)6 克,生姜 10 克。

【处方4】 蒿芩清胆汤(《重订通俗伤寒论》)加减。

茵陈 30 克	黄芩 12 克	赤芍 10 克	黄柏 6 克
枳壳 6 克	竹茹 9 克	党参 10 克	茯苓 10 克
法半夏 9 克	化橘红 10 克	碧玉散(包)6 克	黄连 6 克

【方　解】 茵陈苦泄下降,善能清利肝胆湿热;党参健脾利湿,脾健则湿化,二药共为君药。黄芩苦寒,清泄少阳湿热,可助君药清利湿热;茯苓健脾利湿,助党参之力,与黄芩共为臣药。赤芍清热凉血,活血祛瘀行滞;竹茹清胆胃之热,化痰止呕;半夏燥湿化痰,和胃降逆;枳壳下气、宽中、除痰消痞;陈皮、化橘红理气化痰,四

药配合,使热清湿化痰除。黄连、黄柏清中、下二焦湿热;碧玉散(滑石、青黛、甘草)清热利湿,导湿热下泄,俱为佐药。诸药合用,共奏清热健脾利湿之功,兼理气化痰。

【加　减】　①热毒盛者,加连翘 10 克,金银花 10 克,白花蛇舌草 10 克。②湿重小便不利者,加芦根 10 克,通草 6 克,灯心草 3 克。③脘腹胀满者,加枳实 10 克,大腹皮 10 克,炒莱菔子 15 克。

4. 痰瘀互结证

【表　现】　右胁下痞块,右胁肋刺痛,纳呆厌油,胸脘痞闷,面色晦滞,舌淡黯边有瘀斑,苔腻,脉弦滑或涩。

【治　法】　活血化瘀,祛痰散结。

【处方 1】　血府逐瘀汤(《医林改错》)合二陈汤(《太平惠民和剂局方》)加减。

桃仁 9 克	红花 15 克	赤芍 15 克	川芎 6 克
当归 15 克	柴胡 10 克	枳壳 6 克	桔梗 10 克
制半夏 9 克	橘红 10 克	茯苓 15 克	山药 15 克
丹参 10 克	杏仁 9 克	甘草 6 克	

【方　解】　痰浊不化内结,阻滞气机,气滞血瘀,瘀血内停,阻滞脉络,导致痰瘀互结,而成本证。治以活血化瘀,祛痰散结。方中桃仁破血行滞而润燥;红花活血祛瘀以止痛;半夏辛温性燥,善能燥湿化痰,三药化瘀祛痰,共为君药。赤芍、川芎助君药活血祛瘀;橘红既可理气行滞,又能燥湿化痰,既配半夏增强燥湿化痰之力,又体现治痰先理气,气顺则痰消之意,共为臣药;当归养血益阴;牛膝活血通经,祛瘀止痛,引血下行;桔梗、枳壳,一升一降,宽胸行气;柴胡疏肝解郁,升达清阳,与桔梗、枳壳同用,尤善理气行滞,使气行则血行;山药、茯苓健脾利湿,使脾健则无生痰之源;丹参活血化瘀;杏仁助化痰之力,以上均为佐药。桔梗并能载药上行,兼有使药之用;甘草健脾和中,调和诸药,亦为使药。诸药合用,共奏活血化瘀,祛痰散结之力。

【加　减】　①呕恶纳呆者,加黄芩 10 克,谷麦芽各 10 克。②胁痛者,加川楝子 6 克,延胡索 10 克,郁金 10 克。

【处方 2】　丹参饮(《时方歌括》)合六君子汤(《医学正传》)加减。

丹参 20 克	延胡索 9 克	郁金 15 克	砂仁(后下)6 克
法半夏 9 克	陈皮 10 克	炒白术 15 克	党参 15 克
茯苓 15 克	山楂 30 克	枳实 15 克	柴胡 10 克
瓜蒌 15 克	甘草 6 克		

【方　解】　方中丹参味苦性寒，入厥阴血分，养血活血，去宿血，生新血；半夏辛温性燥，善能燥湿化痰，与丹参共为方中君药，活血化痰。砂仁味辛气温，辛香沁脾，通行结滞，与丹参相协，能调和气血，使气血运行通畅；陈皮既可理气行滞，又能燥湿化痰，既配半夏增强燥湿化痰之力，为方中臣药。四君子汤（党参、茯苓、炒白术、甘草）益气健脾，使痰无所生之源；柴胡疏肝理气；郁金、延胡索理气活血止痛；瓜蒌、枳实宽胸化痰行滞；山楂健脾活血，均为方中佐药。甘草，调和诸药，为方中使药。诸药合用，瘀血得化，痰浊得祛，诸症得退。

【加　减】　①湿偏重，去甘草，加藿香（后下）10 克，厚朴 10 克。②便溏者，加山药 20 克，白扁豆 10 克。③兼纳差者，加山药 15 克，鸡内金 10 克，生麦芽 10 克。

【处方 3】　导痰汤（《校注妇人良方》）合膈下逐瘀汤（《医林改错》）加减。

赤芍 30 克	制胆南星 9 克	枳实 10 克	当归 15 克
川芎 10 克	化橘红 10 克	姜半夏 9 克	茯苓 15 克
桃仁 9 克	红花 10 克	马鞭草 10 克	五灵脂（包）10 克
苍术 10 克	山楂 15 克	甘草 6 克	

【方　解】　方中制南星燥湿化痰，祛风散结；赤芍凉血散瘀，与南星共用化痰祛瘀，为君药。半夏功专燥湿祛痰，助南星之力；桃仁、红花、五灵脂破血逐瘀以消积块，助赤芍之功，共为方中臣药。橘红、枳实下气行痰；当归、川芎养血活血，与桃仁、红花相配，可使瘀血祛而不伤阴血；马鞭草助赤芍凉血散瘀通经；苍术燥湿健脾；山楂健脾活血，均为佐药。甘草调和诸药，为使药。综观全方，活血化瘀与祛痰并用，使痰祛瘀消，诸症得解。

【加　减】　①如肝脉瘀滞，刺痛持久不减者，加姜黄 10 克，穿山甲（先煎）6 克。②兼口苦、牙龈出血者，加白茅根 10 克，小蓟根 10 克，牡丹皮 10 克。③胁肋久痛不休、头晕乏力者，加女贞子 15 克，旱莲草 10 克，生龟甲（先煎）10 克。

【处方 4】　失笑散（《太平惠民和剂局方》）合瓜蒌薤白半夏汤（《金匮要略》）加减。

法半夏 9 克	瓜蒌 15 克	薤白 12 克	五灵脂（包）10 克
蒲黄（包）10 克	赤芍 20 克	泽泻 10 克	海蛤粉（冲）6 克
山药 30 克	茯苓 10 克	鳖甲（先煎）15 克	甘草 6 克

【方　解】　方中五灵脂苦咸甘温，入肝经血分，功擅通利血脉，散瘀止痛；蒲黄甘平，行血消瘀，炒用并能止血，二者相须为用，可增强化瘀散结之力；半夏燥湿化痰，降逆散结，三药共奏化瘀祛痰之功，为方中君药。瓜蒌、薤白豁痰通阳，理气宽胸，助半夏化痰；赤芍凉血散瘀，助五灵脂、蒲黄之力，为方中臣药。山药、茯苓健脾利湿，脾健则痰不生；海蛤粉化痰软坚利水；泽泻利湿泄浊，共为佐药。甘草调和诸药，为使药。诸药合用，共奏活血化瘀，祛痰软坚之力。

【加　减】　①兼肝肿大者,加茜草 10 克,泽兰 10 克,鸡血藤 10 克,柴胡 10 克。②兼脾大者,加山甲珠 6 克,地鳖虫 5 克,王不留行 10 克,鸡血藤 10 克,生牡蛎(先煎)30 克,三棱 6 克,莪术 6 克。

二、中成药治疗

 ## 1. 壳脂胶囊

【药物组成】　甲壳、制何首乌、茵陈、丹参、牛膝。

【功能主治】　清化湿浊、活血散结、补益肝肾。用于治疗非酒精性脂肪肝湿浊内蕴,气滞血瘀或兼有肝肾不足郁热证,症见肝区闷胀不适或闷痛、耳鸣、胸闷气短、肢麻体重、腰膝酸软、口苦口黏、尿黄、舌质暗红,苔薄黄腻,脉或弦数或弦滑等。

【临床应用】　非酒精性脂肪肝由于湿浊内蕴、气滞血瘀或兼有肝肾不足郁热证可用壳脂胶囊治疗。症见肝区闷胀不适或闷痛、耳鸣、胸闷气短、肢麻体重、腰膝酸软、口苦口黏、尿黄、舌质暗红,苔薄黄腻、脉或弦数或弦滑。

【用量用法】　硬胶囊,每粒装 0.25 克。一次 5 粒,一日 3 次,口服。

【注意事项】　①妊娠及哺乳期妇女禁用。②对本药过敏者禁用。

2. 当飞利肝宁胶囊

【药物组成】　当药、水飞蓟。

【功能主治】　清利湿热,益肝退黄。用于湿热郁蒸而致的黄疸,急性黄疸型肝炎,传染性肝炎,慢性肝炎而见湿热证候者。另还可用于非酒精性单纯性脂肪肝湿热内蕴证者,症见脘腹痞闷、口苦口干、右胁胀痛或不适、身重困倦、恶心、大便秘结、小便黄、舌红苔黄腻,脉滑数。

【临床应用】　非酒精性单纯性脂肪肝由于湿热内蕴所致者可用当飞利肝宁胶囊治疗。症见脘腹痞闷、口苦口干、右胁胀痛或不适、身重困倦、恶心、大便秘结、小便黄、舌红苔黄腻,脉滑数。

【用量用法】　硬胶囊,每粒装 0.25 克。黄疸、急性黄疸型肝炎、传染性肝炎和慢性肝炎用量用法如下:一次 4 粒,1 日 3 次,口服,或遵医嘱,小儿酌减;非酒精性单纯性脂肪肝用量用法如下:一次 4 粒,1 日 3 次,口服,疗程 12 周。

【注意事项】　尚不明确。

 ## 3. 九味肝泰胶囊

【药物组成】　三七、郁金、蒺藜、姜黄、酒大黄、黄芩、蜈蚣(不去头足)、山药、五味子。

【功能主治】 化瘀通络,疏肝健脾。用于气滞血瘀兼肝郁脾虚所致的胁肋痛或刺痛,抑郁烦闷,食欲缺乏,食后腹胀脘痞,大便不调,或胁下痞块等。

【临床应用】 非酒精性脂肪肝由于气滞血瘀兼肝郁脾虚所致者可用九味肝泰胶囊治疗。症见胁肋痛或刺痛,抑郁烦闷,生气时胀痛明显,食欲缺乏,食后腹胀脘痞,大便不调,或胁下痞块,舌淡或有瘀斑,舌边有齿痕,脉弦涩。

【用量用法】 胶囊剂,每粒装 0.35 克。一次 4 粒,一日 3 次,口服。或遵医嘱。

【注意事项】 孕妇禁用。

 ## 4. 香砂六君丸

【药物组成】 木香、砂仁、党参、白术(炒)、茯苓、甘草(蜜炙)、陈皮、半夏(制)、生姜、大枣。

【功能主治】 益气健脾,和胃。用于脾虚气滞,消化不良,嗳气食少,脘腹胀满,大便溏泄。

【临床应用】 非酒精性脂肪肝见脾虚气滞湿蕴证者可用香砂六君丸治疗。症见纳谷不消,嗳气食少,倦怠,脘腹胀满,大便溏泄,舌淡红苔薄白,脉弦细。

【用量用法】 浓缩丸,每 8 丸相当于原生药 3 克。一次 12 丸,一日 3 次,口服。

【注意事项】 ①忌食生冷油腻不易消化食物。②不适用于口干、舌少津、大便干者。③不适用于急性胃肠炎、主要表现为恶心、呕吐、大便水泻频频,脘腹作痛。

 ## 5. 绞股蓝总苷片

【药物组成】 绞股蓝总苷。辅料为糊精。

【功能主治】 养心健脾,益气和血,除痰化瘀,降血脂。用于高血脂症,见有心悸气短,胸闷肢麻,眩晕头痛,健忘耳鸣,自汗乏力或脘腹胀满等心脾气虚,痰阻血瘀者。

【临床应用】 非酒精性脂肪肝由于心脾气虚、痰阻血瘀证所致者可用绞股蓝总苷片治疗。症见心悸气短,胸闷肢麻,眩晕头痛,健忘耳鸣,自汗乏力,脘腹胀满,大便黏滞,舌暗红,苔白腻,脉弦滑。

【用量用法】 薄膜衣片,每片含绞股蓝总苷 20 毫克。一次 2～3 片,一日 3 次,口服。

【注意事项】 尚不明确。

 ## 6. 大黄利胆片

【药物组成】 大黄、手掌参、余甘子。

【功能主治】　清热利湿,解毒退黄。用于肝胆湿热所致的胁痛,口苦,食欲缺乏等症;胆囊炎,脂肪肝见上述证候者。

【临床应用】　非酒精性脂肪肝由于肝胆湿热所致者可用大黄利胆片治疗。症见面目悉黄,胸胁胀痛,恶心呕吐,小便黄赤,大便黏腻,舌红苔黄腻,脉弦滑数。

【用量用法】　薄膜衣片,每片重0.35克。一次2片,一日2~3次,口服。

【注意事项】　孕妇忌用。

7. 三七脂肝丸

【药物组成】　三七、莪术、云山楂、泽泻、菊花、荷叶、白芍、白术、菟丝子、赤芍、青皮、蜂蜜(炼)。

【功能主治】　健脾化浊,祛痰软坚。用于脂肪肝、高脂血症属肝郁脾虚症者。

【临床应用】　非酒精性脂肪肝由于肝郁脾虚证所致者可用三七脂肝丸治疗。症见胁肋胀痛,随情绪变化而加重,脘腹胀满,大便溏薄,舌红苔薄白,齿痕,脉弦细。

【用量用法】　浓缩水蜜丸,每10丸重0.65克。一次5克(约77丸),一日3次,口服;或遵医嘱。

【注意事项】　孕妇禁服。

8. 化滞柔肝颗粒

【药物组成】　茵陈、决明子(清炒)、大黄(酒炖)、泽泻、猪苓、山楂、苍术(麸炒)、白术(麸炒)、陈皮、瓜蒌、女贞子(酒蒸)、墨旱莲、枸杞子、小蓟、柴胡(醋炙)、甘草。

【功能主治】　清热利湿、化浊解毒、祛瘀柔肝。用于非酒精性单纯性脂肪肝湿热中阻证,症见肝区不适或隐痛,乏力,食欲减退,舌苔黄腻。

【临床应用】　非酒精性单纯性脂肪肝见湿热中阻证者可用化滞柔肝颗粒治疗。症见肝区不适或隐痛,乏力,食欲减退,舌苔黄腻,脉弦滑。

【用量用法】　颗粒剂,每袋装8克。一次1袋,一日3次,开水冲服,每服6天需停服一日或遵医嘱。

【注意事项】　①糖尿病患者慎用。②服药期间应定期检查肝肾功能。③治疗期间需结合饮食调整和行为纠正。

9. 清肝健脾颗粒

【药物组成】　山楂、茵陈(滨蒿)、泽泻、车前草、虎杖、丹参、大黄、决明子、黄芪、柴胡、制何首乌。

【功能主治】　健脾化湿,清肝祛脂。用于肝郁气滞、痰浊内阻型脂肪肝所见的胁肋胀痛,胸腔满闷,食少纳呆,全身乏力等症的辅助治疗。

【临床应用】 非酒精性脂肪肝由于肝郁气滞、痰浊内阻所致者可用清肝健脾颗粒治疗。症见胁肋胀痛,胸腔满闷,食少纳呆,全身乏力,大便黏滞,舌胖大苔腻,脉弦滑。

【用量用法】 颗粒剂,每袋装6克。一次6克,一日3次,温开水冲服。

【注意事项】 孕妇忌服。

第**9**章　自身免疫性肝炎

自身免疫性肝炎(autoimmune hepatitis，AIH)是一种病因不明、有明显自身免疫现象的进行性炎症性肝病,女性多发,以高 γ-球蛋白血症、血清自身抗体阳性和汇管区碎屑坏死为特点。本病可能为遗传易感者受病毒、药物等环境因素激发,丧失了对自身肝组织的耐受性所致。本病的发生通常呈隐袭性,患者可完全无症状达很长一段时间。也可呈现急性、亚急性,甚至暴发性发作。最常见的症状是极度疲乏、嗜睡,并伴有不适和(或)恶心、无食欲。其他症状依次可有厌食、体重减轻、右上腹不适或疼痛、皮肤瘙痒、关节肌肉疼痛、皮疹、发热等。最常见的体征是黄疸,常较严重,皮肤巩膜黄染、尿色深黄、白陶土大便都可出现。除黄疸外,其他依次出现的体征有肝大、蜘蛛痣、脾大、腹水、周围水肿、呕血及黑粪。急性发病的患者大多先前已有慢性肝损害的过程,是疾病进展或恶化的结果。发病的性别特点是女性患者占绝对多数,发病的年龄分布呈双峰型,即青春期和女性绝经期前后位两个发病高峰。年轻患者病情多较严重,而年长患者病程趋于和缓。

根据患者的临床症状和体征,可以归中医学"胁痛""黄疸""痹症""脏躁""阴阳毒""虚劳"病。中医学虽无"自身免疫性肝炎"病名,但对其临床表现及病因病机早有所认识。病因为素体禀赋不足,后天失养或长期情志抑郁,复感湿热疫毒或医药误伤,病位在肝,涉及心脾肾,病机特点为热毒内壅,侵袭血脉,血瘀阻滞,经脉流通不畅;热毒伤阴,以致阴虚血亏;而血脉瘀阻又可致阳气不通,并由此导致肝、脾功能失调,出现各种危候。

一、中医辨证治疗

1. 心脾两虚证

【表　现】　周身乏力,四肢酸困,善思多虑,胸闷不舒,心悸气短,悲伤欲哭,不能自主,神疲自汗,饥不欲食,大便溏薄,或伴月经紊乱。舌质淡红或有齿痕,苔白腻,脉细弱或濡。

【治　法】 补益心脾,宁心安神。

【处方1】 甘麦大枣汤(《金匮要略》)合桂枝加龙骨牡蛎汤(《金匮要略》)加减。

浮小麦 30 克	炙甘草 10 克	大枣 10 克	生黄芪 30 克
白芍 30 克	茯苓 20 克	白术 20 克	生龙骨(先煎)30 克
桂枝 6 克	生牡蛎(先煎)30 克		

【方　解】 禀赋不足,后天失养或长期思虑过度,损伤心脾,而成本证,治以补益心脾,宁心安神。方中浮小麦养心阴,益心气,安心神,除烦热,为方中君药。白芍养阴柔肝,敛阴收汗,为方中臣药。黄芪、茯苓、白术补气健脾利湿,补益后天之本,使气血生化有源;大枣甘平质润,益气和中,润燥缓急;桂枝汤(桂枝、白芍、甘草、大枣)调和营卫,加龙骨、牡蛎潜镇摄纳,使阳能固摄,阴能内守,而达阴平阳秘,精不外泄之功。桂枝汤加入龙骨、牡蛎后,不仅仍具有温阳散寒,解肌发表,调和营卫之功,还有重镇安神,收敛固涩之功。均为方中佐药。甘草补益心气,和中缓急(肝),调和诸药,为方中佐使药。诸药合用,补益心脾,宁心安神,诸症可除。

【加　减】 ①情志不舒者,加合欢花 30 克。②乏力明显者,加生黄芪至 60 克,党参 20 克。③月经紊乱者,加丹参 15 克,当归 30 克,川芎 10 克。

【处方2】 归脾汤(《正体类要》)加减。

生黄芪 30 克	当归 15 克	炒白术 15 克	茯神 30 克
酸枣仁 15 克	远志 12 克	党参 15 克	甘草 10 克
木香 10 克	龙眼肉 9 克	生姜 9 克	大枣 10 克
白芍 30 克			

【方　解】 方中以党参、黄芪、白术、甘草甘温之品补脾益气以生血,使气旺而血生;白芍养阴柔肝,敛阴收汗;当归、龙眼肉甘温补血养心;茯神、酸枣仁、远志宁心安神;木香辛香而散,理气醒脾,与大量益气健脾药配伍,复中焦运化之功,又能防大量益气补血药滋腻碍脾,使补而不滞,滋而不腻;姜、枣调和脾胃,以资化源。

【加　减】 ①悲伤欲哭者,加浮小麦 30 克。②大便溏薄者,加山药 30 克,白扁豆 10 克。③纳差者,加焦三仙各 15 克,砂仁(后下)6 克。

【处方3】 天王补心丹(《校注妇人良方》)合四君子汤(《太平惠民和剂局方》)加减。

党参 15 克	茯苓 15 克	玄参 10 克	丹参 10 克
远志 10 克	当归 15 克	五味子 9 克	炒白术 15 克
生地黄 15 克	柏子仁 15 克	酸枣仁 20 克	白芍 20 克
炙甘草 9 克			

【方　解】　方用甘寒之生地黄，入心养血；党参益气健脾，二药补益心脾，为方中君药。酸枣仁、柏子仁养心安神；当归补血润燥，助生地黄滋阴补血，并养心安神；白术益气健脾，俱为臣药。白芍养血柔肝，敛阴止汗；玄参滋阴降火；茯苓、远志养心安神；五味子之酸以敛心气，安心神；丹参清心活血，合补血药使补而不滞，则心血易生，均为佐药。使以炙甘草，益气和中，调和诸药。诸药合用，共奏补益心脾、宁心安神之功。

【加　减】　①失眠重者，可酌加龙骨（先煎）30 克，磁石（先煎）15 克。②心悸怔忡甚者，加龙眼肉 10 克，甘松 10 克。③乏力明显者，加生黄芪 30 克，红景天 15 克。

【处方 4】　柏子养心丸（《古今医统》）加减。

柏子仁 20 克	酸枣仁 15 克	党参 15 克	炙黄芪 30 克
川芎 9 克	当归 15 克	茯苓 15 克	制远志 10 克
肉桂 3 克	五味子 9 克	半夏曲 9 克	白芍 20 克
炙甘草 9 克			

【方　解】　方中用酸枣仁、柏子仁养心安神；黄芪、党参健脾益气生血，配以当归补血润燥；川芎行气活血；茯苓、远志养心安神，又可交通心肾；五味子益气敛阴，以助补气生阴之力；肉桂暖脾胃；半夏燥湿化痰；白芍养血柔肝；甘草补益心脾之气并能调和诸药。

【加　减】　①大便溏薄者，加山药 20 克，白扁豆 10 克，生薏苡仁 30 克。②自汗者，加防风 10 克，炒白术 15 克。③情志不舒者，加柴胡 9 克，八月札 10 克，玫瑰花 6 克。

2. 肝郁脾虚证

【表　现】　精神紧张，心情抑郁，善恐易惊，失眠，乏力，两胁胀痛或隐痛，腹胀，大便干结或便溏，舌质淡红，苔薄白，脉弦细。

【治　法】　疏肝健脾，补气养血。

【处方 1】　柴胡疏肝散（《景岳全书》）合甘麦大枣汤（《金匮要略》）加减。

柴胡 15 克	川芎 10 克	枳壳 10 克	白芍 15 克
白术 20 克	香附 10 克	浮小麦 30 克	炙甘草 10 克
大枣 10 克	当归 15 克	生黄芪 30 克	陈皮 6 克

【方　解】　长期情绪抑郁或暴怒，致肝失疏泄，肝郁乘脾，脾失健运，而成本证。治以疏肝健脾，补气养血。柴胡功善疏肝解郁；浮小麦养心阴，益心气，安心神，除烦热；黄芪补气健脾，为方中君药。香附理气疏肝而止痛，川芎活血行气以止痛，二药相合，助柴胡以解肝经之郁滞，并增行气活血之效；白术益气健脾，共为臣

药。陈皮、枳壳理气行滞;当归补血活血;白芍养血柔肝,均为佐药。甘草补益心气,和中缓急,调和诸药;大枣甘平质润,益气和中,润燥缓急,为佐使药。诸药合用,共奏疏肝健脾养血之功。

【加　减】　①情志不舒者加合欢花15克,玫瑰花10克。②脾虚症状明显者,加太子参30克,茯苓15克,白扁豆15克。

【处方2】　逍遥散(《太平惠民和剂局方》)加减。

柴胡 15 克	当归 15 克	白芍 30 克	炒白术 15 克
茯苓 20 克	党参 15 克	生黄芪 30 克	八月札 9 克
合欢皮 15 克	炙甘草 9 克		

【方　解】　方中柴胡疏肝解郁,使肝气得以条达,为君药;当归甘辛苦温,养血和血;白芍酸苦微寒,养血敛阴,柔肝缓急,为臣药。生黄芪、党参、白术、茯苓补气健脾祛湿,使运化有权,气血有源;合欢皮安五脏,和心志,令人欢乐无忧;八月札疏肝理气除烦;炙甘草益气补中,缓肝之急,均为佐药。甘草调和诸药,兼使药。诸药合用,疏肝健脾,肝气得舒,气血生化有源,诸症可除。

【加　减】　①胁肋疼痛者,加川芎9克,延胡索10克,川楝子6克。②失眠者,加柏子仁15克,酸枣仁30克。③腹胀者,加莱菔子30克,厚朴15克。

【处方3】　柴芍六君子汤(《医宗金鉴》)加减。

党参 15 克	炒白术 15 克	茯苓 15 克	陈皮 10 克
姜半夏 9 克	柴胡 10 克	炒白芍 30 克	玫瑰花 10 克
甘草 10 克	五味子 10 克		

【方　解】　方中党参、白术、茯苓、甘草为四君子汤,重在益气健脾,为治疗脾虚的基础方;柴胡、白芍二者配伍一散一收,重在疏肝柔肝,敛阴和营;半夏性辛散温燥,入脾胃经,取其和胃降逆,陈皮性味辛温入脾胃经,善于理气,二者配伍理气和胃降逆;玫瑰花疏肝理气、宁心安神;五味子酸入肝,甘入中宫益脾胃,养五脏。诸药合用,共奏疏肝健脾之功。

【加　减】　①纳差者,加焦三仙各15克,砂仁(后下)6克。②大便干者,去炒白术,加生白术30克。③大便溏者,加山药30克,生薏苡仁30克。

【处方4】　四逆散(《伤寒论》)加减。

柴胡 15 克	白芍 30 克	枳实 10 克	甘草 9 克
生黄芪 30 克	山药 30 克	白术 15 克	焦三仙各 15 克
香附 10 克			

【方　解】　方中取柴胡入肝胆经,疏肝解郁,条达肝气;黄芪补气健脾,二药合用疏肝健脾,为君药。白芍敛阴养血柔肝,与柴胡合用,以补养肝血,条达肝气,可

使柴胡升散而无耗伤阴血之弊;山药助黄芪益气健脾,共为臣药。枳实理气解郁,泄热破结,与白芍相配,又能理气和血,使气血调和;白术、焦三仙健脾消食;香附疏肝解郁,理气和中,均为佐药。甘草,调和诸药,益脾和中,为方中佐使。诸药合用,共奏疏肝健脾之功。

【加　减】　①关节疼痛者,加威灵仙 30 克,延胡索 10 克。②舌质暗者,加丹参 10 克,川芎 10 克。③月经不调者,加红花 10 克。

3. 肝肾阴虚证

【表　现】　胁肋隐痛,口干咽燥,两目干涩,视物模糊,头晕目眩,腰膝酸软,耳鸣健忘,五心烦热,失眠多梦,舌红苔少,脉细数。

【治　法】　滋补肝肾,养阴清热。

【处方 1】　一贯煎(《续名医类案》)加减。

生地黄 30 克	沙参 15 克	麦冬 15 克	当归 15 克
阿胶(烊化)15 克	枸杞子 10 克	柴胡 6 克	白芍 20 克
牡丹皮 10 克	甘草 6 克		

【方　解】　方中重用生地黄滋阴养血、补益肝肾为君。当归、枸杞子养血滋阴柔肝;北沙参、麦冬滋养肺胃,养阴生津,意在佐金平木,扶土制木,四药共为臣药。阿胶、白芍养阴柔肝;牡丹皮清热凉血,均为方中佐药。柴胡引药入肝经,又可疏肝解郁,为方中佐使。甘草调和诸药,为方中使药。诸药合用,肝肾之阴得补,虚热得清,诸症可复。

【加　减】　①入睡困难者,加炒枣仁 30 克,柏子仁 10 克。②盗汗明显者,加秦艽 10 克,地骨皮 15 克。

【处方 2】　六味地黄丸(《小儿药证直诀》)合二至丸(《医方集解》)加减。

山药 30 克	山萸肉 10 克	熟地黄 30 克	牡丹皮 10 克
泽泻 10 克	茯苓 15 克	女贞子 30 克	旱莲草 30 克
甘草 6 克	白芍 15 克		

【方　解】　方中女贞子味甘苦,性凉,补中有清,可滋肾养肝,益精血,乌须发;墨旱莲味甘酸,性寒,既能滋补肝肾之阴,又可凉血。二药配合,补益肝肾,滋阴凉血,药少、力专、性平,补而不滞,为平补肝肾之剂,共奏补益肝肾,滋阴清热之功,为方中君药。熟地黄滋阴补肾,填精益髓;山萸肉补养肝肾,并能涩精;山药补益脾阴,亦能固精,共为臣药。泽泻利湿泄浊,并防熟地黄之滋腻恋邪;牡丹皮清泄相火,并制山萸肉之温涩;茯苓淡渗脾湿,并助山药之健运;白芍养阴柔肝,均为方中佐药。甘草调和诸药,为方中使药。诸药合用,共奏滋补肝阴,养阴清热之功。

【加　减】　①两目干涩者,加青葙子 6 克,菊花 15 克,枸杞子 10 克。②五心烦热者,加地骨皮 10 克,白薇 9 克。③腰膝酸软者,加杜仲 10 克,狗脊 10 克。

【处方 3】 自拟方。

鳖甲(先煎)30 克	黄精 20 克	枸杞子 20 克	牡蛎(先煎)30g
泽兰 15 克	熟地黄 20 克	鸡内金 15 克	大枣 15 克
山茱萸 15 克	牡丹皮 12 克	生黄芪 15 克	薏苡仁 15 克

【方　解】 方中鳖甲、山茱萸、熟地黄补益肝肾,软坚散结,为君药。黄精、枸杞子助君药补益肝肾,为方中臣药。黄芪、薏苡仁、鸡内金共奏补脾健脾消食之功;泽兰善通肝脾之血脉,活血而不伤正,养血不滋腻;牡蛎软坚散结;牡丹皮清热凉血,均为佐药。大枣健脾胃,调和诸药,为方中佐使。诸药合用,共奏补益肝肾,健脾软坚散结之功。

【加　减】 ①口干咽燥者,加麦冬 15 克,石斛 10 克,百合 15 克。②多梦者,加合欢皮 15 克,生龙骨(先煎)30 克。③月经不调者,加三棱 9 克,莪术 9 克。

【处方 4】 自拟方。

生地黄 15 克	熟地黄 15 克	白芍 15 克	女贞子 15 克
山茱萸 15 克	制首乌 10 克	牡丹皮 10 克	山楂 15 克
柴胡 9 克	茜草 10 克		

【方　解】 方中熟地黄滋阴补肾,填精益髓;山茱萸温补肝肾,收敛精气,两药同用,滋补肝肾之阴,为君药。生地黄、女贞子、何首乌加强君药滋补肝肾之力,为方中臣药。于阴润之品中加柴胡、白芍以疏肝解郁,以达"水中疏木"之功。由于自身免疫性肝炎多为慢性迁延,反复发作,病程较长,久病入络,致血分瘀热,故佐以牡丹皮、茜草、山楂等药活血化瘀通络。诸药合用共奏滋肾柔肝,凉血化瘀之功。

【加　减】 ①兼黄疸者,加金钱草 15 克,茵陈 30 克。②关节疼痛加蜂房 9 克,接骨木 10 克。③纳差者,加鸡内金 15 克,谷芽 15 克。

二、中成药治疗

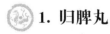 1. 归脾丸

【药物组成】 党参、白术(炒)、黄芪(蜜炙)、甘草(蜜炙)、茯苓、远志(制)、酸枣仁(炒)、龙眼肉、当归、木香、大枣(去核)。

【功能主治】 益气健脾,养血安神。用于心脾两虚,气短心悸,失眠多梦,头昏头晕,肢倦乏力,食欲缺乏。

【临床应用】 免疫性肝炎见心脾两虚证者可用归脾丸治疗。症见气短心悸,失眠多梦,头昏头晕,肢倦乏力,食欲缺乏,舌淡红有齿痕,苔薄白,脉细。

【用量用法】　浓缩丸,每 8 丸相当于原生药 3 克。一次 8～10 丸,一日 3 次,口服。

【注意事项】　①忌不易消化食物;②感冒发热病人不宜服用;③有口渴、尿黄、便秘等内热表现者不宜服用。

 2. 柏子养心丸

【药物组成】　柏子仁、党参、炙黄芪、川芎、当归、茯苓、制远志、酸枣仁、肉桂、醋五味子、半夏曲、炙甘草、朱砂。

【功能主治】　补气,养血,安神。用于心气虚寒,心悸易惊,失眠多梦,健忘。

【临床应用】　免疫性肝炎见心气虚寒证者可用柏子养心丸治疗。症见心悸易惊,失眠多梦,健忘,舌淡红苔薄,脉沉细。

【用量用法】　水蜜丸,约 33 丸重 6 克。一次 6 克,一日 2 次,口服。

【注意事项】　①阴虚火旺或肝阳上亢者禁用;②保持精神舒畅,劳逸适度。忌过度思维,避免恼怒、抑郁、惊恐等不良情绪;③失眠患者睡前不宜饮用浓茶、咖啡等兴奋性饮品;④易饭后服用;⑤本品处方中含朱砂,不可过服、久服;不可与溴化物、碘化物药物同服。

 3. 天王补心丹

【药物组成】　丹参、当归、石菖蒲、党参、茯苓、五味子、麦冬、天冬、地黄、玄参、远志(制)、酸枣仁(炒)、柏子仁、桔梗、甘草、朱砂。

【功能主治】　滋阴养血,补心安神。用于心阴不足,心悸健忘,失眠多梦,大便干燥。

【临床应用】　免疫性肝炎见心阴不足、神志不安证者可用天王补心丹治疗。症见心悸怔忡,虚烦失眠,神疲健忘,或梦遗,手足心热,口舌生疮,大便干结,舌红少苔,脉细数。

【用量用法】　大蜜丸,每丸重 9 克。一次 1 丸,一日 2 次,口服。或遵医嘱。

【注意事项】　①本品处方中含朱砂,不宜过量久服,肝肾功能不全者慎用;②服用前应除去蜡皮、塑料球壳;本品可嚼服,也可分份服用。

 4. 六味地黄丸

【药物组成】　熟地黄、酒萸肉、牡丹皮、山药、茯苓、泽泻。

【功能主治】　滋阴补肾。用于肾阴亏损,头晕耳鸣,腰膝酸软,骨蒸潮热,盗汗遗精。

【临床应用】　免疫性肝炎见肾阴亏损者可用六味地黄丸治疗。症见头晕耳鸣,腰膝酸软,骨蒸潮热,盗汗遗精,舌红少苔,脉细。

【用量用法】 浓缩丸,每8丸重1.44克。一次8丸,一日3次,口服。

【注意事项】 ①忌辛辣食物;②不宜在服药期间服感冒药。

5. 健肝乐颗粒

【药物组成】 甘草、白芍。

【功能主治】 养血护肝,解毒止痛。有降低转氨酶,消退黄疸以及改善各类肝炎临床症状的作用。用于治疗急慢性病毒性肝炎等。

【临床应用】 免疫性肝炎见肝阴不足、筋脉失濡证者可用健肝乐颗粒治疗。症见两胁隐痛,悠悠不休,手足瘛疭,舌红苔薄,脉弦。

【用量用法】 颗粒剂,每袋装15克。一次15克,一日2次,开水冲服。12岁以下小儿酌减或遵医嘱。

【注意事项】 重症高血压及水肿病人慎用。

6. 澳泰乐颗粒

【药物组成】 返魂草、郁金、黄精(蒸)、白芍、麦芽(生)。

【功能主治】 舒肝理气,清热解毒。用于疲乏无力,厌油腻,纳呆食少,胁痛腹胀,口苦恶心,甲、乙型肝炎及各种慢性肝炎见上述症候者。

【临床应用】 免疫性肝炎见肝郁毒蕴证者可用澳泰乐颗粒治疗。症见疲乏无力,胁肋胀痛或窜痛,厌油腻,纳呆食少,胁痛腹胀,口苦恶心,舌苔黄腻,脉弦滑。

【用量用法】 颗粒剂,每袋装15克。一次1袋,一日3次,口服。

【注意事项】 对本产品有效成分过敏者禁用。

7. 茵山莲颗粒

【药物组成】 茵陈、半枝莲、五味子、栀子、甘草、板蓝根。

【功能主治】 清热解毒利湿。用于慢性乙型肝炎,胆囊炎,胰腺炎,而见湿热蕴毒之证者。

【临床应用】 免疫性肝炎见湿热蕴毒证者可用茵山莲颗粒治疗。症见胁肋疼痛,口苦,或见身目发黄,尿黄,舌苔黄腻,脉弦滑数。

【用量用法】 颗粒剂,每袋装3克。一次6~9克,一日2次,开水冲服。或遵医嘱。

【注意事项】 尚不明确。

8. 铁皮枫斗颗粒

【药物组成】 铁皮石斛、西洋参。

【功能主治】 益气养阴,养胃生津。适用于气阴两虚所致的干咳,口燥咽干,两目干涩,视物模糊,五心烦热,午后潮热,大便干结,神疲乏力,腰膝酸软。

　　【临床应用】　免疫性肝炎由于气阴两虚所致者可用铁皮枫斗颗粒治疗。症见干咳,口燥咽干,两目干涩,视物模糊,五心烦热,午后潮热,大便干结,神疲乏力,腰膝酸软,舌淡红或红,少苔,脉细。

　　【用量用法】　颗粒剂,每袋装 3 克,一次 1～2 袋,一日 2～3 次,开水冲服。

　　【注意事项】　①忌辛辣、生冷、油腻食物;②感冒发热病人不宜服用;③虚寒湿重者慎服;④本品宜饭前服用。

 **原发性胆汁性胆管炎**

原发性胆汁性胆管炎（primary biliary cirrhosis，PBC）是一种以门脉管受累，胆汁淤积为特征，表现为小叶间胆管慢性非化脓性炎症和肉芽肿性破坏，并导致进行性胆管消失，进而发展为纤维化、胆管炎，最终引起肝功能衰竭的自身免疫性疾病。绝大多数原发性胆汁性胆管炎患者抗线粒体抗体阳性。主要发生在 40－60 岁的中年女性，25 岁以下少见，女性和男性患者的比例约为 9:1。原发性胆汁性胆管炎有家族因素。部分患者无症状，有症状的 PBC 患者主要表现为伴或不伴黄疸的瘙痒，非特异的症状如乏力、右上腹痛以及肝硬化失代偿表现如腹水、静脉曲张出血等。体检可发现有皮肤色素沉着、搔痕、黄斑瘤和黄瘤。肝脾大在早期就常见，而门脉高压的体征可能在发展成肝硬化之前就出现。常见的并发症包括骨质疏松、脂溶性维生素缺乏、高胆固醇血症、脂肪泻等，晚期患者出现进展性肝病的表现如静脉曲张出血、腹水和肝性脑病。80％PBC 患者还可伴有其他自身免疫性疾病及结缔组织病，特别是干燥综合征、硬皮病或 CREST 综合征、类风湿关节炎、皮肌炎、混合结缔组织病、近端或远端肾小管酸中毒等。约有 1/3 的患者可发现具有胆石症，少数患者可出现不明原因的肺纤维化和炎症性肠病。

在中医学文献记载中并无 PBC 的病名，其病程迁延、病情易变、症状复杂，故很难归属于某一固定的中医病证。现代医家多依据病程的不同阶段将其分别归属于"黄疸""胁痛""臌胀""积聚""癥瘕""血证""虚劳"及"风瘙痒"等范畴。PBC 起病多见于中年女性，患者素体阴血亏虚，气血阴阳失调，若感受外邪，或情志不畅，内伤劳倦，则易耗伤阴液，导致水不涵木，肝肾阴虚。PBC 的发病尚与先天禀赋不足，病久耗伤正气有关。病位涉及肝、肾、脾、胆、胃等，病性则有虚实夹杂或实邪偏甚，论虚多从肝肾阴虚、脾肾亏虚、脾气虚论。论实则有湿热、瘀血、气滞、热毒、痰湿等。

一、中医辨证治疗

1. 肝郁脾虚证

【表　现】　无明显不适或有面目肌肤发黄，黄色较淡。神疲懒言，烦躁易怒，时时太息,恶心嗳气,食后腹胀或腹胀午后加重,倦怠乏力,食欲缺乏,大便稀溏或时溏时干。舌质淡,苔白,脉弦或弦缓。

【治　法】　疏肝健脾。

【处方 1】　逍遥散(《太平惠民和剂局方》)加减。

柴胡 10 克	青皮 9 克	香附 10 克	当归 15 克
白芍 20 克	炒白术 15 克	茯苓 10 克	山药 20 克
白花蛇舌草 20 克	丹参 20 克	炒三仙各 10 克	甘草 6 克

【方　解】　先天禀赋不足,情志不畅或郁怒伤肝,肝失疏泄,肝郁乘脾,脾失健运,而成本证,治以疏肝健脾。方中柴胡疏肝解郁,使肝气条达,为方中君药。当归、白芍养血敛阴,柔肝缓急,为臣药。山药、白术、茯苓益气健脾利湿,使运化有权,气血有源;青皮、香附疏肝解郁、理气;炒三仙健脾消食;丹参活血化瘀;白花蛇舌草清热散瘀退黄,均为佐药。甘草调和诸药,为使药。诸药合用,共奏疏肝健脾之功。

【加　减】　①乏力者,加黄芪 15 克,党参 10 克。②腹胀者,加陈皮 10 克,厚朴 10 克。③皮肤瘙痒者,加牡丹皮 10 克,地肤子 10 克。

【处方 2】　柴胡疏肝散(《景岳全书》)加减。

柴胡 15 克	党参 15 克	香附 10 克	白芍 15 克
陈皮 9 克	川芎 6 克	枳壳 10 克	甘草 10 克
茵陈 20 克	炒白术 15 克	栀子 10 克	焦三仙各 10 克

【方　解】　方中柴胡功善疏肝解郁;党参益气健脾,为方中君药。香附理气疏肝而止痛,川芎活血行气以止痛,二药相合,助柴胡以解肝经之郁滞,并增行气活血之效;白术助党参益气健脾,共为臣药。焦三仙健脾消滞;陈皮、枳壳理气行滞;白芍养血柔肝;茵陈、栀子清热利湿退黄;均为佐药。甘草补益心气,和中缓急(肝),调和诸药,为佐使药。诸药合用,共奏疏肝理气、健脾退黄之功。

【加　减】　①口渴眼干者,加生地黄 10 克,麦冬 10 克。②大便溏者,加白扁豆 10 克,薏苡仁 30 克。③嗳气者,加威灵仙 10 克,竹茹 10 克,清半夏 9 克。

【处方 3】　柴芍六君子汤(《医宗金鉴》)加减。

党参 15 克	炒白术 15 克	茯苓 15 克	陈皮 10 克
姜半夏 9 克	柴胡 12 克	炒白芍 30 克	丹参 10 克
郁金 10 克	甘草 6 克	山药 20 克	

【方　解】　方中党参、白术、茯苓、甘草为四君子汤,重在益气健脾,加山药助益气健脾之力,使后天之本得养;柴胡、白芍二者配伍一散一收,重在疏肝柔肝,敛阴和营;半夏、陈皮理气和胃降逆;郁金行气解郁、活血凉血、利胆退黄;甘草调和诸药。诸药合用,共奏疏肝健脾、活血退黄之功。

【加　减】　①纳差者,加焦三仙各15克,砂仁(后下)6克,鸡内金10克。②黄疸明显者,加茵陈30克,虎杖9克,栀子10克。③关节疼痛者,加桑枝10克,桂枝10克。

【处方4】　自拟方。

柴胡12克	黄芪20克	葛根20克	半夏9克
苍术10克	白芍15克	茯苓15克	白术15克
陈皮10克	茵陈20克	甘草6克	赤芍15克

【方　解】　方中柴胡疏肝解郁,使肝气舒畅;黄芪健脾益气,使脾气充足,二药疏肝健脾,为方中君药。茯苓、白术健脾化湿,并助黄芪健脾益气之功;白芍养阴柔肝,助柴胡之力,为方中臣药。苍术、半夏燥湿降浊,防湿邪伤脾;葛根入脾经,布津升清;陈皮助半夏理气化湿;茵陈清热利湿退黄;赤芍凉血活血退黄,均为佐药。甘草调和诸药,为方中使药。诸药合用,共奏疏肝健脾,利湿退黄之功效。

【加　减】　①便溏者,改白芍9克,加山药20克,白扁豆10克。②失眠者,加酸枣仁15克,远志10克,茯神15克。③兼肾气虚者,加肉苁蓉10克,续断10克。

2. 肝胆湿热证

【表　现】　身目俱黄,黄色鲜明,发热口渴,心中懊恼,胁肋疼痛,脘闷腹胀,口干而苦,恶心呕吐,皮肤瘙痒,小便黄赤,大便秘结,舌质红,苔黄腻,脉弦数。

【治　法】　清热通腑,利湿退黄。

【处方1】　龙胆泻肝汤(《医方集解》)加减。

龙胆草10克	栀子10克	柴胡10克	山药20克
白茅根20克	茯苓15克	小通草6克	车前子(包煎)30克
赤芍15克	丹参15克	生地黄10克	黄芩12克
当归15克	黄芪15克	郁金10克	甘草6克

【方　解】　情志不畅或郁怒伤肝,肝胆失于疏泄,胆汁排泄不畅,而成本证。治以清热通腑、利湿退黄。方中龙胆草苦寒,既能清利肝胆实火,又能清利肝胆湿热,故为君药。黄芩、栀子苦寒泻火,清热燥湿,共为臣药。山药、黄芪、茯苓补气健脾利湿;小通草、车前子、白茅根渗湿泄热,导热下行;赤芍、丹参、郁金凉血活血退黄;当归、生地黄养血滋阴,邪去而不伤阴血;共为佐药。柴胡舒畅肝经之气,引诸药归肝经;甘草调和诸药,共为佐使药。诸药合用,共奏清肝利胆、利湿退黄之功。

【加　减】　①胁肋胀痛、脘痞腹胀明显者,加香附10克,延胡索10克,木香10克。②兼胁肋刺痛、舌质紫暗者,加三七粉(冲服)3克,桃仁10克。③黄疸明显者,加茵陈30克,田基黄10克。

【处方2】　茵陈蒿汤(《伤寒论》)加减。

茵陈 50 克	大黄 6 克	栀子 10 克	垂盆草 30 克
赤芍 20 克	焦三仙各 15 克	白鲜皮 10 克	山药 20 克
茯苓 15 克	金钱草 30 克	甘草 6 克	

【方　解】　方中茵陈苦泄下降,善能清热利湿,为治黄疸要药,为君药。栀子清热降火,通利三焦,助茵陈引湿热从小便而去,为方中臣药。垂盆草、金钱草、白鲜皮助君臣清热利湿退黄;赤芍清热凉血散瘀;山药、茯苓、焦三仙健脾利湿消滞;大黄泻热逐瘀,通利大便,导瘀热从大便而下,俱为佐药。甘草调和诸药,为使药。诸药合用,共奏清热利湿、通腑退黄之力。

【加　减】　①恶心呕吐者,加竹茹 10 克,陈皮 10 克。②皮肤瘙痒明显者,加地肤子 10 克,蝉蜕 9 克。③大便秘结者,改大黄(后下)15 克,加厚朴 15 克,枳实 10 克。

【处方 3】　蒿芩清胆汤(《重订通俗伤寒论》)加减。

青蒿 10 克	黄芩 10 克	栀子 10 克	茵陈蒿 30 克
郁金 10 克	川牛膝 10 克	茯苓 10 克	生薏苡仁 20 克
麦芽 10 克	山药 20 克	海金沙(包煎)15 克	碧玉散(包煎)10 克
金钱草 15 克			

【方　解】　方中青蒿清透少阳邪热,黄芩善清胆热,并燥湿,茵陈善能清热利湿,三药合用,既内清湿热,又透邪外出,为方中君药。栀子、金钱草、海金沙利湿热退黄,引湿热从小便而去,助君药之力,为方中臣药。山药、茯苓、薏苡仁、麦芽健脾利湿消滞,脾健则湿不生,为治本之法;碧玉散、牛膝利湿退黄,使湿热有去路,增强君臣药之力,谨守“诸病黄家,但利其小便”的宗旨;郁金行气解郁、凉血活血、利胆退黄,一药多效,可助诸药之力。全方共奏疏肝利胆、清热利湿退黄之功。

【加　减】　①兼瘀血者,加丹参 10 克,片姜黄 10 克。②后期正气耗伤,阴血不足者,加女贞子 10 克,枸杞子 10 克,麦冬 10 克。③素体脾阳不足者,加炒白术 15 克,干姜 10 克,制附片(先煎)9 克。

【处方 4】　自拟方。

| 茵陈蒿 50 克 | 赤芍 30 克 | 金钱草 30 克 | 郁金 15 克 |
| 垂盆草 30 克 | 鸡内金 20 克 | 甘草 6 克 | |

【方　解】　方中茵陈、赤芍清热解毒、凉血活血、化瘀退黄为君药。金钱草清利湿热、解毒利尿,加强君药的作用,为臣。郁金活血凉血、利胆退黄、行气解郁;垂盆草清热解毒、利湿退黄;鸡内金健脾消食,俱为佐药。甘草清热解毒,调和诸药,为使药。诸药合用,共奏清热解毒、利湿退黄之功。

【加　减】　①湿邪重者,加苍术 10 克,山药 20 克,薏苡仁 15 克。②湿热甚者,加虎杖 10 克,栀子 10 克。③气滞者,加柴胡 10 克,香附 10 克,炒枳壳 10 克。

3. 寒湿中阻证

【表　现】　身目俱黄,黄色晦暗,或如烟熏,皮肤瘙痒,纳少脘闷,或见腹胀,大便不实,神疲畏寒,口淡不渴,舌质淡苔腻脉濡缓或沉迟。

【治　法】　健脾和胃,温化寒湿。

【处方1】　茵陈术附汤(《伤寒论》)加减。

茵陈 50 克	炒白术 15 克	制附子(先煎)9 克	干姜 10 克
肉桂 5 克	山药 20 克	白芍 10 克	茯苓 15 克
金钱草 10 克	炙甘草 6 克		

【方　解】　感受寒湿或湿从寒化,或过用苦寒,寒湿困阻中焦脾胃,而成本证。治以健脾和胃,温化寒湿之剂。方中附子、干姜辛甘大热,散中焦之寒;茵陈苦微寒,其气轻浮,与姜、附同用,能祛肌腠间寒湿而退黄,为方中君药。肉桂补元阳,暖脾胃;山药益气健脾,为方中臣药。白术、茯苓健脾利湿;白芍养阴柔肝;金钱草清热利湿,均为佐药。甘草调和诸药,为方中使药。诸药合用,健脾胃,温化寒湿,寒湿得除,黄疸自退。

【加　减】　①兼腹胀者,加木香 10 克,姜厚朴 15 克。②皮肤瘙痒者,加白鲜皮 10 克,地肤子 10 克。③大便溏者,加白扁豆 10 克,肉豆蔻 10 克,吴茱萸 3 克。

【处方2】　茵陈四逆汤(《卫生宝鉴·补遗》)合四君子汤(《太平惠民和剂局方》)加减。

茵陈 50 克	制附子(先煎)9 克	干姜 10 克	炙甘草 9 克
山药 30 克	茯苓 15 克	炒白术 15 克	白芍 15 克
黄芪 15 克	金钱草 10 克		

【方　解】　方中茵陈利湿退黄,附子温壮元阳、破散阴寒,两者共为方中君药,可温化寒湿。山药益气健脾,干姜入心、脾、肺经,温中散寒、回阳救逆,附子与干姜相须为用,相得益彰,助阳通脉,为方中臣药。黄芪、茯苓、白术补气健脾利湿;金钱草清热利湿;白芍养阴柔肝,共为佐药。炙甘草益气补中、缓干姜、附子峻烈之性、调和药性,为方中佐使。诸药合用,湿邪得除,阴寒得散,黄疸自退。

【加　减】　①兼纳差者,加焦三仙各 15 克,砂仁(后下)6 克,鸡内金 10 克。②兼血瘀者,加三七粉(冲服)3 克,丹参 10 克。③兼痰湿者,加制南星 5 克,半夏 9 克,陈皮 10 克。

【处方3】　茵陈附子干姜汤(《卫生宝鉴》)加减。

制附片(先煎)9 克	干姜 15 克	茵陈 20 克	白术 10 克
草豆蔻 10 克	茯苓 10 克	炒枳实 10 克	泽泻 9 克
陈皮 9 克	生姜 6 克		

【方　解】　寒淫于内,治以甘热,佐以苦辛;湿淫所胜,平以苦热,以淡渗之,以苦燥之。附子、干姜辛甘大热,散其中寒,故为君。草豆蔻辛热,白术、陈皮苦甘温,健脾燥湿,故为臣。生姜辛温以散之;泽泻、茯苓甘平以渗之;枳实苦微寒泄其痞满;茵陈苦微寒,其气轻浮,与姜、附配,能祛肤腠间寒湿而退其黄,均为佐药。

【加　减】　①脾虚明显者,加山药 30 克,黄芪 15 克。②湿邪重者,改茯苓 30 克,泽泻 15 克,加猪苓 15 克。③兼肝郁者,加柴胡 10 克,香附 10 克。

【处方 4】　茵陈理中汤(《伤寒全生集》)加减。

茵陈 30 克	炒白术 30 克	党参 10 克	白芍 15 克
干姜 15 克	茯苓 15 克	薏苡仁 30 克	山药 30 克
郁金 10 克	垂盆草 10 克	炙甘草 6 克	

【方　解】　方中茵陈清热利湿退黄;干姜味辛性热,温运中焦,以散寒邪,又可祛茵陈苦寒之性,共奏温中散寒化湿之功,为方中君药。党参补气健脾,协助干姜以振奋脾阳;白术甘温,健脾益气燥湿,以促进脾阳健运,二药共助君药之力,共为臣。山药、茯苓、薏苡仁健脾利湿;郁金行气解郁、活血利胆退黄;白芍养阴柔肝;垂盆草清热利湿,均为佐药。炙甘草调和诸药,兼补脾和中,为方中佐使。诸药合用,温中阳,健脾胃,除寒湿,退黄疸,诸症可除。

【加　减】　①寒邪偏盛者,加制附片(先煎)9 克,肉桂 5 克。②黄疸明显者,加赤芍 20 克,田基黄 15 克。③皮肤瘙痒明显者,加白鲜皮 15 克,蝉蜕 9 克。

4. 肝肾阴虚证

【表　现】　身目发黄,黄色晦暗,胁肋隐痛,口干咽燥,手足心热,两目干涩,头昏目眩,低热,失眠多梦。舌红,苔少或无,脉细数。

【治　法】　滋补肝肾。

【处方 1】　一贯煎(《续名医类案》)加减。

沙参 12 克	麦冬 12 克	生地黄 15 克	当归 10 克
枸杞子 20 克	丹参 20 克	郁金 15 克	生白术 10 克
山药 30 克	茵陈 20 克	栀子 10 克	赤芍 15 克

【方　解】　情志内伤、久病损及肝肾或温病后期损伤肝肾之阴,而成本证,治以滋补肝肾。方中生地黄滋阴养血、补益肝肾为君,内寓滋水涵木之意。当归、枸杞子养血滋阴柔肝;北沙参、麦冬滋养肺胃,养阴生津,意在佐金平木,扶土制木,四药共为臣药。山药、白术益气健脾;茵陈、栀子清热利湿;丹参、郁金、赤芍凉血活血。诸药合用,共奏滋养肝肾、凉血退黄之功。

【加　减】　①兼两目干涩者,加菊花 10 克,密蒙花 9 克。②兼失眠多梦者,加柏子仁 20 克,合欢皮 15 克,生龙骨(先煎)10 克。③兼五心烦热者,加地骨皮 10

克,白薇 10 克,牡丹皮 10 克。

【处方 2】 麦冬养荣汤(《血证论》)加减。

麦冬 20 克	生地黄 15 克	党参 10 克	当归 10 克
知母 10 克	女贞子 15 克	五味子 9 克	黄芪 15 克
白芍 10 克	陈皮 6 克	茵陈 20 克	金钱草 10 克
肉桂 2 克	炙甘草 6 克		

【方　解】 方中麦冬养阴润燥;生地黄滋阴养血、补益肝肾,内寓滋水涵木之意,共为方中君药。党参、黄芪益气以生阴血;女贞子性凉,补中有清,可滋肾养肝,益精血,三药共为臣药。当归、白芍养血补血;知母清热除烦又可滋阴;五味子酸收,既可生津止渴敛汗,又能收摄虚火之浮越;茵陈、金钱草清热利湿退黄;诸药多属甘寒柔润之品,故用陈皮理气行滞以防壅滞脾胃,均为方中佐药。甘草调和诸药,少量肉桂意在引火归元,为方中使药。诸药合用,共奏滋养肝肾、健脾退黄之功,诸症可除。

【加　减】 ①胁肋疼痛者,加柴胡 10 克,川楝子 6 克,延胡索 10 克。②口干咽燥者,加石斛 10 克,玄参 10 克,百合 15 克。③低热者,加青蒿 10 克,地骨皮 10 克,鳖甲(先煎)10 克。

【处方 3】 二至丸(《医方集解》)合茵陈蒿汤(《伤寒论》)加减。

女贞子 20 克	旱莲草 20 克	茵陈 30 克	栀子 10 克
百合 30 克	金钱草 10 克	桑葚 15 克	郁金 10 克
白芍 15 克	赤芍 15 克	甘草 6 克	

【方　解】 方中女贞子味甘苦,性凉,补中有清,可滋肾养肝,益精血;墨旱莲味甘酸,性寒,既能滋补肝肾之阴,又可凉血。二药配合,补益肝肾,滋阴凉血,药少、力专、性平,补而不滞,为平补肝肾之剂,共奏补益肝肾,滋阴清热之功,为方中君药。百合养阴润肺,意在佐金平木;桑葚滋补肝肾、滋阴补血,共助君药之力,为方中臣药。茵陈、栀子、金钱草清热利湿退黄;白芍养阴柔肝;赤芍、郁金凉血活血退黄,均为方中佐药。甘草调和诸药,为方中使药。诸药合用,共奏滋补肝肾、养阴凉血、活血退黄之功。

【加　减】 ①兼气虚者,加黄芪 20 克,党参 15 克,红景天 15 克。②兼大便干者,加生白术 30 克,肉苁蓉 30 克。

【处方 4】 六味地黄丸(《小儿药证直诀》)加减。

熟地黄 15 克	山药 15 克	党参 15 克	山茱萸 10 克
枸杞子 10 克	桑寄生 10 克	泽泻 10 克	牡丹皮 10 克
茯苓 12 克	茵陈 20 克	白芍 15 克	柴胡 10 克
丹参 10 克	郁金 10 克	白术 15 克	甘草 6 克

【方　解】　方中熟地黄滋阴补肾,填精益髓;山茱萸补养肝肾,并能涩精;二药滋养肝肾,为方中君药。枸杞子、桑寄生滋补肝肾、益精血,助君药之力,为方中臣药。山药、党参、白术益气健脾,以助气血生化之源;泽泻利湿泄浊,并防熟地黄之滋腻恋邪;牡丹皮清泄相火,并制山萸肉之温涩;茯苓淡渗脾湿,并助山药之健运;柴胡疏肝理气;丹参、郁金行气活血;白芍养阴柔肝;茵陈清热利湿退黄,俱为佐药。甘草调和诸药,为使药。诸药合用,共奏滋补肝肾、健脾退黄之功。

【加　减】　①关节屈伸不利者,加伸筋草 9 克,桑枝 15 克,乌梢蛇 6 克。②眠差者,加珍珠母(先煎)15 克,酸枣仁 20 克,柏子仁 20 克。

5. 血瘀肝郁证

【表　现】　身目发黄而晦暗,面色黧黑,胁下或有癥块,或疼痛如刺,或隐痛不休,皮肤可见蛛丝纹缕,或见手掌赤痕。舌质紫暗或有瘀斑,苔或白或少,脉弦涩或细涩。

【治　法】　活血化瘀,疏肝解郁。

【处方 1】　血府逐瘀汤(《医林改错》)加减。

柴胡 10 克	赤芍 15 克	香附 10 克	当归 15 克
生地黄 10 克	白芍 20 克	丹参 15 克	大黄 6 克
桃仁 15 克	红花 10 克	茵陈 20 克	土鳖虫 3 克
郁金 10 克	金钱草 10 克	甘草 6 克	

【方　解】　方中桃仁破血行滞而润燥;红花活血祛瘀以止痛,共为君药。赤芍、丹参助君药活血祛瘀,共为臣药。生地黄、当归养血益阴,清热活血;土鳖虫、大黄祛瘀活血;柴胡疏肝解郁;茵陈、金钱草清热利湿退黄;白芍养阴柔肝;郁金入血则散瘀,入气则疏肝,香附为气病之总司,故两者相配,既取之郁金利血中之气,也取之香附行气中之血,均为佐药。甘草调和诸药,为使药。合而用之,可疏肝解郁、活血化瘀。

【加　减】　①胁肋疼痛者,加延胡索 15 克,川芎 10 克。②胁下癥块者,加鳖甲(先煎)15 克,穿山甲(先煎)6 克。③皮肤瘙痒者,加白鲜皮 15 克,地肤子 10 克,蝉蜕 6 克。

【处方 2】　膈下逐瘀汤(《医林改错》)加减。

桃仁 15 克	牡丹皮 10 克	赤芍 30 克	乌药 6 克
延胡索 10 克	当归 15 克	红花 10 克	五灵脂(包煎)10 克
川芎 9 克	炒枳壳 10 克	香附 10 克	柴胡 10 克
白芍 10 克	茵陈 20 克	马鞭草 10 克	甘草 6 克

【方　解】　方中桃仁、红花、五灵脂破血逐瘀,以消积块;当归、川芎、赤芍养血

活血,与逐瘀药同用,可使瘀血祛而不伤阴血;牡丹皮清热凉血,活血化瘀;配香附、乌药、枳壳、延胡索行气止痛;尤其川芎不仅养血活血,更能行血中之气,增强逐瘀之力;柴胡疏肝解郁,条达肝气;白芍养阴柔肝;茵陈、马鞭草清热利湿退黄;甘草调和诸药。诸药合用,肝气得疏,瘀血得化,诸症得除。

【加　减】①兼痰湿者,加半夏 9 克,陈皮 10 克,制南星 5 克。②兼脾虚者,加山药 30 克,生黄芪 15 克。

【处方3】　柴胡疏肝散(《医学统旨》)合下瘀血汤(《金匮要略》)加减。

柴胡 12 克	陈皮 9 克	川芎 10 克	香附 10 克
炒枳壳 10 克	赤芍 30 克	白芍 10 克	桃仁 15 克
土鳖虫 6 克	大黄 6 克	茵陈 15 克	甘草 6 克

【方　解】　方中以柴胡功善疏肝解郁;桃仁润燥,缓中破结,用以为君。香附理气疏肝而止痛,川芎活血行气以止痛,二药相合,助柴胡以解肝经之郁滞,并增行气活血止痛之效,共为臣药。土鳖虫、大黄破血下瘀血;陈皮、枳壳理气行滞;白芍养血柔肝;赤芍清热凉血散瘀;茵陈清热利湿退黄,均为佐药。甘草调和诸药,为使药。诸药相合,共奏疏肝行气、活血化瘀之功。

【加　减】①兼腰膝酸软者,加桑寄生 10 克,杜仲 10 克。②兼皮肤瘙痒者,加白鲜皮 15 克,地肤子 10 克。③兼口干者,加麦冬 15 克,石斛 10 克。

【处方4】　自拟方。

柴胡 10 克	牡丹皮 10 克	栀子 12 克	香附 10 克
白芍 15 克	川芎 10 克	当归 15 克	茵陈 30 克
连翘 15 克	郁金 15 克	丹参 15 克	土鳖虫 6 克
大黄 6 克	生甘草 6 克		

【方　解】　方中柴胡入肝胆经,性轻清升散,疏肝解郁,调畅气机,使肝气条达,郁热外达,具有转枢气机的功效;土鳖虫破血逐瘀,二药疏肝化瘀,为方中君药。郁金入血则散瘀,入气则疏肝,香附为气病之总司,故两者相配,既取之郁金利血中之气,也取之香附行气中之血,助君药疏肝化瘀,为方中臣药。丹参、川芎行气活血化瘀;茵陈、栀子清热利湿退黄;连翘清热解毒,以助茵陈蒿之力;当归、白芍养血柔肝,且白芍缓急止痛;牡丹皮清热凉血,助君臣药清热之力;大黄逐瘀通经、利湿退黄,共为方中佐药。甘草调和诸药,为方中使药。

【加　减】①胁下积块明显者,加鳖甲(先煎)15 克,莪术 6 克,三棱 6 克。②脾虚明显者,加党参 10 克,山药 15 克。③兼脾胃虚寒者,加制附子(先煎)10 克,干姜 9 克。

二、中成药治疗

1. 慢肝养阴胶囊

【药物组成】 北沙参、枸杞子、麦冬、川楝子、五味子、当归、地黄、党参、桂枝、人参。

【功能主治】 养阴清热,滋补肝肾。用于迁延性肝炎,慢性肝炎,肝炎后综合征。

【临床应用】 原发胆汁性胆管炎早期见肝肾气阴亏虚证者可用慢肝养阴胶囊治疗。症见胁肋隐痛,绵绵不休,劳累后加重,卧床休息后缓解,体倦乏力,腰膝酸软,目涩,舌质偏红或有瘀斑,少苔,脉沉细或细涩。

【用量用法】 胶囊剂,每粒装 0.25 克。一次 4 粒,一日 3 次,口服。

【注意事项】 尚不明确。

2. 二至丸

【药物组成】 女贞子(蒸)、墨旱莲;辅料:炼蜜。

【功能主治】 补益肝肾,滋阴止血。用于肝肾阴虚,眩晕耳鸣,咽干鼻燥,腰膝酸痛,月经量多。

【临床应用】 原发性胆汁性胆管炎见肝肾阴虚证者可用二至丸治疗。症见胁肋隐痛,悠悠不休,眩晕耳鸣,咽干鼻燥,腰膝酸痛,舌红少苔,脉弦细。

【用量用法】 水蜜丸,每瓶装 50 克。一次 9 克,一日 2 次,口服。

【注意事项】 ①忌不易消化食物;②感冒发热病人不宜服用。

3. 龙胆泻肝丸

【药物组成】 龙胆、柴胡、黄芩、栀子(炒)、泽泻、木通、盐车前子、酒当归、地黄、炙甘草。

【功能主治】 清肝胆,利湿热。用于肝胆湿热所致的头晕目赤,耳鸣耳聋,胁痛口苦,尿赤,湿热带下。

【临床应用】 原发性胆汁性胆管炎见肝胆湿热证者可用龙胆泻肝丸治疗。症见头晕目赤,耳鸣耳聋,胁痛口苦,大便黏腻,尿赤,舌红苔黄腻,脉弦滑。

【用量用法】 水丸,每袋装 6 克。一次 3~6 克,一日 2 次,口服。

【注意事项】 ①忌烟、酒及辛辣食物;②不宜在服药期间同时服用滋补性中药;③服药后大便次数增多且不成形者,应酌情减量;④孕妇慎用。

4. 垂盆草颗粒

【药物组成】 鲜垂盆草。

【功能主治】 清利解毒,活血利湿。用于急慢性肝炎湿热瘀结证。

【临床应用】 适用于原发性胆汁性胆管炎湿热瘀结证,症见两胁胀痛灼热,口干口苦,口中黏腻,厌食油腻饮食,大便黏滞不爽,肛门灼热,小便色黄,舌红苔厚腻者,脉弦滑。

【用量用法】 颗粒剂,每袋装 10 克。一次 1 袋,一日 2～3 次,口服;或遵医嘱。

【注意事项】 ①孕妇及过敏体质者慎用;②药品性状发生改变时禁止使用。

 5. 护肝宁片

【药物组成】 垂盆草、虎杖、丹参、灵芝。

【功能主治】 清热利湿退黄,舒肝化瘀止痛,降低丙氨酸转氨酶。用于湿热中阻、瘀血阻络所致的脘胁胀痛、口苦、黄疸、胸闷、纳呆;急、慢性肝炎见上述证候者。

【临床应用】 原发性胆汁性胆管炎见湿热中阻、瘀血阻络证者可用护肝宁片治疗。症见黄疸,身热,口干口苦,口中黏腻,厌食油腻食物,脘腹胀满灼痛,大便黏滞不爽,肛门灼热,小便色黄,舌质红或有瘀斑,苔黄腻,脉弦涩。

【用量用法】 薄膜衣片,每片重 0.35 克。一次 4～5 片,一日 3 次,口服。

【注意事项】 尚不明确。

 6. 熊胆胶囊

【药物组成】 熊胆粉。

【功能主治】 清热,平肝,明目。用于惊风抽搐,咽喉肿痛。

【临床应用】 原发性胆汁性胆管炎见肝火上炎或动风者可用熊胆胶囊治疗。症见两胁胀痛,气急易怒,四肢抽搐,角弓反张,咽喉肿痛,目赤眼涩,口渴喜饮,舌红苔黄,脉弦。

【用量用法】 硬胶囊,每粒装 0.25 克。一次 2～3 粒,一日 3 次,口服。

【注意事项】 尚不明确。

 7. 肝脾康胶囊

【药物组成】 柴胡、黄芪、青皮、白芍、白术、板蓝根、姜黄、茯苓、水蛭、三七、郁金、鸡内金(炒)、熊胆粉、水牛角浓缩粉。

【功能主治】 疏肝健脾,活血清热。用于肝郁脾虚、余热未清证。症见:胁肋胀痛、胸脘痞闷、食少纳呆、神疲乏力、面色晦暗、肋下积块,以及慢性肝炎、早期肝硬化见于上述证候者。

【临床应用】　原发性胆汁性胆管炎由于肝郁脾虚、余热未清所致者用肝脾康胶囊治疗。症见胁肋胀痛,疼痛每因情志变化而增减,胸脘痞闷、食少纳呆、神疲乏力、面色晦暗、肋下积块,疼痛拒按,苔多薄白或少苔,脉沉弦或弦涩。

【用量用法】　胶囊剂,每粒装 0.35 克。一次 5 粒,一日 3 次,餐前半小时口服。3 个月为 1 疗程,或遵医嘱。

【注意事项】　孕妇禁用。

8. 利肝片

【药物组成】　金钱草、猪胆汁。

【功能主治】　清肝、利胆。用于急慢性传染性肝炎、胆囊炎以及肝脏分泌功能障碍等。

【临床应用】　原发性胆汁性胆管炎见肝胆湿热证者可用利肝片治疗。症见胁肋胀痛,口苦,身目俱黄,尿黄,大便秘结,舌苔黄腻,脉弦滑数。

【用量用法】　糖衣片,每片重 0.2 克。一次 2～4 片,一日 3 次,口服。

【注意事项】　尚不明确。

第11章 药物性肝病

药物性肝病(drug induced liver diserse,DILD)是指药物或(及)其代谢产物引起的肝损害,是引起肝损伤的常见病因。DILD可因肝损伤药物的种类及机制不同而出现所有急慢性肝胆疾病的类似表现。而最多见的是急性肝炎型或胆汁淤积型。急性肝炎显现为主者常有全身症状如发热、乏力、食欲缺乏、黄疸等症状。重者发生暴发性肝衰竭,出现进行性黄疸、凝血异常和肝性脑病,常发生死亡。以胆汁淤积为主的DILD其临床表现主要为黄疸和瘙痒,可伴有发热、上腹痛、右上腹压痛及肝大。

药物性肝病属于中医学"胁痛""黄疸""虚劳"等病的范畴。病因为药毒所伤。病位主要责之于肝胆,且与脾胃相关。基本病机为药毒伤及肝胆,肝胆失于疏泄,胆汁不循常道而外溢。从病机角度分析,脾胃居中焦,主受纳水谷,运化水湿,湿邪壅阻中焦,脾失健运,胃失和降,肝气郁遏,疏泄不利,发为本病;肝郁气滞,气机不畅日久,易于化火伤阴,且肝胆湿热,亦可耗伤阴津,皆可导致肝阴耗伤,而发本病;脾失健运,湿热内生,郁遏肝胆,疏泄不畅,而发为本病;肝肾同源,精血互生,若肝肾阴虚,精亏血少,肝脉失于濡养,则导致本病;疾病日久,耗气伤津,导致迁延难愈。病理演变多以湿、火热、气虚、气滞为主。大部分预后良好,少数转为慢性,迁延日久,亦可转为"积聚""鼓胀"等病。

本病的形成和发展过程中,大多虚实夹杂,初病多实,久则多虚实夹杂,后期则正虚邪实。病机转化较为复杂,既可由实转虚,又可由虚转实,而成虚实并见之证。临床辨证可分为肝郁脾虚、肝肾阴虚、气滞血瘀、湿热蕴结、毒热炽盛等。中医治法分为疏肝健脾法、滋补肝肾法、理气活血法、清利湿热法、利胆解毒法。

一、中医辨证治疗

1. 肝郁脾虚证

【表　现】　胁肋不适或胀痛,急躁易怒,纳食减少,口淡乏味,脘痞腹胀,午后为甚,少气懒言,四肢倦怠,面色微黄,大便溏泄,舌淡苔白脉沉弦。

【治　法】　疏肝解郁,健脾助运。

【处方1】　逍遥散(《太平惠民和剂局方》)合异功散(《小儿药证直诀》)加减。

柴胡 12 克	太子参 15 克	当归 15 克	茯苓 15 克
白芍 10 克	陈皮 10 克	炒白术 10 克	甘草 6 克
红景天 15 克	茵陈 15 克	垂盆草 10 克	

【方　解】　药毒侵袭肝胆脾胃,致肝郁脾虚而成本证。治以疏肝解郁、健脾助运。方中柴胡疏肝解郁,条达肝气,为君药;当归甘辛苦温,养血和血;白芍酸苦微寒,养血敛阴,柔肝缓急,为臣药。太子参、白术、茯苓健脾祛湿,使运化有权,气血生化有源;陈皮行气化滞,醒脾助运,补而不滞;茵陈、垂盆草清热利湿;红景天扶正补虚,均为佐药。甘草益气补中,调和诸药,为方中佐使。诸药合用,共奏疏肝健脾之功。

【加　减】　①胁肋胀痛者,加郁金 10 克,香附 10 克,延胡索 9 克。②纳食减少者,加焦三仙各 15 克,鸡内金 10 克,砂仁(后下)6 克。③大便溏薄者,改当归 10 克,加山药 15 克,白扁豆 10 克,薏苡仁 15 克。

【处方2】　柴胡疏肝散(《景岳全书》)加减。

柴胡 12 克	香附 10 克	炒枳壳 10 克	黄芪 20 克
白芍 10 克	川芎 9 克	陈皮 9 克	山药 20 克
薏苡仁 30 克	炒白术 15 克	红景天 15 克	甘草 6 克

【方　解】　方中柴胡功善疏肝解郁,山药健脾益胃,用以为君。香附理气疏肝而止痛,川芎活血行气以止痛,二药相合,助柴胡以解肝经之郁滞,并增行气活血止痛之效;黄芪补气健脾,三药共为臣药。白术、薏苡仁健脾利湿;陈皮、枳壳理气行滞;白芍养阴柔肝;红景天本经上品,祛邪恶气,补诸不足,俱为佐药。甘草调和诸药,为方中使药。诸药相合,共奏疏肝健脾之功。

【加　减】　①脘痞腹胀者,加木香 10 克,厚朴 10 克。②兼湿热者,加茵陈 15 克,金钱草 10 克。③兼血瘀者,加丹参 10 克,桃仁 9 克。

【处方3】　柴芍六君子汤(《医宗金鉴》)加减。

党参 12 克	炒白术 15 克	茯苓 15 克	陈皮 10 克
姜半夏 9 克	柴胡 10 克	白芍 10 克	甘草 6 克
茵陈 15 克	黄芪 30 克		

【方　解】　方中四君子汤(党参、白术、茯苓、甘草),重在健脾益气,为健脾的基础方;柴胡、白芍二者配伍一散一收,重在疏肝柔肝,敛阴和营;半夏性辛散温燥,入脾胃经,取其和胃降逆;陈皮性味辛温入脾胃经,善于理气;茵陈清热利湿;黄芪

补气健脾,扶助正气。诸药合用,共奏疏肝健脾之功。

【加　减】　①如气郁化火,心烦口苦、口臭、尿黄者,加牡丹皮 10 克,栀子 10 克,龙胆草 6 克。②如胁下胀痛,加延胡索 9 克,姜黄 10 克。③兼黄疸者,可加栀子 10 克,虎杖 10 克。

【处方 4】　四逆散(《伤寒论》)合归芍六君子汤(《笔花医镜》)加减。

柴胡 10 克	白芍 10 克	炒枳实 10 克	当归 10 克
陈皮 10 克	党参 10 克	茯苓 10 克	炒白术 10 克
红景天 15 克	甘草 10 克		

【方　解】　方中柴胡疏肝解郁,党参健脾养胃,二药同用,疏肝健脾为君。白芍养血敛阴,与柴胡相配,一升一敛,使郁透解而不伤阴;白术健脾燥湿,加强党参益气助运之力,二药共为臣药。枳实、陈皮理气散结;茯苓健脾利湿;当归养血和血;红景天扶正补诸不足,均为佐药。甘草清热解毒,调和诸药,为方中佐使。诸药合用,疏肝健脾使正气得扶,邪气自祛,诸症得解。

【加　减】　①兼失眠者,加酸枣仁 30 克,柏子仁 15 克。②疲乏明显者,改红景天 30 克,加黄芪 30 克。

2. 肝胃不和证

【表　现】　胃脘痞满闷塞,脘腹不舒,胸膈胀满,心烦易怒,善太息,恶心嗳气,大便不爽,常因情志因素而加重,苔薄白,脉弦。

【治　法】　疏肝解郁,理气健脾和胃。

【处方 1】　柴胡疏肝散(《景岳全书》)合平胃散(《简要济众方》)加减。

柴胡 12 克	炒枳壳 10 克	白芍 10 克	陈皮 10 克
川芎 10 克	佛手 10 克	香附 10 克	香橼 10 克
炒白术 10 克	茵陈 30 克	黄芪 20 克	金银花 15 克
苍术 10 克	厚朴 10 克	甘草 10 克	

【方　解】　方中以柴胡功善疏肝解郁;黄芪补气健脾,二药合用疏肝健脾,为君药。香附理气疏肝而止痛,川芎活血行气以止痛,二药相合,助柴胡以解肝经之郁滞,并增行气活血止痛之效;陈皮、枳壳理气和胃行滞,四药共为臣药。白芍养阴柔肝;白术、苍术、厚朴健脾行气、燥湿除满;香橼、佛手疏肝理气和胃;茵陈、金银花清热利湿解毒,均为佐药。甘草调和诸药、解毒为方中佐使。诸药合用,共奏疏肝理气、健脾和胃之功。

【加　减】　①胃脘痛甚者,加延胡索 9 克,木香 10 克,川楝子 6 克。②嗳气频作者,加旋覆花(包煎)10 克,沉香粉(冲)3 克。③肝郁化热兼嘈杂泛酸者,加黄连 9 克,吴茱萸 2 克。

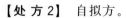

【处方2】　自拟方。

白芍 15 克	柴胡 10 克	茯苓 15 克	木香 10 克
炒白术 15 克	金银花 15 克	茵陈 15 克	栀子 10 克
党参 10 克	甘草 10 克	陈皮 10 克	焦三仙(各)10 克
山药 30 克			

【方　解】　柴胡疏肝解郁,使肝气得以条达,为君药。白芍养血敛阴,柔肝缓急;党参益气健脾,为臣药。山药、白术、茯苓健脾祛湿,使运化有权,气血有源;木香、陈皮理气健脾;金银花、茵陈、栀子清热利湿解毒;焦三仙健脾消滞,为方中佐药。甘草解毒调和诸药,为方中佐使。诸药合用,共奏疏肝解郁、理气健脾和胃之功。

【加　减】　①胃脘刺痛拒按者,加生蒲黄(包煎)10 克,五灵脂(包煎)10 克,丹参 15 克。②兼气郁痰阻者,加旋覆花(包煎)10 克,煅赭石(先煎)30 克,生姜 9 克。③兼口苦便秘者,加炒枳实 10 克,大黄 10 克。

【处方3】　自拟方。

柴胡 10 克	白芍 15 克	炒枳壳 15 克	香附 12 克
川芎 10 克	茵陈 15 克	金钱草 15 克	延胡索 10 克
黄芩 10 克	谷芽 15 克	麦芽 15 克	甘草 10 克
山药 30 克			

【方　解】　方中柴胡升发阳气,疏肝解郁;枳壳善理脾胃之气,可行滞、除胀满,二者升降相配,理气之效显著,共为君药;延胡索、香附共助君药疏肝行气和胃;白芍柔肝敛阴,一可补养肝血,二可与柴胡配伍,条达肝气,使柴胡升散而无耗伤阴血之嫌,三可调和诸药之燥性,与香附、延胡索共为臣药。茵陈、金钱草、黄芩清热祛湿利胆;山药、炒谷芽、麦芽合用,健脾消食和胃;川芎行气活血,为佐药。甘草制诸药毒、调和诸药,为方中佐使。全方升降兼施、收散相制、润燥相济,理气为主而气血同调、肝胃同治,共奏疏肝和胃理气之功。

【加　减】　①气郁化火伤津之干呕、舌红少津者,加麦冬 15 克,太子参 15 克。②脘腹胀满者,加木香 10 克,莱菔子 30 克,厚朴 10 克。③胸闷不舒者,加瓜蒌 15 克,薤白 10 克。

【处方4】　自拟方。

柴胡 15 克	炒枳壳 15 克	茯苓 15 克	红景天 15 克
黄芩 10 克	干姜 10 克	山药 15 克	香附 10 克
神曲 15 克	薏苡仁 30 克	大枣 10 克	垂盆草 15 克
甘草 10 克			

【方　解】　方中柴胡疏肝解郁之效佳；山药益气健脾，二药共用疏肝健脾，为治本之法，为方中君药。枳壳功擅行气宽中、消胀除满，与柴胡共同调节中焦气机升降功能；红景天补诸虚不足，助山药之力，与枳壳共为臣药。茯苓、薏苡仁健脾利湿；香附疏肝之郁，柔肝之体，与柴胡配伍，疏肝解郁、理气和胃，其调和肝脾之效更佳；垂盆草、黄芩清热解毒、利湿退黄；干姜温中焦脾胃；神曲健脾消滞；甘草、大枣补益脾胃，甘草亦可调和诸药、解毒，兼使药。诸药合用，肝气得疏，脾胃得健，诸症可除。

【加　减】　①嗳气频者，加旋覆花(包煎)10克，代赭石(先煎)15克。②食滞者，加炒谷麦芽各10克，莱菔子15克。③情绪低落、善太息者，加合欢花10克，玫瑰花10克，佛手10克，香橼10克。

3. 肝胆湿热证

【表　现】　身目黄染，皮肤瘙痒，胁痛，口干口苦，心胸烦闷，纳差，倦怠乏力，大便干，小便黄，或有发热，舌红苔黄腻，脉弦滑或滑数。

【治　法】　清利肝胆湿热，兼祛瘀。

【处方1】

茵陈60克	大黄9克	栀子15克	垂盆草30克
金钱草15克	金银花30克	山药30克	薏苡仁30克
焦三仙各15克	赤芍30克	甘草10克	

【方　解】　药毒损伤肝胆，肝胆失于疏泄，胆汁不循常道，而成本证，治以清利肝胆湿热，兼解毒祛瘀。方中重用茵陈为君药，本品苦泄下降，善能清热利湿，为治黄疸要药。金银花清热解毒；栀子清热降火，通利三焦，助茵陈引湿热之邪从小便而去，二药共为臣药。大黄泻热逐瘀，通利大便，导瘀热从大便而下；山药、薏苡仁健脾利湿，脾健则湿不生；垂盆草、金钱草清热利湿退黄；赤芍清热凉血化瘀；焦三仙健脾胃导滞，均为佐药。甘草清热解毒，调和诸药，为佐使药。诸药合用，肝胆湿热得除，诸症自退。

【加　减】　①若湿重于热者，加茯苓30克，泽泻10克。②热重于湿者，加黄芩10克，黄柏10克，龙胆草9克。③纳差明显者，加鸡内金15克，砂仁(后下)6克。

【处方2】　甘露消毒丹(《医效秘传》)加减。

茵陈蒿60克	白豆蔻9克	藿香(后下)10克	滑石20克
黄芩15克	连翘15克	石菖蒲10克	金银花15克
红景天30克	甘草10克		

【方　解】　方中滑石利水渗湿，清热解毒，两擅其功；茵陈善清利湿热而退黄；

黄芩清热燥湿,泻火解毒。三药相合,正合湿热并重之病机,共为君药。湿热留恋,易阻气机,故臣以石菖蒲、藿香、白豆蔻行气化湿,悦脾和中,令气畅湿行。金银花、连翘清热解毒;红景天益气活血通脉,均为佐药。甘草清热解毒,调和诸药,为方中佐使。综观全方,利湿清热兼顾,佐以解毒,令药毒俱去,诸症自除。

【加　减】　①兼血瘀者,加赤芍 20 克,大黄 6 克。②热甚者,加龙胆草 10 克,栀子 10 克。③湿甚者,加佩兰(后下)15 克,苍术 15 克。

【处方 3】　龙胆泻肝汤(《医方集解》)加减。

龙胆草 12 克	茵陈 30 克	栀子 10 克	柴胡 10 克
泽泻 10 克	山药 30 克	当归 10 克	车前子(包煎)15 克
黄芩 15 克	生地黄 10 克	金钱草 30 克	赤芍 15 克
金银花 15 克	生甘草 10 克		

【方　解】　方中龙胆草苦寒,上泻肝胆实火,下清下焦湿热,泻火除湿两擅其功。茵陈苦泄下降,善能清热利湿,为治黄疸要药,二者共为君药。黄芩、栀子具有苦寒泻火之功,在本方配伍龙胆草、茵陈清热利湿,为臣药。金钱草、泽泻、车前子清热利湿,使湿热从水道而出;赤芍清热凉血化瘀;肝主藏血,肝经有热,本易耗伤阴血,加用苦寒燥湿,再耗其阴,故用生地黄、当归滋阴养血;山药健脾益气,以使标本兼顾。均为佐药。方用柴胡,是为引诸药入肝胆而设,甘草有清热解毒、调和诸药之效,俱为佐使。诸药合用,共奏清利肝胆湿热,兼解毒祛瘀之功。

【加　减】　①肝胆实火较盛,可去车前子,加黄连 9 克。②若湿盛热轻者,可去黄芩、生地黄,加滑石 15 克,茯苓 15 克,薏苡仁 30 克。

【处方 4】　蒿芩清胆汤(《重订通俗伤寒论》)加减。

茵陈 50 克	黄芩 15 克	赤芍 30 克	虎杖 10 克
枳壳 9 克	竹茹 10 克	茯苓 10 克	焦三仙各 10 克
法半夏 9 克	陈皮 9 克	碧玉散(包)6 克	山药 30 克
灵芝 15 克	金银花 15 克		

【方　解】　方中茵陈善能清热利湿,为治黄疸的要药;山药益气健脾,为治本之药,二药共为君药。黄芩苦寒,清泄少阳湿热,可助君药清利湿热;灵芝益气血,健脾胃,助山药之力,与黄芩共为臣药。赤芍归肝经,清热凉血,活血祛瘀行滞;竹茹清胆胃之热,化痰止呕;半夏燥湿化痰,和胃降逆;枳壳下气宽中,除痰消痞;陈皮理气化痰,四药配合,使热清湿化痰除。碧玉散(滑石、青黛、甘草)、茯苓、金银花清热利湿解毒,导湿热下泄;焦三仙健脾胃消食,俱为佐药。诸药合用,共奏清热利湿、兼化痰祛瘀之功。

【加　减】　①口苦明显者,加龙胆草 9 克,栀子 10 克。②胁痛刺痛者,可加川芎 10 克,延胡索 10 克,郁金 10 克。

二、中成药治疗

 1. 香砂平胃散

【药物组成】 苍术(炒)、陈皮、厚朴(姜炙)、木香、砂仁、甘草。

【功能主治】 健脾,温中,燥湿。用于饮食不节,食湿互滞所致的胃脘胀痛,消化不良。

【临床应用】 药物性肝炎兼食湿互滞证者可兼用香砂平胃散治疗。症兼见胃脘胀痛,纳食不消,腹胀,呕恶,舌红苔白腻,脉弦滑。

【用量用法】 散剂,每袋装6克。一次6克,一日1~2次,口服。

【注意事项】 ①饮食宜清淡,忌烟、酒及辛辣、生冷、油腻食物;②忌情绪激动及生闷气;③胃阴虚者不宜用,主要表现为口干欲饮、大便干结、小便短少。

 2. 益肝解毒茶

【药物组成】 土大黄、地耳草、栀子、虎杖、车前草、蒲公英、马兰草、马鞭草、淀粉等。

【功能主治】 清热利湿。用于肝胆湿热所致的急慢性肝炎。

【临床应用】 药物性肝炎由于肝胆湿热所致者可用益肝解毒茶治疗。症见疲乏,口干口苦,恶心,胁肋灼痛,小便黄,大便黏滞,舌红苔黄腻,脉弦滑。

【用量用法】 袋泡茶,每袋装3克。一次3克,一日2次,开水泡服。

【注意事项】 尚不明确。

 3. 肝苏颗粒

【药物组成】 扯根菜。

【功能主治】 降酶,保肝,退黄,健脾。用于慢性活动性肝炎、乙型肝炎,也可用于急性病毒性肝炎。

【临床应用】 药物性肝炎见湿热证者可用肝苏颗粒治疗。症见黄疸,两胁胀痛或灼热,食少腹胀,厌食油腻,倦怠乏力,舌红苔黄腻,脉弦滑。

【用量用法】 颗粒剂,每袋装3克。一次3克,一日3次,口服,小儿酌减。

【注意事项】 孕妇及过敏体质者慎用。

4. 强肝胶囊

【药物组成】 茵陈、板蓝根、当归、白芍、丹参、郁金、黄芪、党参、泽泻、黄精、地黄、山药、山楂、六神曲、秦艽、甘草。

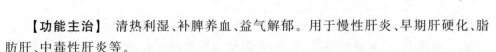

【功能主治】 清热利湿、补脾养血、益气解郁。用于慢性肝炎、早期肝硬化、脂肪肝、中毒性肝炎等。

【临床应用】 药物性肝炎由于肝郁脾虚兼湿热证所致者可用强肝胶囊治疗。症见两胁胀痛或灼热,生气或情绪激动时胀痛明显,倦怠乏力,食欲缺乏,食少腹胀,头晕目眩,气短懒言,善太息,大便干或不爽,舌淡苔黄腻,脉弦滑。

【用量用法】 胶囊剂,每粒装 0.4 克。一次 5 粒,一日 2 次,口服,每服 6 日停 1 日,8 周为 1 疗程,停一周,再进行第二疗程。

【注意事项】 ①有胃、十二指肠溃疡或高酸性慢性胃炎者应减量服用;②妇女经期可暂停服用。

5. 复方益肝灵片

【药物组成】 益肝灵粉(水飞蓟素)、五仁醇浸膏。

【功能主治】 益肝滋肾,解毒祛湿。用于肝肾阴虚,湿毒未清引起胁痛,纳差,腹胀,腰酸乏力,尿黄等症;或慢性肝炎转氨酶增高者。

【临床应用】 适用于药物性肝炎肝肾阴虚、湿毒未清证,症见胁痛腹胀,口苦纳差,腰酸乏力,尿黄,舌苔厚腻,脉沉弱。

【用量用法】 薄膜衣片,每片含水飞蓟素以水飞蓟宾计为 21 毫克。一次 4 片,一日 3 次,饭后服用。

【注意事项】 尚不明确。

6. 参芪肝康胶囊

【药物组成】 茵陈、党参、水飞蓟、五味子、当归、黄芪、刺五加浸膏。

【功能主治】 祛湿清热,调和肝脾。用于湿热内蕴、肝脾不和所致的急、慢性肝炎。

【临床应用】 药物性肝炎由于湿热内蕴、肝脾不和所致者用参芪肝康胶囊治疗。症见黄疸,身热,口干口苦,口中黏腻,食少倦怠,厌食油腻,脘腹胀满灼痛,大便黏滞不爽,肛门灼热,小便色黄,舌质红,苔黄腻,脉弦滑。

【用量用法】 胶囊剂,每粒装 0.4 克,一次 5 粒,1 日 3 次,口服。

【注意事项】 孕妇慎服。

7. 朴沉化郁丸

【药物组成】 香附(醋制)、厚朴(姜制)、木香、枳壳(麸炒)、檀香、陈皮、沉香、柴胡、青皮(醋制)、片姜黄、莪术(醋制)、丁香、高良姜、肉桂、豆蔻、砂仁、甘草。

【功能主治】 舒肝化郁,开胃消食。用于肝气郁滞,肝胃不和所致的胸腹胀满,消化不良,呕吐恶心,停食停水,气滞闷郁,胃脘刺痛。

【临床应用】 药物性肝炎见肝郁犯胃证者可用朴沉化郁丸治疗。症见两胁胀满窜痛,胃脘刺痛,胸腹胀满,呃逆连声,随情志变动而增减,呕吐恶心,停食停水,气滞闷郁,喜太息,苔薄,脉弦。

【用量用法】 大蜜丸,每丸重9克。一次1丸,一日2次,口服。

【注意事项】 ①忌食生冷油腻不易消化食物;②不适用于小儿、年老体弱者及平素身体虚弱,主要表现为身倦乏力、气短嗜卧、动则作喘;③不适用于脾胃阴虚,主要表现为口干、舌红少津、大便干;④哺乳期妇女慎用;⑤不适用于肾阴虚,头晕高血压病人。

 ## 8. 维肝福泰片

【药物组成】 人参茎叶皂苷、树舌多糖、五味子浸膏、乌鸡浸膏。

【功能主治】 滋肝补肾,益气养阴,用于乙型肝炎、肝硬化,以及各种化学毒物引起的肝损伤。

【临床应用】 药物性肝病由于肝肾气阴两虚所致者可用维肝福泰片治疗。症见胁肋隐痛,疲乏明显,腰膝酸软,舌淡红少苔,脉弦细。

【用量用法】 片剂,每片重0.4克。一次2~3片,一日3次,口服。每2个月为1个疗程,第一疗程结束后休息1周,经检查后开始下一疗程的治疗。

【注意事项】 尚不明确。

 ## 9. 五酯胶囊

【药物组成】 华中五味子。

【功能主治】 能降低血清谷丙转氨酶。可用于慢性、迁延性肝炎谷丙转氨酶升高者。

【临床应用】 药物性肝炎由于气阴两虚所致者可用五酯胶囊治疗。症见疲乏明显,口干口渴,舌红少苔,脉弦细。

【用量用法】 胶囊剂,每粒含五味子甲素11.25毫克。一次2粒,一日3次,口服。或遵医嘱。

【注意事项】 尚不明确。

 ## 10. 十味溪黄草颗粒

【药物组成】 溪黄草、余甘子、白花蛇舌草、茵陈、白术、茯苓、布渣叶、谷芽、麦芽、柴胡。

【功能主治】 清热利湿、健脾消滞。可用于肝胆湿热,脾胃失运型急性肝炎所致的黄疸,胁胀不适或疼痛,食欲缺乏,倦怠乏力等症状的改善。

【临床应用】 药物性肝炎见肝胆湿热、脾胃失运证者可用十味溪黄草颗粒治疗。症见黄疸,胁胀不适或疼痛,食欲缺乏,倦怠乏力,小便黄,大便黏滞,舌红苔黄腻,齿痕,脉弦细。

　　【用量用法】　颗粒剂,每袋装 10 克。一次 2 袋,一日 3 次,开水冲服;儿童酌减。

　　【注意事项】　①长期连续服用,可能产生胃寒、苔厚;②气血阴阳亏虚之体与孕妇慎用。

第12章 肝硬化

肝硬化(hepatic cirrhosis)是一种不同病因长期作用于肝脏引起的慢性、进行性、弥漫性肝病的终末阶段。是在肝细胞广泛坏死基础上产生肝脏纤维组织弥漫性增生,并形成再生结节和假小叶,导致肝小叶正常结构和血液供应遭到破坏。病变逐渐进展,晚期出现肝功能衰竭、门静脉高压和多种并发症,死亡率高。起病常隐匿,早期可无特异性症状、体征,根据是否出现腹水可将肝硬化分为代偿期和失代偿期。代偿期肝硬化有些患者可无症状,有的患者可有食欲缺乏、乏力、消化不良、腹泻等非特异性症状。失代偿期肝硬化可出现食欲缺乏、乏力、腹胀、腹痛、腹泻、体重减轻、出血倾向、性功能减退、男性乳房发育,女性闭经及不孕等内分泌系统失调的表现,晚期常有大量腹水形成。

肝硬化属于中医学"胁痛""积聚""鼓胀""黄疸"等范畴,病因有情志所伤、酒食不节、劳欲过度、脾虚食积、虫毒感染、黄疸积聚失治等,病机主要是肝、脾、肾功能失调。初起重在肝脾,情志所伤,气机不利,肝郁乘脾,脾失健运,水湿内停。若失治、误治,水湿不去,土壅而侮木,肝郁更甚,其结果即可及血而致血瘀,又可使脾气更虚,水湿更盛。又肝、脾、肾在生理上密切相关,肝脾病变必然累及于肾。脾虚不运,肾精衰减,而导致肾阳不足,膀胱气化不利,命门火衰,则进一步导致脾阳更虚,脾肾阳虚,水湿潴留更甚。肝藏血,肾藏精,肝肾同源。肝气郁结,郁久化热伤阴,肝阴不足必然导致肾阴不足,这样肝肾阴虚,使病势日益加重。

一、中医辨证治疗

1. 肝郁脾虚证

【表　现】　右胁胀痛,按之明显,纳差,腹胀便溏,四肢倦怠乏力,面浮而色晦黄,入暮足胫微肿,舌质黯红不泽,舌体较胖,或边有齿痕,脉虚弦,重按无力。

【治　法】　疏肝健脾,活血消癥。

【处方1】　柴胡疏肝散(《景岳全书》)加减。

柴胡 12 克	党参 15 克	枳壳 10 克	白芍 10 克
川芎 10 克	白术 12 克	郁金 15 克	陈皮 10 克
丹参 10 克	鳖甲(先煎)9 克	龟甲(先煎)6 克	香附 10 克
山药 30 克	谷麦芽各 10 克	炙甘草 6 克	

【方　解】　情志所伤、酒食不节、劳欲过度、脾虚食积、虫毒感染、黄疸积聚失治等,致气机不利,肝郁乘脾,脾失健运,而成本证,治以疏肝健脾、活血消癥。方中柴胡功善疏肝解郁,山药健脾益气,用以为君。香附理气疏肝而止痛,川芎活血行气以止痛,二药相合,助柴胡疏肝解郁,并增行气活血止痛之效;党参、白术健脾利湿,助山药之力,共为臣药。陈皮、枳壳理气行滞;芍药、甘草养血柔肝;丹参、郁金活血化瘀、理气止痛;鳖甲、龟甲软坚散结;谷麦芽健脾消食,均为佐药。甘草调和诸药,兼为使药。诸药相合,共奏疏肝健脾、活血消癥之功。

【加　减】　①气郁化热者,加牡丹皮 10 克,栀子 10 克。②伴有头晕、失眠,气郁化热伤阴者,加牡丹皮 10 克,枸杞子 10 克。③寒湿偏重者,加干姜 10 克,砂仁(后下)6 克。

【处方 2】　四逆散(《伤寒论》)合四君子汤(《太平惠民合剂局方》)加减。

柴胡 10 克	白药 9 克	枳实 9 克	茯苓 15 克
生黄芪 30 克	炒白术 15 克	党参 15 克	炙甘草 6 克
土鳖虫 3 克	赤芍 15 克	延胡索 10 克	

【方　解】　方中用柴胡入肝胆经,疏肝解郁,透邪外出;党参益气健脾,与柴胡共为君药。白芍敛阴养血柔肝,与柴胡合用,以补养肝血,条达肝气,可使柴胡升散而无耗伤阴血之弊;黄芪助党参健脾,与白芍共为臣药。枳实理气解郁,与白芍相配,又能理气和血,使气血调和;茯苓、白术健脾利湿;土鳖虫、赤芍活血化瘀消癥;延胡索活血化瘀、行气止痛,均为佐药。使以甘草,调和诸药,益脾和中。

【加　减】　①食欲缺乏者,加陈皮 10 克,焦三仙各 10 克。②腹胀甚,加木香 10 克,槟榔 10 克。③泛吐清水者,加干姜 10 克。

【处方 3】　逍遥散(《太平惠民和剂局方》)合异功散(《小儿药证直诀》)加减。

柴胡 10 克	当归 15 克	白芍 10 克	党参 10 克
黄芪 15 克	白术 10 克	莪术 9 克	炙甘草 6 克
陈皮 10 克	茯苓 10 克	三棱 9 克	生山楂 15 克

【方　解】　方中柴胡疏肝解郁,使肝气得以条达;党参健脾益气,共为君药;白术、茯苓健脾去湿,使运化有权,气血有源;白芍酸苦微寒,养血敛阴,柔肝缓急,为臣药。黄芪补气健脾;当归甘辛苦温,养血和血;陈皮、山楂理气健脾;三棱、莪术善破血逐瘀,开至坚之结,且三棱、莪术善理肝胆之郁;炙甘草益气补中,缓肝之急,均为佐药。方中配伍具有两个特点,一是当归、芍药与柴胡同用,补肝体而助肝用,血

和则肝和,血充则肝柔;二是黄芪与三棱、莪术合用,肝硬化者需久服药物,恐脾胃弱者,久服有碍,故用黄芪、三棱、莪术以开胃健脾,使脾胃强壮,自能运化药力,以达病所。诸药合用,共奏疏肝健脾、化瘀消癥之力。

【加　减】　①胁肋胀痛者,加郁金 10 克,延胡索 10 克,川楝子 6 克。②大便溏泄者,加白扁豆 10 克,炒薏苡仁 30 克,山药 15 克。③腹胀者,加厚朴 10 克,莱菔子 15 克。

【处方 4】　自拟方。

柴胡 12 克	白芍 10 克	太子参 15 克	茯苓 10 克
鳖甲(先煎)15 克	炒白术 15 克	黄芪 20 克	鸡血藤 10 克
桃仁 10 克	红花 10 克	地龙 10 克	泽兰 10 克
牛膝 10 克	甘草 6 克		

【方　解】　方中柴胡疏肝解郁,条达肝气;太子参益气健脾,二药疏肝健脾以治本,共为方中君药。黄芪助太子参补气健脾;白芍养血敛阴,柔肝缓急,为臣药。白术、茯苓健脾利湿,使脾健气血生化有源;鸡血藤养血和血通络;桃仁、红花活血化瘀兼能润燥有辛润通络之功;牛膝益肝肾、活血通络;泽兰辛散温通,性平不峻,活血化瘀兼利水消肿;地龙活血通络、除湿而不伤阴,均为佐药。甘草为使,调和诸药。诸药合用,共奏疏肝健脾化瘀之功。

【加　减】　①伴黄疸者,加茵陈 20 克,栀子 10 克,虎杖 6 克。②腿肿者,改茯苓为 30 克,加泽泻 15 克,猪苓 15 克。③兼胁肋不适者,加川芎 10 克,川楝子 6 克,郁金 10 克。

2. 肝胆湿热证

【表　现】　胁痛脘痞,或黄疸,黄色鲜明,头眩口苦,纳差腹胀,心烦易怒,小便短而黄,大便秘结或溏滞不爽,舌黄厚腻,脉弦数。

【治　法】　清肝利胆,泄热渗湿。

【处方 1】　龙胆泻肝汤(《医方集解》)合茵陈蒿汤(《伤寒论》)加减。

龙胆草 10 克	茵陈 20 克	栀子 10 克	柴胡 6 克
当归 10 克	黄芩 10 克	生大黄(后下)10 克	泽泻 10 克
虎杖 15 克	金钱草 15 克	车前草 15 克	甘草 6 克
丹参 10 克	鳖甲(先煎)10 克		

【方　解】　湿热之邪侵及肝胆,而成本证,治以清肝利胆,泄热渗湿兼活血消癥。方中龙胆草大苦大寒,既能清利肝胆实火,又能清利肝经湿热,故为君药。黄芩、栀子苦寒泻火,燥湿清热,共为臣药。茵陈、虎杖、金钱草、泽泻、车前草清热利湿;大黄导热从大便而出;当归养血滋阴,邪去而不伤阴血;丹参活血化瘀;鳖甲软

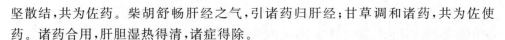

坚散结,共为佐药。柴胡舒畅肝经之气,引诸药归肝经;甘草调和诸药,共为佐使药。诸药合用,肝胆湿热得清,诸症得除。

【加　减】　①肝区窜痛者,加延胡索 10 克,川楝子 9 克。②肝脾肿大者,加穿山甲(先煎)6 克,浙贝母 20 克。③恶心重者,加竹茹 10 克,姜半夏 9 克。

【处方 2】　茵陈蒿汤(《伤寒论》)加减。

茵陈 30 克	栀子 10 克	制大黄 10 克	黄芩 12 克
赤芍 20 克	垂盆草 15 克	鸡骨草 15 克	车前草 10 克
桃仁 10 克	红花 10 克	生牡蛎(先煎)30 克	山楂 30 克
甘草 6 克			

【方　解】　方中茵陈苦泄下降,善能清热利湿,为方中君药。臣以栀子清热降火,通利三焦,助茵陈引湿热从小便而去。黄芩、垂盆草、鸡骨草清热利湿;桃仁、红花活血化瘀兼能润燥有辛润通络之功;赤芍清热凉血,散瘀止痛,山楂消瘀健脾;生牡蛎软坚散结;大黄泻热逐瘀,通利大便,导瘀热从大便而下;车前草导湿热从小便而出,均为佐药。甘草健脾和中,调和诸药,为佐使。诸药合用,湿热得除,瘀血得化,诸症可望平复。

【加　减】　①形体肥胖者,加三棱 9 克,莪术 9 克。②痰湿重者,加浙贝母(先煎)20 克。③伴血脂高者,加草决明 15 克。

【处方 3】　甘露消毒丹(《温热经纬》)加减。

滑石 10 克	黄芩 15 克	茵陈 30 克	石菖蒲 6 克
虎杖 10 克	田基黄 10 克	藿香 10 克	路路通 10 克
丹参 10 克	白蔻仁 10 克	泽兰 10 克	甘草 6 克

【方　解】　方中滑石利水渗湿,清热,两擅其功;茵陈善清利湿热而退黄;黄芩清热燥湿,泻火解毒。三药相合,正合湿热并重之病机,共为君药。湿热留滞,易阻气机,故以石菖蒲、藿香、白豆蔻行气化湿,悦脾和中,令气畅湿行,为方中臣药;虎杖、田基黄清热解毒、利湿退黄、散瘀;丹参、泽兰、路路通活血化瘀通络,为方中佐药。甘草调和诸药,为方中使药。诸药合用,清热利湿的同时调畅气机,兼以活血散瘀,使诸症可解。

【加　减】　①湿邪困脾者,加佩兰(后下)10 克,陈皮 6 克。②恶心呕吐者,加竹茹 10 克,姜半夏 9 克。③腹胀便溏者,加厚朴 10 克,山药 20 克,薏苡仁 30 克。

【处方 4】　蒿芩清胆汤(《重订通俗伤寒论》)加减。

青蒿 10 克	黄芩 10 克	赤芍 30 克	茵陈 20 克
枳壳 6 克	竹茹 9 克	莪术 6 克	三棱 6 克
茯苓 10 克	法半夏 9 克	陈皮 6 克	碧玉散(包)10 克
垂盆草 15 克	土鳖虫 3 克		

【方　解】　方中青蒿苦寒芳香,清透少阳邪热,芳香辟秽化湿,黄芩苦寒,清泄少阳湿热,两药相伍,既透邪外出,又内清湿热,并为君药。茵陈苦泄下降,善能清热利湿,可助君药清利湿热;赤芍苦微寒,归肝经,清热凉血,活血祛瘀行滞,共为臣药。竹茹清胆胃之热,化痰止呕;半夏燥湿化痰,和胃降逆;枳壳下气宽中,除痰消痞;陈皮理气化痰。四药配合,使热清湿化痰除。三棱、莪术、土鳖虫破血化瘀消癥;碧玉散(滑石、青黛、甘草)、茯苓、垂盆草清热利湿,导湿热下泄,俱为佐药。诸药合用,共奏清热利湿化瘀之功。

【加　减】　①兼黄疸者,改茵陈30克,加大黄6克,栀子10克。②兼胁肋灼痛者,加延胡索10克,栀子10克,龙胆草9克。③兼大便秘结者,加芒硝(冲)6克,枳实9克。

3. 肝肾阴虚证

【表　现】　胁肋隐痛,劳累加重,腰痛或腰酸腿软,头晕眼花,眼干涩,五心烦热或低热,口干咽燥,耳鸣耳聋,失眠,小便短赤,大便干结。舌红少苔,脉弦细或弦细数。

【治　法】　滋养肝肾,凉血化瘀。

【处方1】　一贯煎(《续名医类案》)加减。

生地黄20克	沙参10克	麦冬15克	当归10克
枸杞子10克	川楝子6克	鳖甲(先煎)10克	龟甲(先煎)10克
赤芍20克	阿胶(烊化)10克	甘草6克	

【方　解】　肝气郁结,郁久化热伤阴,肝阴不足必然导致肾阴不足,而成本证。治以滋养肝肾,凉血化瘀。方中用生地黄滋阴养血、补益肝肾,内寓滋水涵木之意,为君药。当归、枸杞养血滋阴柔肝;北沙参、麦冬滋养肺胃,养阴生津,意在佐金平木,扶土制木,均为臣药。阿胶滋阴润燥,既益已伤之阴,又防诸药渗利重伤阴血;赤芍凉血祛瘀;鳖甲、龟甲滋阴软坚散结;少量川楝子,疏肝泄热,理气止痛,复其条达之性,该药性虽苦寒,但与大量甘寒滋阴养血药相配伍,则无苦燥伤阴之弊,上药均为佐药。全方组方严谨,配伍得当,滋养肝肾之阴与化瘀并用,诸症可望平复。

【加　减】　①阴虚内热者,加茜草10克,仙鹤草15克。②若津伤口干者,加石斛15克,芦根15克,知母10克。

【处方2】　归芍地黄汤(《病因脉治》)加减。

当归15克	白芍15克	生地黄15克	山茱萸10克
山药15克	茯苓30克	牡丹皮10克	泽泻15克
鳖甲(先煎)15克	龟甲(先煎)15克	丹参10克	

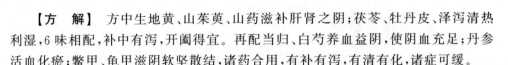

【方　解】　方中生地黄、山茱萸、山药滋补肝肾之阴;茯苓、牡丹皮、泽泻清热利湿,6 味相配,补中有泻,开阖得宜。再配当归、白芍养血益阴,使阴血充足;丹参活血化瘀;鳖甲、龟甲滋阴软坚散结,诸药合用,有补有泻,有清有化,诸症可缓。

【加　减】　①眼干涩者,加青葙子 6 克,密蒙花 6 克。②胁肋隐痛重者,加川楝子 9 克,延胡索 15 克,香附 10 克。③大便秘结者,加黑芝麻 15 克,肉苁蓉 15 克。

【处方 3】　麦冬养荣汤(《血证论》)加减。

麦冬 20 克	生地黄 15 克	山药 10 克	当归 10 克
穿山甲(先煎)6 克	知母 6 克	女贞子 15 克	五味子 6 克
鳖甲(先煎)15 克	泽兰 10 克	白芍 10 克	陈皮 6 克
肉桂 2 克	炙甘草 6 克		

【方　解】　方中麦冬既可增强养阴润燥之力,又可兼以清心降火,生地黄滋阴养血、补益肝肾,内寓滋水涵木之意,共为方中君药。山药补益脾阴,亦能固精,与地黄相配,滋养肝脾肾;女贞子性凉,补中有清,可滋肾养肝,益精血,二者共为臣药。当归、白芍养血补血;知母清热除烦又可滋阴;五味子酸收,既可生津止渴敛汗,又能收摄虚火之浮越;穿山甲、鳖甲滋阴软坚散结;泽兰活血化瘀养肝。然诸药毕竟多属甘寒柔润之品,故用陈皮理气行湿以防壅隔败胃,再用甘草养中护正以顾后天化源。加少量肉桂意在引火归元。诸药合用,共奏滋养肝肾化瘀之功,可除诸症。

【加　减】　①虚热明显,加地骨皮 10 克,白薇 9 克。②胁痛明显,加川楝子 6 克,延胡索 10 克。③兼口干咽燥者,加天花粉 10 克,石斛 10 克。

【处方 4】　滋水清肝饮(《医宗己任编》)加减。

熟地黄 15 克	山茱萸 15 克	山药 15 克	泽泻 15 克
茯苓 15 克	炒白术 15 克	栀子 10 克	白芍 15 克
牡丹皮 10 克	当归 15 克	柴胡 9 克	甘草 6 克
水红花子 15 克	泽兰 10 克	楮实子 10 克	

【方　解】　滋水清肝饮由六味地黄丸合丹栀逍遥散加减而成。以六味地黄丸滋补肝肾之阴,丹栀逍遥散疏肝解郁、清热健脾,加楮实子入肝脾肾经,滋肾益阴,清肝明目;水红花子、泽兰活血化瘀散结,诸药合用,养阴而不滋腻,活血化瘀而不伤血,诸症可缓消。

【加　减】　①兼腰膝酸软者,加杜仲 10 克,补骨脂 10 克,枸杞子 10 克。②手足心热者,加知母 10 克,地骨皮 10 克。③兼小便短赤者,加小蓟 10 克,白茅根 10 克,车前草 10 克。

4. 气虚血瘀证

【表　现】 胁肋不适或胀或痛,面色晦暗或萎黄发青,精神萎靡,疲倦乏力,食欲缺乏,大便溏,舌质暗淡或有瘀斑,舌下静脉曲张,脉细涩。

【治　法】 益气活血,化瘀通络。

【处方1】 补阳还五汤(《医林改错》)加减。

生黄芪60克	赤芍30克	土鳖虫10克	当归尾10克
川芎9克	桃仁10克	红花10克	地龙10克
山药20克	白术15克	茯苓15克	炙甘草6克

【方　解】 气为血帅,气虚无力推动血液运行,血瘀结于胁下而成本证,治以益气活血,化瘀通络。方中重用生黄芪,补益元气,意在气旺则血行,瘀去络通,为君药。当归尾活血通络而不伤血,用为臣药。山药、白术、茯苓健脾胃利湿,使气血生化有源;赤芍、川芎、桃仁、红花、土鳖虫协同当归尾以活血破瘀;地龙通经活络,力专善走,周行全身,以行药力,共为佐药。甘草调和诸药,为使药。诸药共用,可使气足血旺,血流顺畅,经络通利,而瘀积可化。

【加　减】 ①胁肋隐痛者,加延胡索15克,丹参10克。②气滞者,加柴胡10克,郁金10克。③大便溏泄者,加白扁豆10克,肉豆蔻10克。

【处方2】 四君子汤(《太平惠民和剂局方》)合膈下逐瘀汤(《医林改错》)加减。

黄芪30克	白术15克	茯苓15克	桃仁10克
赤芍30克	乌药6克	当归10克	川芎9克
五灵脂(包煎)10克	红花10克	枳壳10克	香附10克
土鳖虫6克	牡丹皮10克	延胡索10克	甘草6克

【方　解】 方中黄芪、白术、茯苓补气健脾,使气血生化有源;当归、川芎、赤芍养血活血,与逐瘀药同用,可使瘀血祛而不伤阴血;牡丹皮清热凉血,活血化瘀;桃仁、红花、灵脂、土鳖虫破血逐瘀,以消积块;配香附、乌药、枳壳、延胡索行气止痛;尤其川芎不仅养血活血,更能行血中之气,增强逐瘀之力;甘草调和诸药。全方以补气健脾与逐瘀活血药同用,配以行气药,使气足血旺,气帅血行,更好发挥其活血逐瘀,破癥消结之力。

【加　减】 ①疲倦乏力者,可加红景天15克,山药15克。②兼黄疸者,加茵陈30克,黑顺片(先煎)9克,苍术9克。③食欲缺乏者,加焦三仙各15克,鸡内金15克。

【处方3】 下瘀血汤(《金匮要略》)加减。

土鳖虫10克	生大黄6克	桃仁10克	赤芍30克

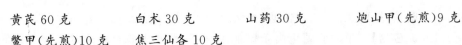

黄芪 60 克   白术 30 克   山药 30 克   炮山甲(先煎)9 克

鳖甲(先煎)10 克   焦三仙各 10 克

【方　解】 血之干燥凝着于胁下者,非润燥荡涤不能去也。故方中用大黄荡涤瘀血,桃仁润燥,缓中破结,土鳖虫破血逐瘀,用下瘀血汤荡涤胁下瘀血结块。用黄芪补气,气旺帅血行。山药、白术、焦三仙健脾益气,顾护脾胃,使气血生化有源;穿山甲咸能软坚,性善走窜,鳖甲味咸气寒,入肝脾血分,既能滋阴退热,又可软坚散结,两药合用可更好地发挥软坚散结的作用,更用赤芍活血化瘀、凉血消肿之功,诸药合用,气虚得补,瘀血祛,新血生,诸症得除。

【加　减】 ①胁下积块明显者,加龟甲(先煎)15 克,莪术 9 克,三棱 9 克。②脾虚明显者,加党参 10 克,茯苓 15 克。③兼脾肾阳虚者,加制附子(先煎)15 克,肉桂 5 克。

【处方 4】 黄芪汤(《太平惠民和剂局方》)合血府逐瘀汤(《医林改错》)加减。

生黄芪 60 克   当归 12 克   桃仁 10 克   红花 10 克

炒枳壳 10 克   赤芍 30 克   柴胡 9 克   川芎 9 克

香附 10 克   郁金 10 克   丹参 10 克   鳖甲(先煎)10 克

生牡蛎(先煎)30 克   陈皮 10 克

【方　解】 方中用生黄芪甘温,补中气。盖脾土喜甘而恶苦,喜补而恶攻,喜温而恶寒,喜通而恶滞,喜升而恶降,喜燥而恶湿,重用黄芪实脾治脾,乃治其本;桃仁破血行滞而润燥,红花活血祛瘀以止痛,与黄芪共为君药,以补气活血。陈皮理气健脾,使黄芪补气而不滞气;赤芍、川芎助桃仁、红花活血祛瘀,共为臣药。丹参活血祛瘀;当归养血活血;生牡蛎、鳖甲软坚散结;枳壳、郁金行气解郁;香附、柴胡疏肝解郁,理气行滞,使气行则血行。合而用之,使血活瘀化气行癥积可消,则诸症可平复。

【加　减】 ①大便溏泻者,加山药 15 克,薏苡仁 20 克,白扁豆 10 克。②眠差梦多者,加柏子仁 20 克,合欢皮 10 克。

二、中成药治疗

 1. 复方鳖甲软肝片

【药物组成】 鳖甲(制)、莪术、赤芍、当归、三七、党参、黄芪、紫河车、冬虫夏草、板蓝根、连翘。

【功能主治】 软坚散结,化瘀解毒,益气养血。用于慢性乙型肝炎肝纤维化,以及早期肝硬化属瘀血阻络、气血亏虚兼热毒未尽证。症见:胁肋隐痛或胁下痞块,面色晦暗,脘腹胀满,纳差便溏,神疲乏力,口干口苦,赤缕红丝等。

【临床应用】 早期肝硬化由于瘀血阻络、气血亏虚兼热毒未尽证所致者可用复方鳖甲软肝片治疗。症见胁肋隐痛或胁下痞块,面色晦暗,脘腹胀满,纳差便溏,神疲乏力,口干苦,赤缕红丝,舌暗红,苔薄白或黄,脉弦细涩。

【用量用法】 片剂,每片 0.5 克,一次 4 片,1 日 3 次,口服。6 个月为一个疗程,或遵医嘱。

【注意事项】 ①孕妇禁用;②偶见轻度消化道反应,一般可自行缓解。

2. 扶正化瘀胶囊(片)

【药物组成】 丹参、发酵虫草菌粉、桃仁、松花粉、绞股蓝、五味子(制)。

【功能主治】 活血祛瘀,益精养肝。用于乙型肝炎肝纤维化属"瘀血阻络,肝肾不足"证者,症见胁下痞块,胁肋疼痛,面色晦暗,或见赤缕红斑,腰膝酸软,疲倦乏力,头晕目涩,舌质暗红或有瘀斑,苔薄或微黄,脉弦细。

【临床应用】 慢性乙型肝炎早期肝硬化由于瘀血阻络、肝肾不足证所致者可用扶正化瘀片治疗。症见胁下痞块,胁肋疼痛,面色晦暗,或见赤缕红斑,腰膝酸软,疲倦乏力,头晕目涩,舌质暗红或有瘀斑,苔薄或微黄,脉弦细。

【用量用法】 片剂,每片重 0.4 克,一次 4 片,1 日 3 次,口服。24 周为 1 疗程。

【注意事项】 ①偶见服后胃中有不适感;②孕妇忌用;③湿热甚者慎用。

3. 鳖甲煎丸

【药物组成】 鳖甲胶、阿胶、蜂房(炒)、鼠妇虫、土鳖虫(炒)、蜣螂、硝石(精制)、柴胡、黄芩、半夏(制)、党参、干姜、厚朴(姜制)、桂枝、白芍(炒)、射干、桃仁、牡丹皮、大黄、凌霄花、葶苈子、石韦、瞿麦。

【功能主治】 活血化瘀、软坚散结。用于胁下癥块。

【临床应用】 肝硬化由于瘀血阻络所致者可用鳖甲煎丸治疗。症见胁下癥块,胀痛,消瘦,面色青黑,赤缕红丝,舌暗红或有瘀斑,苔薄白,脉弦涩。

【用量用法】 水蜜丸,每瓶装 50 克,一次 3 克,1 日 2~3 次,口服。

【注意事项】 孕妇忌用。

4. 大黄䗪虫丸

【药物组成】 熟大黄、土鳖虫(炒)、水蛭(制)、虻虫(去翅足,炒)、蛴螬(炒)、干漆(煅)、桃仁、炒苦杏仁、黄芩、地黄、白芍、甘草。

【功能主治】 活血破瘀,通经消癥。用于瘀血内停所致的癥瘕、闭经,症见腹部肿块、肌肤甲错、面色黯黑、潮热羸瘦,经闭不行。

【临床应用】　肝硬化由于瘀血内停所致者用大黄䗪虫丸治疗。症见肌肤甲错、面色黧黑、潮热羸瘦,胁下痞块,疼痛,夜间痛甚,女性月经量少或闭经,舌暗红有瘀斑,脉弦涩。

【用量用法】　水蜜丸,每 100 粒重 10 克,一次 3 克,一日 1～2 次,口服。

【注意事项】　①孕妇禁用;②皮肤过敏者停服。

5. 安络化纤丸

【药物组成】　地黄、三七、水蛭、僵蚕、地龙、白术、郁金、牛黄、瓦楞子、牡丹皮、大黄、生麦芽、鸡内金、水牛角浓缩粉。辅料为倍他环糊精。

【功能主治】　健脾养肝,凉血活血,软坚散结。用于慢性乙型肝炎、乙肝后早、中期肝硬化,表现为肝脾两虚、瘀热互结证候者,症见:胁肋疼痛,脘腹胀满,神疲乏力,口干咽燥,纳食减少,便溏不爽,小便黄等。

【临床应用】　乙肝后早、中期肝硬化由于肝脾两虚、瘀热互结所致者用安络化纤丸治疗。症见胁肋疼痛,脘腹胀满,神疲乏力,口干咽燥,纳食减少,便溏不爽,小便黄,舌红苔腻,脉弦涩。

【用量用法】　浓缩丸,每袋装 6 克,一次 6 克,一日 2 次,口服。或遵医嘱,3 个月为一疗程。

【注意事项】　①忌酒、辣椒,月经期减量;②孕妇禁用。

6. 和络舒肝胶囊

【药物组成】　白术(炒)、白芍、三棱、香附(制)、莪术、当归、木瓜、大黄、红花、鳖甲(炙)、桃仁、郁金、茵陈、海藻、昆布、玄参、生地黄、熟地黄、虎杖、土鳖虫、柴胡、制何首乌、凌霄花、蜣螂、五灵脂、黑豆、半枝莲。

【功能主治】　疏肝理气,清化湿热,活血化瘀,滋养肝肾。用于慢性迁延性肝炎,慢性活动性肝炎及早期肝硬化。

【临床应用】　早期肝硬化由于湿热瘀阻、肝肾亏虚所致者用和络舒肝胶囊治疗。症见胁痛脘痞或胁下痞块,唇青面黑,肌肤甲错,腰酸尿黄,腹胀纳差,舌黄腻或瘀斑,脉弦或细涩。

【用量用法】　胶囊剂,每粒相当于总药材 0.93 克。一次 5 粒,一日 3 次,或遵医嘱,饭后温开水送服。小儿酌减。

【注意事项】　孕妇慎用。

7. 肝脾康胶囊

【药物组成】　柴胡、黄芪、青皮、白芍、白术、板蓝根、姜黄、茯苓、水蛭、三七、郁金、鸡内金(炒)、熊胆粉、水牛角浓缩粉。

【功能主治】 疏肝健脾,活血清热。用于肝郁脾虚、余热未清证。症见:胁肋胀痛,胸脘痞闷,食少纳呆,神疲乏力,面色晦暗,肋下积块,以及慢性肝炎、早期肝硬化见于上述症候者。

【临床应用】 早期肝硬化由于肝郁脾虚、余热未清所致者用肝脾康胶囊治疗。症见胁肋胀痛,疼痛每因情志变化而增减,胸脘痞闷,食少纳呆,神疲乏力,面色晦暗,肋下积块,疼痛拒按,苔多薄白或少苔,脉沉弦或弦涩。

【用量用法】 胶囊剂,每粒装 0.35 克。一次 5 粒,一日 3 次,餐前半小时口服。3 个月为 1 疗程,或遵医嘱。

【注意事项】 孕妇禁用。

 ## 8. 护肝片

【药物组成】 柴胡、茵陈、板蓝根、五味子、猪胆粉、绿豆。

【功能主治】 疏肝理气,健脾消食。具有降低转氨酶作用。用于慢性肝炎及早期肝硬化。

【临床应用】 早期肝硬化由于肝失疏泄、湿热内蕴所致者可用护肝片治疗。症见胁肋胀痛,身目发黄,情志抑郁,腹胀纳差,舌红苔腻,脉弦或滑数。

【用量用法】 糖衣片,每片重 0.36 克,一次 4 片,一日 3 次,口服。

【注意事项】 尚不明确。

 ## 9. 中华肝灵胶囊

【药物组成】 柴胡(醋制)、糖参、厚朴(姜制)、三七、当归、木香、香附(醋制)、川芎、鳖甲(醋制)、郁金、青皮(醋制)、枳实(麸炒)。

【功能主治】 舒肝健脾,理气止痛,活血化瘀,软坚散结。用于肝郁气滞血阻,积聚不消,两胁胀痛,食少便溏,舌有瘀斑,脉沉涩无力者。

【临床应用】 肝硬化由于肝郁气滞血阻证所致者可用中华肝灵胶囊治疗。症见两胁胀痛或胁下积块,或刺痛,情志抑郁易怒,善太息,嗳气,食少便溏,舌有瘀斑,脉弦或沉涩无力。

【用量用法】 胶囊剂,每粒装 0.3 克。一次 7～8 粒,一日 3 次,口服。

【注意事项】 尚不明确。

 ## 10. 肝喜乐片

【药物组成】 齐墩果酸、五味子浸膏、刺五加浸膏。

【功能主治】 有降低谷丙氨酸氨基转移酶,保护及促进肝细胞再生功能。主要用于急性肝炎、慢性迁延型肝炎和早期肝硬化等症。

【临床应用】 早期肝硬化由于肝肾不足所致者可用肝喜乐片治疗。症见胁肋隐痛,痞块,疲乏,腰膝酸软,舌红少苔,脉弦细。

【用量用法】　糖衣片,每片含齐墩果酸 10 毫克。一次 4 片,一日 3 次,口服。或遵医嘱。

【注意事项】　尚不明确。

 11. 肝爽颗粒

【药物组成】　党参、柴胡(醋制)、白芍、当归、茯苓、白术(炒)、枳壳(炒)、蒲公英、虎杖、夏枯草、丹参、桃仁、鳖甲(烫)。

【功能主治】　疏肝健脾,消热散瘀,保肝护肝,软坚散结。用于急、慢性肝炎,肝硬化,肝功能损害。

【临床应用】　肝硬化由于肝郁脾虚、湿热瘀阻者可用肝爽颗粒治疗。症见两胁胀痛或胁下积块,或刺痛,情志抑郁易怒,善太息,口干口苦,食少便溏,舌暗红有瘀斑,苔黄腻,脉弦涩无力。

【用量用法】　颗粒剂,每袋装 3 克。一次 3 克,一日 3 次,口服。

【注意事项】　尚不明确。

 12. 肝复康丸

【药物组成】　五味子,太子参,白花蛇舌草。

【功能主治】　收敛,益气,解毒,降丙氨酸氨基转移酶。用于急、慢性肝炎、早期肝硬化和肝功能不良。

【临床应用】　早期肝硬化由于气虚毒恋所致者可用肝复康丸治疗。症见疲乏,胁下痞块,胁肋隐痛,舌红苔薄黄,脉细。

【用量用法】　水蜜丸,每 10 粒重 1 克。一次 6～9 克,一日 3 次,口服。

【注意事项】　①丙氨酸氨基转移酶恢复正常后,仍需服药 2～4 周,以巩固疗效;②邪盛正实者慎用。

 13. 肾肝宁胶囊

【药物组成】　育成蛹粉、牛膝粉。

【功能主治】　补益肝肾、扶正固本,具有同化蛋白。促进新陈代谢和增强免疫等功能。用于肾小球肾炎、肾病综合征。甲型肝炎,肝硬化等。

【临床应用】　肝硬化属于肝肾不足所致者可用肾肝宁胶囊治疗。症见疲乏,胁下痞块,胁肋隐痛,腰膝酸软,舌淡红苔薄,脉细。

【用量用法】　胶囊剂,每粒装 0.45 克。一次 3～5 粒,一日 3 次,口服。

【注意事项】　尚不明确。

14. 复方木鸡颗粒

【药物组成】 云芝提取物、山豆根、菟丝子、核桃楸皮。

【功能主治】 具有抑制甲胎蛋白升高的作用。用于肝炎,肝硬化,肝癌。

【临床应用】 肝硬化由于肝肾不足、毒邪留恋所致者可用复方木鸡颗粒治疗。症见胁下痞块,胁肋疼痛,疲乏,口干口苦,腰膝酸软,舌淡红苔薄,脉弦细。

【用量用法】 颗粒剂,每袋装 10 克。一次 10 克,一日 3 次,饭后服。

【注意事项】 尚不明确。

 15. 强肝片

【药物组成】 茵陈、板蓝根、黄芪、党参、当归、白芍、丹参、郁金、黄精、生地黄、山楂、泽泻、山药、秦艽、六神曲、甘草。

【功能主治】 清热利湿,补脾养血,益气解郁。用于慢性肝炎,早期肝硬化,脂肪肝,中毒性肝炎等。

【临床应用】 早期肝硬化由于肝郁脾虚、气血不足、湿热内蕴所致者可用强肝片治疗。症见面色萎黄,胁肋胀痛,善太息,疲乏倦怠,口干口苦,小便黄,大便溏或黏滞,舌淡红苔薄黄,齿痕,脉弦细。

【用量用法】 片剂,每片重 0.5 克。一次 4 片,一日 2 次,口服。每服六日停一日,八周为一疗程。停一周再进行第二疗程。

【注意事项】 ①有胃、十二指肠溃疡或高酸性慢性胃炎者应减量服用;②妇女经期暂停服数日。

第13章 肝硬化腹水

肝硬化腹水是一种常见的慢性进行性、弥漫性肝病终末期阶段的并发症,可由病毒性肝炎、酒精性肝炎、胆汁淤积性肝病、自身免疫性肝炎、药物性肝炎、非酒精性脂肪性肝炎、血吸虫病等引起。当腹腔内出现过多游离液体(>50毫升)时称为腹水。肝硬化腹水患者多有慢性肝病史,有乏力、腹胀及食欲缺乏等症状,部分患者有黄疸及下肢水肿。

肝硬化腹水属于中医学"单腹胀""水臌""鼓胀"的范畴。虫毒感染,酒食不节,黄疸、胁痛、积聚失治等是肝硬化腹水的主要病因,情志所伤、劳欲过度常是本病诱发和加重的因素。肝硬化腹水主要关系肝脾两脏,甚则及肾。肝失疏泄,脾失健运,肾失气化是形成鼓胀的关键病机。气滞、血瘀、水停是形成鼓胀的基本病理因素,其病理性质为本虚标实,正邪交争。虚为肝脾肾亏虚,或阳气衰微,或阴血不足。实多指邪实,常气、血、水、毒互结。初起为湿热邪毒阻滞中焦,气机升降失调,脾胃受伤,土壅木郁,致肝失条达;肝脾两伤,脾失健运,清浊不分,水湿聚于腹中;久则及肾,气化无权,气血水壅结更甚。本病首病气血,继而病水,肝郁血瘀是其源,脾胃气虚升降无权是其本。以肝郁脾虚,水气内阻为主者谓之气臌;以脾肾阳虚,水湿内阻为主者谓之水臌;以肝肾阴虚,血瘀湿阻为主者谓之血臌;晚期肝硬化腹水多因郁热伤阴,或长期使用西药利尿药伤阴,或滥用攻逐法泻水伤阴,故难治性腹水的病机复杂,可兼见水瘀互结、阴虚内热或脾肾阳虚。初、中期为肝郁脾虚,累及于肾,气血水互结。晚期水湿之邪,郁久化热,内扰心神,引动肝风,卒生神昏、痉厥、出血等危象。

一、中医辨证治疗

1. 气滞水停证

【表　现】　腹大坚满,叩之如鼓,两胁胀满,胁痛走窜不定,饮食减少,食后作胀,嗳气不适,小便短少,舌质淡红,苔白腻,脉弦。

【治　法】　疏肝理气,行水散满。

【处方1】　柴胡疏肝散(《景岳全书》)合胃苓汤(《普济方》)加减。

柴胡 12 克	枳壳 10 克	芍药 10 克	香附 10 克
川芎 6 克	茯苓 30 克	苍术 15 克	陈皮 10 克
白术 15 克	肉桂 5 克	厚朴 15 克	泽泻 20 克
猪苓 15 克	生姜 10 克	大枣 10 克	甘草 6 克

【方　解】　湿热邪毒阻滞中焦,气机升降失调,致肝失条达;肝脾两伤,脾失健运,清浊不分,水湿聚于腹中,而成本证。治以疏肝理气、行水散满。方中以柴胡功善疏肝解郁,条达肝气;苍术辛香苦温,入中焦能燥湿健脾,使湿去则脾运有权,脾健则湿邪得化;泽泻甘淡,直达肾与膀胱,利水渗湿,三药同用,疏肝健脾助肾利水,为方中君药。湿邪阻碍气机,且气行则湿化,故以厚朴芳化苦燥,长于行气除满,且可化湿,与苍术相伍,行气以除湿,燥湿以运脾,使滞气得行,湿浊得去;茯苓、猪苓淡渗,增强泽泻利水渗湿之力,三药共为臣药。香附理气疏肝而止痛,川芎活血行气以止痛,二药相合,助柴胡以解肝经之郁滞,并增行气活血止痛之效;膀胱的气化有赖于阳气的蒸腾,故方中肉桂温阳化气以助利水;陈皮、枳壳理气行滞,陈皮亦可燥湿健脾;芍药、甘草养血柔肝,缓急止痛;煎加姜、枣,以生姜温散水湿且能和胃降逆,大枣补脾益气以襄助甘草培土制水之功,姜、枣相合尚能调和脾胃;诸药均为佐药。甘草亦调和诸药,兼为使药。诸药相合,共奏疏肝健脾利水之功。

【加　减】　①腹胀明显者,加大腹皮 30 克,莱菔子 15 克,木香 10 克。②两胁胀满疼痛者,加郁金 10 克,延胡索 10 克,苏木 9 克。

【处方2】　平胃散(《简要济众方》)合逍遥散(《太平惠民和剂局方》)加减。

柴胡 12 克	白芍 12 克	苍术 15 克	厚朴 12 克
陈皮 9 克	香附 9 克	炒枳壳 9 克	茯苓 30 克
木香 6 克	山药 30 克	佛手 9 克	白术 12 克
砂仁(后下)6 克	地骷髅 30 克	大腹皮 15 克	沉香 6 克

【方　解】　本方既有柴胡疏肝解郁,使肝气得以条达;苍术辛香苦温,入中焦能燥湿健脾,使湿去则脾运有权,脾健则湿邪得化,二药疏肝健脾,为方中君药。白芍酸苦微寒,养血敛阴,柔肝缓急;湿邪阻碍气机,且气行则湿化,用厚朴芳化苦燥,长于行气除满,且可化湿,与苍术相伍,行气以除湿,燥湿以运脾,使滞气得行,湿浊得去,为方中臣药。山药、白术、茯苓健脾祛湿,脾健而湿易除;沉香、砂仁、木香行气止痛,健脾温中和胃;陈皮、枳壳理气行滞,陈皮亦能燥湿醒脾,以助苍术、厚朴之力;香附、佛手疏肝解郁、理气健脾;大腹皮行气宽中,亦能行水消肿,共为佐药。诸药合用,肝气得畅,脾运得健,湿邪得除,水邪得利,诸症可退。

【加　减】　①心下痞满者,加枳实10克。②尿少者,加车前子(包煎)15克,白茅根30克。

【处方3】　圣术煎(《景岳全书》)加减。

| 生白术60克 | 泽泻30克 | 干姜6克 | 肉桂5克 |
| 陈皮10克 | 炒枳实10克 | 厚朴10克 | 茯苓30克 |

【方　解】　方中重用生白术益气健脾,燥湿利水,为方中君药。陈修园述"白术补脾,脾得补则善运,善运则食消而胀去。欲其运多于补则生用,欲其补多于运则熟用"。《别录》亦指出重用生白术可"利腰脐间血"。泽泻甘淡,直达肾与膀胱,利水渗湿,助白术利水,为方中臣药。茯苓健脾利湿,助君臣之力;湿邪阻碍气机,且气行则湿化,用厚朴芳化苦燥,长于行气除满,且可化湿;陈皮、枳实理气行滞,陈皮亦能燥湿醒脾;肉桂、干姜暖脾胃,脾阳振,则水湿易消。诸药合用,水化气行胀满除,脾健阳振水湿祛,诸症得消。

【加　减】　①苔腻微黄、口干而苦、脉弦数者,加牡丹皮10克,栀子10克。②气郁化热伤阴者,加枸杞子10克,女贞子10克。③胁下刺痛不移,面青舌紫、脉弦涩者,加延胡索9克,莪术9克,丹参10克。

【处方4】　木香槟榔丸(《儒门事亲》)加减。

木香10克	槟榔片15克	茯苓30克	泽泻15克
青皮9克	陈皮10克	炒枳壳15克	香附10克
川军(后下)15克	莪术6克	山药30克	黑丑6克
白丑6克			

【方　解】　方中用木香、槟榔调中行气导滞,消脘腹胀满;茯苓健脾利湿,泽泻利水渗湿,四药共用,行气利湿,为君药。青皮、香附疏肝理气,助木香、槟榔行气导滞;山药健脾利湿,助茯苓、泽泻三药,共为臣药。黑白丑泻水通便,大黄攻积导滞,使水邪从二便分消;莪术祛瘀行气散结;陈皮、枳壳理气和胃,且陈皮健脾燥湿,均为佐药。诸药合用,脾健气行湿化,诸症可解。

【加　减】　①湿阻化热者,加茵陈30克,栀子10克。②寒湿偏重者,加附片(先煎)9克,干姜10克。

2. 脾虚水停证

【表　现】　腹大胀满,按之如囊裹水,乏力,食欲缺乏,面色萎黄,颜面、下肢浮肿,小便短少,大便溏薄,舌苔白滑或白腻,脉缓。

【治　法】　温中健脾,行气利水。

【处方1】　四君子汤(《太平惠民和剂局方》)合实脾饮(《济生方》)加减。

| 党参12克 | 白术15克 | 茯苓15克 | 炙甘草6克 |

附子(先煎)10 克	干姜 10 克	厚朴 15 克	木香 10 克
草果 10 克	槟榔 10 克	木瓜 10 克	生姜 10 克
大枣 10 克			

【方　解】　脾虚不能运化水湿,水湿内停而成本证,治以温中健脾,行气利水。方以干生姜、附子、草果温脾寒;以党参、白术、茯苓、甘草补脾虚;以槟榔、茯苓利脾湿;以木香、厚朴导脾满;然土之不足,由于木之有余,木瓜酸温,能于土中泻木,兼能行水,与木香同为平肝之品,使木不克土而肝和,则土能制水而脾实矣。

【加　减】　①湿浊中阻,恶心呕吐者,加陈皮 10 克,竹茹 10 克。②肢体沉困,小便短少者,加车前子(包煎)30 克,泽泻 10 克。

【处方 2】　参苓白术散(《太平惠民和剂局方》)加减。

党参 15 克	白术 15 克	茯苓 30 克	干姜 6 克
陈皮 10 克	黄芪 15 克	薏苡仁 30 克	山药 30 克
泽泻 15 克	厚朴 10 克	白扁豆 15 克	砂仁(后下)6 克
玉米须 30 克			

【方　解】　方中党参、黄芪、白术补气健脾,山药、扁豆、茯苓、薏苡仁补脾渗湿;砂仁醒脾;陈皮、厚朴行气燥湿除满;干姜温中散寒;泽泻、玉米须利水渗湿。诸药合用,补脾气,渗脾湿,除脾满,利水消肿,诸症可缓。

【加　减】　①食欲缺乏者,加焦三仙各 15 克,鸡内金 15 克。②乏力明显者,加红景天 20 克,改黄芪 30 克。③眠差者,加酸枣仁 30 克,柏子仁 15 克,茯神 30 克。

【处方 3】　导水茯苓汤(《奇效良方》)加减。

茯苓 30 克	泽泻 30 克	白术 30 克	猪苓 15 克
桑白皮 10 克	大腹皮 15 克	苏叶 10 克	槟榔 10 克
陈皮 10 克	山药 30 克	木瓜 10 克	木香 10 克
砂仁(后下)6 克	灯心草 6 克		

【方　解】　方中茯苓健脾利水渗湿;泽泻直达肾与膀胱,利水渗湿,从脾肾两脏利水除湿,为方中君药;山药健脾利湿,助君药之力,为治本之法;木香、槟榔行气导滞,消脘腹胀满,气行助水行,为方中臣药。白术、猪苓健脾利湿行水;砂仁、苏叶醒脾理气;大腹皮、桑白皮、陈皮消胀行水;木瓜行气除湿,为方中佐药;灯心草利小便,亦为引经药,为方中佐使药。全方水气并行,标本兼治,对脾虚气滞,水湿停留之证尤为恰当。

【加　减】　①兼气虚者,加黄芪 15 克,党参 15 克。②心阳不振者,加制附子(先煎)12 克,干姜 10 克,桂枝 10 克。

【处方 4】　四苓散(《丹溪心法》)加减。

茯苓 30 克	猪苓 30 克	泽泻 15 克	泽兰 15 克
陈皮 15 克	厚朴 30 克	黄芪 30 克	白术 30 克
玉米须 15 克	山药 30 克	大腹皮 30 克	车前子(包煎)30 克

【方　解】　方取四苓散(茯苓、白术、泽泻、猪苓)健脾利水渗湿,加泽兰活血利水;黄芪、山药益气健脾,利水消肿;陈皮、厚朴、大腹皮下气除满;车前子、玉米须利水消肿。全方健脾利水与行气并进,兼以活血,组方严谨,配伍得当,标本兼治,诸症可除。

【加　减】　①兼胁痛者,加川楝子 6 克,延胡索 10 克,香附 10 克。②兼纳差者,加焦三仙各 15 克,砂仁(后下)6 克。

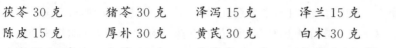 3. 湿热水停证

【表　现】　腹大坚满,脘腹撑急,腹痛拒按,身目发黄,口干,口苦,渴不欲饮,小便短黄,大便秘结或溏垢,舌质红,苔黄腻,脉弦滑或数。

【治　法】　清热利湿,攻下逐水。

【处方 1】　中满分消丸(《兰室秘藏》)合茵陈蒿汤(《伤寒论》)加减。

茵陈 30 克	大黄 6 克	栀子 10 克	黄芩 15 克
黄连 10 克	知母 15 克	厚朴 10 克	枳实 10 克
清半夏 9 克	陈皮 10 克	茯苓 30 克	猪苓 15 克
泽泻 15 克	姜黄 10 克	干姜 10 克	砂仁(后下)6 克
党参 12 克	白术 15 克		

【方　解】　七情内伤、六淫外感、饮食失节、房劳致虚,伤及脾土,输布运化失司,清浊相混,隧道壅塞,郁而为热,热留为湿,湿热相生,遂成胀满,而成本证。治以清热利湿,攻下逐水。脾具坤静之德,而有乾健之运,故能使心肺之阳降,肝肾之阴升,而成天地之泰,故用党参、白术、茯苓健脾利湿,使气运则胀消,为治本之法。茵陈蒿汤(茵陈、大黄、栀子)清热利湿效佳。厚朴、枳实行气而散满,黄连、黄芩泻热而消痞,姜黄、砂仁暖胃而悦脾,干姜益阳而燥湿,陈皮理气而和中,半夏行水而消痰,知母治阳明独胜之火,润肾滋阴,茯苓、泽泻泻脾肾妄行之水,升清降浊。诸药合用,标本兼治,湿热得除,水湿得利,诸症可消。

【加　减】　①小便赤涩不利者,加滑石 10 克,通草 10 克。②下肢浮肿明显者,加车前草 15 克,赤小豆 30 克。

【处方 2】　大橘皮汤(《奇效良方》)加减。

陈皮 15 克	滑石 30 克	赤茯苓 15 克	木香 10 克
槟榔 10 克	猪苓 15 克	泽泻 10 克	白术 10 克
肉桂 5 克	车前子(包煎)30 克		

【方　解】　方中陈皮、白术辛淡温化，温中燥湿为君，才能湿开热透。赤茯苓、猪苓、泽泻泻火行水；滑石清热利湿，为方中臣药。湿热内甚，故加槟榔峻下之药，木香行气之品，使气行则水行；肉桂温阳化气行水；车前子清热利水，为方中佐药。诸药合用，共奏清热利湿利水之功。

【加　减】　①身目黄染者，加茵陈30克，地耳草30克，车前草15克。②呕恶者，去清半夏，改姜半夏9克，加紫苏子9克。

【处方3】　通苓散（《世医得效方》）加减。

茵陈30克	炒白术30克	泽泻30克	赤茯苓30克
猪苓15克	瞿麦10克	车前子(包煎)30克	灯心草3克
水红花子10克			

【方　解】　方中茵陈苦，微寒，清热利湿，为退黄疸的要药，为方中君药。水红花子，咸微寒，助茵陈清热利湿，亦能健脾，消瘀破积软坚，为方中臣药。白术补脾利湿；泽泻、赤茯苓、猪苓泻火利水；车前子、瞿麦清热利尿，为方中佐药。灯心草引热从小便出，为方中使药。诸药合用，清热利湿，兼软坚散结利水，诸症可望缓解。

【加　减】　①口干口苦者，加龙胆草9克，栀子10克，生地黄10克。②大便秘结者，改生白术30克，加生大黄(后下)10克。

【处方4】　大清凉散（《伤寒温疫条辨》）加减。

金银花10克	泽兰10克	泽泻20克	茯苓30克
龙胆草10克	黄芩10克	黄连10克	车前子(包)30克
牡丹皮10克	栀子10克	知母10克	玉米须30克
牵牛子6克			

【方　解】　方中龙胆草苦寒，既能清利肝胆实火，又能清利肝经湿热，为方中君药。黄连、黄芩苦寒泻火，燥湿清热；茯苓、泽泻淡渗利水，助君药清热利水，共为臣药。金银花、知母、栀子清热泻火；牡丹皮清热凉血、活血化瘀；泽兰活血利水；玉米须清肝利胆，利尿消肿；车前子渗湿泄热；牵牛子助诸药逐水，均为佐药。诸药合用，湿热得除，水饮得利，诸症可缓解。

【加　减】　①苔黄腻者，加薏苡仁30克，杏仁9克，蔻仁9克。②黄疸明显者，加虎杖10克，茵陈30克，垂盆草30克。

4. 血瘀水停证

【表　现】　腹大如鼓，腹壁青筋暴露，胁肋刺痛，固定不移，面色黯黑，面颈胸臂有丝状血痣，肌肤甲错，渴不欲饮，舌质紫红或有瘀斑，苔白润，脉细涩。

【治　法】　活血化瘀，行气利水。

【处方1】　调营饮（《证治准绳》）加减。

赤芍 30 克	川芎 9 克	当归 12 克	莪术 9 克
延胡索 10 克	槟榔 10 克	瞿麦 10 克	葶苈子 12 克
桑白皮 12 克	大黄 10 克	陈皮 10 克	赤茯苓 30 克
大腹皮 15 克	肉桂 5 克	细辛 3 克	

【方　解】　肝郁而乘脾,土壅则木郁,气滞则血瘀,血不利而为水,而成本证,治以活血化瘀,行气利水。方中川芎、赤芍、大黄、莪术、延胡索、当归活血化瘀利气;瞿麦、槟榔、葶苈子、赤茯苓、桑白皮、大腹皮、陈皮行气利水;肉桂、细辛温经通阳。诸药合用,瘀血得化,阳气得通,水湿得利,诸症可缓解。

【加　减】　①胁下痞块,刺痛明显者,加丹参 15 克,鳖甲(先煎)15 克。②腹水顽固不消者,可加益母草 10 克,泽兰 10 克,水红花子 15 克。③如水胀满过甚,脉弦数有利,体质尚好,可任攻逐者,可暂用舟车丸、十枣汤以攻逐水气,水气减乃治其瘀,但须时时注意脾胃之气,不可攻伐太过,攻后虽有瘀实之证,宜缓缓消之,或攻补兼施,不能强求速效。

【处方 2】　膈下逐瘀汤(《医林改错》)加减。

赤芍 30 克	桃仁 15 克	牡丹皮 10 克	乌药 6 克
香附 10 克	红花 10 克	炒枳壳 10 克	五灵脂(包煎)10 克
延胡索 10 克	当归 10 克	川芎 10 克	黑丑 6 克
白丑 6 克	水红花子 10 克		

【方　解】　方中当归、川芎、赤芍养血活血,与逐瘀药同用,可使瘀血祛而不伤阴血;牡丹皮清热凉血,活血化瘀;桃仁、红花、五灵脂破血逐瘀,以消积块;配香附、乌药、枳壳、延胡索行气止痛;尤其川芎不仅养血活血,更能行血中之气,增强逐瘀之力;水红花子散血消癥,消积止痛,利水消肿;黑白丑泻水通便,使水邪从二便分消。全方以逐瘀活血、行气利水药相配,使气行血行水利。

【加　减】　①吐血者,加紫珠 12 克,白及 10 克。②皮下瘀斑者,加炒槐花 15 克,地榆 12 克。③烦热低热者,加青蒿 12 克,鳖甲(先煎)10 克。

【处方 3】　丹参饮(《时方歌括》)加减。

丹参 30 克	赤芍 15 克	牡丹皮 10 克	泽兰 10 克
桃仁 10 克	红花 10 克	黄芪 15 克	砂仁(后下)6 克
茯苓 30 克	白术 15 克	泽泻 15 克	郁金 10 克
马鞭草 30 克	商陆 6 克		

【方　解】　方中大量丹参活血祛瘀通经,善消癥瘕;为方中君药。桃仁、红花助丹参活血化瘀;泽兰、马鞭草活血散瘀、利水消肿,为方中臣药。黄芪、白术补脾气;茯苓、泽泻利脾湿;砂仁醒脾理气;赤芍、牡丹皮、郁金凉血活血;商陆逐水消肿。诸药合用,以活血化瘀与健脾利湿、逐水并用,标本兼治,诸症可消。

【加　减】　①大便色黑者,加三七粉(冲)3克,侧柏叶10克。②瘀结明显者,加穿山甲(先煎)6克,地鳖虫5克。③苔腻者,加半夏9克,苍术10克,薏苡仁15克。

【处方4】　自拟方。

水红花子30克	土鳖虫9克	泽兰15克	黄芪30克
大黄5克	水蛭6克	马鞭草10克	穿山甲(先煎)9克
三棱9克	莪术9克	青皮9克	茯苓30克

【方　解】　方中水红花子,咸微寒,健脾利湿,消瘀破积软坚,为方中君药。三棱苦平辛散,入肝脾血分,为血中气药,长于破血中之气,以破血通经;莪术苦辛温香,入肝脾气分,为气中血药,以破气消积,二药伍用,助水红花子活血化瘀、行气止痛、化积消癥力彰,为方中臣药。茯苓健脾利湿;青皮疏肝行气,气行血畅;马鞭草、泽兰活血散瘀,利水消肿;穿山甲、水蛭、土鳖虫破血消癥;大黄逐瘀通经;瘀血积久过坚,以黄芪佐之,补破之力可相敌,不但气血不受伤损,瘀血之化亦可较速,盖人之气血旺盛,愈能驾驭药力以胜病。本方攻补兼施,活血不忘补气,利湿不忘健脾,可收良效。

【加　减】　①胁下痞块作痛者,加炒五灵脂(包)9克,郁金15克。②疼痛明显者,加延胡索10克,徐长卿10克。③大便溏泄,食欲缺乏者,加党参12克,神曲10克。④牙衄、鼻衄者,加炒生地黄15克,栀子9克。

5. 脾肾阳虚水停证

【表　现】　腹大胀满,形似蛙腹,腹胀早轻暮重,形寒肢冷,面色㿠白,肢体浮肿,腰膝酸软,腹中冷痛,舌质淡胖,或有齿痕,苔薄白润,脉沉弦。

【治　法】　温补脾肾,化气利水。

【处方1】　附子理中丸(《三因极一病证方论》)合五苓散(《伤寒论》)加减。

制附片(先煎)15克	党参15克	白术15克	干姜9克
茯苓30克	泽泻15克	肉桂5克	猪苓15克
车前子(包煎)15克			

【方　解】　外感外邪,饮食劳倦,久病体虚等,脾失健运,肾失开合,膀胱气化失常,导致体内水液潴留,而成本证。治以温补脾肾,化气利水。方用附子下补肾阳以益火,中温脾阳以健运,脾肾双补,为方中君药;肉桂补元阳,暖脾胃,助附子之力,为方中臣药。干姜温中散寒;党参、白术补气健脾除湿;猪苓、茯苓、泽泻、车前子利水渗湿,为方中佐药。全方脾肾双补,偏于补脾温阳利水。

【加　减】　①大便溏泻者,加山药30克,扁豆10克,砂仁(后下)6克。②腹中冷痛者,加乌药6克,小茴香9克,荔枝核10克。③大腹胀急者,加乌药12克,炒菜菔子 30 克。④下肢浮肿者,加黑豆 30 克,防己 9 克。

【处方 2】　济生肾气丸(《济生方》)加减。

肉桂 9 克	制附子(先煎)10 克	炒白术 10 克	茯苓 10 克
熟地黄 10 克	泽泻 15 克	牡丹皮 10 克	山药 15 克
山茱萸 10 克	车前子(包煎)20 克	牛膝 10 克	商陆 6 克

【方　解】　方中地黄滋补肾阴;山茱萸、山药补肝益脾,化生精血;牛膝滋阴益肾;附子、肉桂温补脾肾,化气行水,方中于滋阴药中加肉桂、附子助命门之火以温阳化气,乃"阴中求阳"之意;泽泻、茯苓、车前子利尿消肿,并可防地黄之滋腻;炒白术健脾利湿;牡丹皮活血化瘀;商陆逐水。诸药合用,共奏温肾化气,利水消肿之功。

【加　减】　①阳虚水泛较甚者,加胡芦巴 10 克,干姜 9 克,猪苓 15 克。②便溏者,加炒薏苡仁 30 克,炒扁豆 10 克。③胁痛腹胀者,加郁金 10 克,青皮 9 克。

【处方 3】　真武汤(《伤寒论》)合苓桂术甘汤(《金匮要略》)加减。

附子(先煎)15 克	肉桂 5 克	茯苓 30 克	炒白术 30 克
白芍 15 克	生姜 10 克	郁金 10 克	水红花子 10 克
黄芪 30 克	葫芦 30 克		

【方　解】　方以附子为君药,本品辛甘性热,用之温肾助阳,以化气行水,兼暖脾土,以温运水湿。肉桂温补脾肾,化气行水,助君药之力;茯苓健脾利水,渗湿化饮,使水邪从小便去,为方中臣药。黄芪、白术补气利水;生姜温散,既助附子温阳散寒,又合茯苓、白术宣散水湿;郁金行气解郁活血;水红花子健脾利湿,消瘀破积软坚;葫芦利水消肿;白芍其义有四:一者利小便以行水气,《本经》言其能"利小便",《名医别录》亦谓之"去水气,利膀胱";二者柔肝缓急;三者敛阴舒筋;四者可防止附子燥热伤阴,以利于久服缓治,诸药均为佐药。全方温脾肾以助阳气,利小便以祛水邪。

【加　减】　①偏于脾阳虚弱,神疲乏力、少气懒言、纳少、便溏者,加山药 30克,薏苡仁 15 克,白扁豆 10 克。②偏于肾阳虚衰,面色苍白、怯寒肢冷、腰膝酸冷疼痛者,加仙茅 9 克,仙灵脾 9 克。

【处方 4】　右归丸(《景岳全书》)合四苓散(《丹溪心法》)加减。

熟地黄 15 克	鹿角胶 10 克	山茱萸 15 克	山药 15 克
肉桂 5 克	制附子(先煎)10 克	菟丝子 15 克	枸杞子 15 克
当归 10 克	杜仲 10 克	茯苓 30 克	猪苓 15 克
泽泻 15 克	炒白术 15 克	生姜皮 10 克	大腹皮 30 克

【方　解】　方中以附子、肉桂、鹿角胶为君药,温补肾阳,化气行水,填精补髓。

臣以四苓散(茯苓、白术、泽泻、猪苓)健脾利水渗湿。熟地黄、枸杞子、山茱萸、山药滋阴益肾,养肝补脾;菟丝子补阳益阴;杜仲补益肝肾,强筋壮骨;当归养血和血,助鹿角胶以补养精血;大腹皮、生姜皮行水消肿。诸药配合,有温补肾阳,行气利水之功。

【加　减】　①有黄疸者,加茵陈 30 克,田基黄 15 克。②气滞重者,加枳壳 9 克,厚朴 9 克。③有衄血者,加仙鹤草 15 克,藕节 15 克。④纳差者,加焦三仙各 20 克。

6. 肝肾阴虚水停证

【表　现】　腹大胀急,腰膝酸软,目睛干涩,面色晦暗,牙龈出血,口燥咽干,五心烦热,舌质红绛少津,苔少或花剥,脉弦细数。

【治　法】　滋养肝肾,化瘀利水。

【处方 1】　一贯煎(《续名医类案》)合猪苓汤(《伤寒论》)。

生地黄 15 克	沙参 10 克	麦冬 15 克	当归 10 克
枸杞子 10 克	川楝子 6 克	猪苓 30 克	茯苓 30 克
泽泻 15 克	阿胶(烊化)10 克	滑石 10 克	泽兰 10 克

【方　解】　郁热伤阴,或长期使用西药利尿药伤阴,或滥用攻逐法泻水伤阴,而成本证。治以滋养肝肾治其本,化瘀利水治其标。方中重用生地黄滋阴养血、补益肝肾,内寓滋水涵木之意;猪苓归肾、膀胱经,淡渗利水,二药滋阴利水,共为君药。当归、枸杞子养血滋阴柔肝;北沙参、麦冬滋养肺胃,养阴生津,意在佐金平木,扶土制木;泽泻、茯苓之甘淡,助猪苓利水渗湿之力,且泽泻性寒兼可泄热,茯苓尚可健脾以助运湿,诸药均为臣药。滑石之甘寒,利水、清热两彰其功;阿胶滋阴润燥,既益已伤之阴,又防诸药渗利重伤阴血;泽兰化瘀利水;少量川楝子,疏肝泄热,理气止痛,复其条达之性,该药性虽苦寒,但与大量甘寒滋阴养血药相配伍,则无苦燥伤阴之弊,上药均为佐药。全方组方严谨,配伍得当,滋养肝肾之阴与利水并重,兼化瘀,诸症可望平复。

【加　减】　①鼻衄、齿衄,阴虚内热者,加女贞子 10 克,旱莲草 10 克,茜草 10 克,仙鹤草 15 克。②若津伤口干者,加石斛 10 克,天花粉 10 克,芦根 15 克,知母 10 克。

【处方 2】　五子衍宗丸(《证治准绳》)合滋水清肝饮(《医宗已任编》)加减。

枸杞子 15 克	菟丝子 15 克	五味子 10 克	覆盆子 15 克
车前子(包煎)10 克	熟地黄 12 克	山药 15 克	山茱萸 12 克
白芍 20 克	柴胡 12 克	当归 10 克	栀子 10 克
牡丹皮 10 克	茯苓 30 克	泽泻 15 克	猪苓 15 克

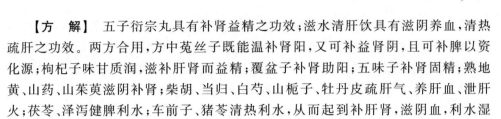

【方　解】　五子衍宗丸具有补肾益精之功效;滋水清肝饮具有滋阴养血,清热疏肝之功效。两方合用,方中菟丝子既能温补肾阳,又可补益肾阴,且可补脾以资化源;枸杞子味甘质润,滋补肝肾而益精;覆盆子补肾助阳;五味子补肾固精;熟地黄、山药、山茱萸滋阴补肾;柴胡、当归、白芍、山栀子、牡丹皮疏肝气、养肝血、泄肝火;茯苓、泽泻健脾利水;车前子、猪苓清热利水,从而起到补肝肾,滋阴血,利水湿的功效,药证合拍,直中病因。

【加　减】　①午后发热者,加银柴胡 10 克,鳖甲(先煎)10 克,地骨皮 10 克,白薇 9 克,青蒿 9 克。②齿鼻出血者,加栀子 10 克,芦根 10 克,藕节炭 10 克。③肌肤发黄者,加茵陈 30 克,黄柏 9 克。④若兼面赤颧红者,可加龟甲(先煎)10 克,鳖甲(先煎)10 克,牡蛎(先煎)15 克。

【处方3】　归芍地黄汤(《病因脉治》)合猪苓汤(《伤寒论》)加减。

当归 15 克	白芍 15 克	生地黄 15 克	山茱萸 10 克
山药 15 克	茯苓 30 克	牡丹皮 10 克	黄柏 9 克
猪苓 15 克	泽泻 15 克	滑石 10 克	蟋蟀 10 克

【方　解】　方中生地黄、山茱萸、山药滋补肝肾之阴;茯苓、牡丹皮、黄柏清热利湿,6 味相配,补中有泻,开合得宜。再配当归、白芍养血益阴,使阴血充足;猪苓归肾、膀胱经,淡渗利水;泽泻、茯苓之甘淡,助猪苓利水渗湿之力,且泽泻性寒兼可泄热,茯苓尚可健脾以助运湿;蟋蟀利水消肿;滑石甘寒,利水、清热两彰其功。诸药合用,共奏滋养肝肾利水之功。

【加　减】　①视物昏花者,加谷精草 15 克,白蒺藜 9 克。②失眠多梦者,加炒酸枣仁 15 克,合欢花 15 克。③五心烦热者,加银柴胡 12 克,地骨皮 12 克。

【处方4】　三甲复脉汤(《温病条辨》)合猪苓汤(《伤寒论》)加减。

生龟甲(先煎)30 克	生地黄 18 克	白芍 15 克	鸡内金 15 克
生牡蛎(先煎)15 克	泽泻 15 克	猪苓 15 克	泽兰 10 克
炙鳖甲(先煎)20 克	茯苓 30 克	白茅根 15 克	车前子(包煎)15 克
阿胶(烊化)10 克	麦冬 10 克	滑石 10 克	

【方　解】　三甲复脉汤可滋阴软坚,柔肝息风。猪苓汤育阴润燥,清热利水。两方合用而治肝肾阴虚水停型鼓胀,可滋阴潜阳、柔肝凉血、散瘀软坚、清热利水,利尿而不伤阴,滋阴而不敛邪。鳖甲、龟甲、牡蛎为血肉有情之品,可滋阴潜阳,软坚散结;白芍、阿胶养阴柔肝;麦冬、生地黄养阴生津、清热凉血;猪苓、茯苓、泽泻渗湿利尿;滑石、白茅根、车前子清热通淋利水;泽兰活血利水;鸡内金健脾消食通淋。两方合用,不用峻剂逐水,免伤脾胃之弊,亦不用破血之剂,是柔肝散瘀而不伤脉络,免出血之虞,源清而流畅,鼓胀虽苦胀急,然不可利药图快,盖破水逐瘀最伤正气,用之不当反致病深。丹溪主"王道之治",不图近效而远功自建。

【加　减】　①腰膝酸软者,加川断 10 克,寄生 10 克,牛膝 10 克。②头晕耳鸣者,加白蒺藜 10 克,杭菊花 12 克。③两胁隐痛者,加醋柴胡 10 克,郁金 10 克。④口渴喜饮者,加花粉 10 克,玄参 10 克。⑤五心烦热者,加牡丹皮 10 克,炒栀子 10 克。⑥低热者,加青蒿 10 克,银柴胡 10 克,地骨皮 10 克。

【处方 5】　兰豆枫楮汤(《邹良材肝病诊疗经验》)加减。

泽兰 15 克	路路通 10 克	黑料豆 30 克	楮实子 10 克
生地黄 15 克	麦冬 15 克	石斛 10 克	炙鳖甲(先煎)15 克
牛膝 10 克	陈葫芦 30 克	牡丹皮 10 克	泽泻 15 克
茵陈 20 克	车前子(包煎)15 克		

【方　解】　兰豆枫楮汤由著名肝病专家邹良材创制,为养阴利水代表方。方中泽兰"入脾行水,入肝活血",活血化瘀,行水消肿;黑料豆,入脾肾两经,健脾益气,活血利水,治"水肿胀满,黄疸浮肿";楮实子入肝脾肾经,滋肾益阴,清肝明目,健脾利水;路路通(枫实)祛风通络、利水除湿、通行十二经穴而能搜逐伏水;茵陈清热利湿、利胆退黄;黑料豆、泽泻、陈葫芦淡渗利湿、利尿消肿;泽兰、路路通活血化瘀通络;生地黄、麦冬、石斛清热养阴生津;牡丹皮清热凉血、活血化瘀;鳖甲滋阴软坚散结;川牛膝补肝肾、强筋骨、活血祛瘀、利尿通淋、引诸药下行。众药合用,共奏柔肝健脾补肾,活血利水之功效。全方以平补肝肾为基础,利湿、退黄、清热、通络并进,补而不腻,利而不猛,活血而不伤正,利水而不伤阴,滋阴而不助湿,针对肝肾阴伤而湿毒之邪留恋之代表方。

【加　减】　①口干、舌红无苔起芒刺者,加生地黄 15 克,玄参 15 克。②头晕目眩者,加菊花 10 克,钩藤(后下)10 克。③失眠多梦者,加炒枣仁 30 克,远志 10 克。④梦遗滑精者,加生牡蛎(先煎)15 克,金樱子 10 克。⑤口干舌燥者,加石斛 10 克,天冬 10 克。⑥齿衄者,加白茅根 10 克,小蓟 10 克。⑦鼻衄者,加藕节炭 10 克,阿胶珠 10 克。

二、中成药治疗

 ## 1. 臌症丸

【药物组成】　皂矾(醋制)、甘遂、大枣(去核炒)、木香、小麦(炒)。

【功能主治】　利水消肿,除湿健脾。用于臌症,胸腹胀满,四肢浮肿,大便秘结,小便短赤。

【临床应用】　肝硬化腹水由于脾虚湿盛证所致者可用臌症丸治疗。症见胸腹胀满,四肢浮肿,大便秘结,小便短赤,舌淡红胖大,齿痕,脉弦滑。

【用量用法】　糖衣水丸,每 10 粒重 1.3 克。一次 10 粒,一日 3 次,饭前服。

儿童酌减。

　　【注意事项】　不可与甘草同服,忌食盐与荞麦面。

 2. 桂附理中丸

　　【药物组成】　肉桂、附片、党参、白术(炒)、炮姜、炙甘草。辅料:蜂蜜。

　　【功能主治】　补肾助阳,温中健脾。主治肾阳衰弱,脾胃虚寒,脘腹冷痛,呕吐泄泻,四肢厥冷。

　　【临床应用】　肝硬化腹水兼脾肾阳虚证者可用桂附理中丸治疗。症见腹大坚满,脘腹冷痛,呕吐泄泻,四肢厥冷,舌淡胖大,脉细。

　　【用量用法】　大蜜丸,每丸重 9 克,一次 1 丸,一日 2 次,用姜汤或温开水送服。

　　【注意事项】　①忌不易消化食物;②感冒发热病人不宜服用。

 3. 右归丸

　　【药物组成】　熟地黄、炮附片、肉桂、山药、酒萸肉、菟丝子、鹿角胶、枸杞子、当归、盐杜仲。

　　【功能主治】　温补肾阳,填精止遗。用于肾阳不足,命门火衰,腰膝酸冷,精神不振,怯寒畏冷,阳痿遗精,大便溏薄,尿频而清。

　　【临床应用】　肝硬化腹水兼肾阳不足、命门火衰证者用右归丸治疗。症见腹大胀满,形似蛙腹,腰膝酸冷,精神不振,怯寒畏冷,阳痿遗精,大便溏薄,尿频而清,舌淡,苔薄,脉细。

　　【用量用法】　大蜜丸,每丸重 9 克。一次 1 丸,一日 3 次,口服。

　　【注意事项】　服用前应除去蜡皮、塑料球壳;本品可嚼服,也可分份吞服。

 4. 济生肾气丸

　　【药物组成】　熟地黄、山茱萸(制)、牡丹皮、山药、茯苓、泽泻、肉桂、附子(制)、牛膝、车前子。

　　【功能主治】　温肾化气,利水消肿。主治肾阳不足、水湿内停所致的肾虚水肿、腰膝酸重、小便不利、痰饮咳喘。

　　【临床应用】　肝硬化腹水由于肾阳不足、水湿内停所致者可用济生肾气丸治疗。症见腹大胀满,形似蛙腹,形寒肢冷,肢体浮肿,腰膝酸软,舌质淡胖,或有齿痕,苔薄白润,脉沉弦。

　　【用量用法】　大蜜丸,每丸重 9 克,一次 1 丸,一日 2～3 次,口服。

　　【注意事项】　①过敏体质者慎用;②饮食宜清淡,低盐饮食,忌烟酒;③防止感染,避免过度劳累;④避免感受风寒,劳逸适度。

5. 参苓白术颗粒

【药物组成】 人参、茯苓、麸炒白术、山药、炒白扁豆、莲子、麸炒薏苡仁、砂仁、桔梗、甘草。辅料为糊精、蔗糖。

【功能主治】 健脾、益气。用于体倦乏力,食少便溏。

【临床应用】 肝硬化腹水兼脾胃虚弱证者可用参苓白术颗粒治疗。症见腹大胀满,面色萎黄,体倦乏力,食少便溏,舌淡红苔薄白,齿痕明显,脉细。

【用量用法】 颗粒剂,每袋装 6 克,一次 1 袋,一日 3 次,开水冲服。

【注意事项】 ①泄泻兼有大便不通畅,肛门有下坠感者忌服;②服本药时不宜同时服用藜芦、五灵脂、皂荚或其制剂;③不宜喝茶和吃萝卜以免影响药效;④不宜和感冒类药同时服用。

6. 中满分消丸

【药物组成】 党参、白术(麸炒)、茯苓、甘草、陈皮、半夏(制)、砂仁、枳实、厚朴(姜炙)、猪苓、泽泻、黄芩、黄连、知母、姜黄。

【功能主治】 健脾行气,利湿清热。用于脾虚气滞,湿热郁结引起,宿食蓄水,脘腹胀痛,烦热口苦,倒饱嘈杂,二便不利。

【临床应用】 肝硬化腹水由于脾虚气滞、湿热水停证所致者用中满分消丸治疗。见腹大坚满,脘腹撑急,腹痛拒按,身目发黄,口干,口苦,渴不欲饮,小便短黄,大便秘结或溏垢,舌质红,苔黄腻,脉弦滑或数。

【用量用法】 水丸,每瓶装 6 克,一次 6 克,一日 2 次,口服。

【注意事项】 ①本药内含破气活血之品,有碍胎气,孕妇慎用;②服药期间饮食宜用清淡易消化之品,慎食辛辣肥腻之物。

7. 木香槟榔丸

【药物组成】 木香、槟榔、枳壳(炒)、陈皮、青皮(醋炒)、香附(醋制)、醋三棱、莪术(醋炙)、黄连、黄柏(酒炒)、大黄、炒牵牛子、芒硝。

【功能主治】 行气导滞,泻热通便。用于湿热内停,赤白痢疾,里急后重,胃肠积滞,脘腹胀痛,大便不通。

【临床应用】 肝硬化腹水由于湿热气滞水停证所致者用木香槟榔丸治疗。症见腹大坚满,叩之如鼓,两胁胀满,胁痛走窜不定,饮食减少,食后作胀,嗳气不适,大便黏滞不通,舌质淡红,苔白腻,脉弦。

【用量用法】 水丸,每 100 粒重 6 克。一次 3～6 克,一日 2～3 次,口服。

【注意事项】 ①寒湿内蕴胃痛、痢疾及冷积便秘者慎用;②年老体弱及脾胃虚弱者慎用;③忌食辛辣油腻、酸性及不易消化食物;④孕妇禁用。

8. 附子理中丸

【药物组成】　附子(制)、党参、炒白术、干姜、甘草。辅料为蜂蜜。

【功能主治】　温中健脾。用于脾胃虚寒,脘腹冷痛,呕吐泄泻,手足不温。

【临床应用】　肝硬化腹水兼脾阳不足证者可用附子理中丸治疗。症见腹大胀满,脘腹冷痛,呕吐泄泻,手足不温,舌淡苔薄有齿痕,脉细。

【用量用法】　水蜜丸,每 100 粒重 10 克,一次 60 粒(6 克),一日 2～3 次,口服。

【注意事项】　①忌不易消化食物;②感冒发热病人不宜服用;③孕妇慎用,哺乳期妇女,儿童应在医师指导下服用。

第14章 肝性脑病

肝性脑病(hepatic encephalopathy,HE)指严重肝功能障碍和(或)门体分流,使内源性或外源性毒性代谢产物,未经肝脏的代谢清除,在体内蓄积,致全身代谢紊乱,出现以行为异常和意识障碍等为主要特征的中枢神经系统功能失调综合征。轻者仅有性格、行为、智力方面的轻微改变,重者可出现明显神志方面的障碍,故曾称为肝性昏迷。

中医古代文献中并无肝性脑病的病名,根据其临床表现,可归属于"神昏""癫狂""痴呆"等范畴。中医认为,本病以邪扰神明为主要发病因素,由于痰浊、痰热蒙闭清窍,邪热上扰心神,阴虚阳亢,阴阳两竭等导致昏迷。本病病位在肝、心、脑,病性可分虚、实两种,虚为气血阴阳不足,实属热火痰浊过盛。

一、中医辨证治疗

 1. 痰浊蒙蔽证

【表　现】　精神呆滞,言语不清,意识朦胧,甚者神昏嗜睡,面色晦暗,脘腹胀满,泛恶纳呆,喉间痰鸣。舌质暗红,舌苔白腻,脉沉滑。

【治　法】　涤痰开窍。

【处方1】　涤痰汤(《奇效良方》)合苏合香丸(《太平惠民和剂局方》)加减或玉枢丹(《百一选方》)送服。

法半夏 9 克	制胆南星 5 克	橘红 10 克	枳实 10 克
菖蒲 12 克	人参 12 克	竹沥 12 克	郁金 15 克
竹茹 15 克	茯苓 15 克	甘草 3 克	

【方　解】　痰浊蒙蔽清窍,扰乱心神,而成痰浊蒙蔽证。方中半夏、橘红、茯苓化痰,枳实理气化痰消痞,竹沥、胆南星清化痰热,竹茹涤痰开郁,菖蒲、郁金醒神开窍,人参扶正,甘草调和诸药。诸药合用,共奏涤痰开窍之功。

【加　减】　①湿盛者,加苍术 12 克,薏苡仁 30 克。②腹满而胀者,加沉香 1.5

克冲服。

【处方 2】　菖蒲郁金汤(《温病全书》)加减。

菖蒲 15 克　　郁金 12 克　　藿香(后下)15 克　　白蔻仁 15 克
茵陈 60 克　　丹参 30 克　　厚朴 15 克　　　　清半夏 9 克

【方　解】　方中菖蒲、郁金开窍辟秽,藿香、白蔻仁、厚朴、清半夏清化痰湿,茵陈清利湿热,丹参活血化瘀。诸药合用,共奏豁痰开窍、化痰醒神之功。

【加　减】　①大便秘结者,加生大黄 10 克。②神志昏迷者,加苏合香丸。③腹胀尿少者,加马鞭草 10 克。

【处方 3】　自拟方 1。

法半夏 9 克　　茯苓 20 克　　竹茹 12 克　　石菖蒲 10 克
黄连 9 克　　　莲子心 3 克　　天竺黄 9 克　　苍术 12 克
钩藤 12 克　　枳壳 9 克　　　炙甘草 6 克

【方　解】　方中半夏、茯苓化痰,竹茹、石菖蒲醒神开窍,黄连、莲子心清热、泄心火,天竺黄除痰热,苍术化浊,钩藤清肝火,枳壳行中焦之气,甘草调和诸药。

【加　减】　舌苔厚腻、口有臭味者,加佩兰(后下)10 克,藿香(后下)10 克。

【处方 4】　自拟方 2。

白蔻仁(后下)12 克　　薏苡仁 30 克　　陈皮 15 克　　茵陈 30 克
太子参 15 克　　　　　茯苓 20 克　　　大腹皮 15 克　　郁金 15 克
菖蒲 12 克

【方　解】　方中白蔻仁、薏苡仁、陈皮清化痰湿,大腹皮利水行气,茵陈清利湿热,太子参、茯苓健脾利湿,菖蒲、郁金开窍辟秽。诸药合用,共奏豁痰开窍、化痰醒神之功。

【加　减】　热盛者,加黄芩 10 克,栀子 10 克。

【处方 5】　自拟方 3。

石菖蒲 12 克　　郁金 12 克　　厚朴 12 克　　　白蔻仁 12 克
滑石 20 克　　　枳壳 12 克　　水牛角(先煎)15 克　牡丹皮 12 克
生地黄 15 克

【方　解】　方中石菖蒲、郁金芳香开窍;厚朴、白蔻仁、滑石、枳壳开利中焦、清化痰湿;水牛角、牡丹皮、生地黄凉血养肝、解毒醒神。

【加　减】　①畏寒者,加制附子(先煎)10 克,干姜 8 克。②湿毒盛者,加败酱草 15 克,虎杖 15 克。

2. 痰热扰神证

【表　现】　发热面赤,烦躁谵语,渐至昏迷,呼吸气促,或腹部胀满,黄疸,小便短赤,大便秘结,舌暗红苔黄,脉滑数。

【治　法】　清热化痰、开窍醒神。

【处方1】　黄连温胆汤(《六因条辨》)合安宫牛黄丸加减。

黄连 10 克　　制胆南星 5 克　　瓜蒌 20 克　　清半夏 9 克
竹茹 12 克　　枳实 15 克　　陈皮 15 克　　茯苓 20 克
连翘 10 克　　甘草 6 克

【方　解】　方中黄连清心泻火,胆南星、瓜蒌清化痰热,清半夏、竹茹、陈皮、茯苓化痰祛湿,连翘清热解毒,枳实理气化痰,甘草调和诸药。安宫牛黄丸清热解毒、镇惊开窍,全方共奏清热化痰、开窍醒神之功。

【加　减】　①四肢抽搐者,加紫雪丹。②大便不通者,加大黄(后下)10 克,芒硝(冲)6 克。③黄疸者,加茵陈 30 克,虎杖 15 克。

【处方2】　清气化痰汤(《医方考》)合安宫牛黄丸加减。

陈皮 15 克　　杏仁 9 克　　枳实 15 克　　黄芩 10 克
瓜蒌仁 30 克　　茯苓 20 克　　制胆南星 5 克　　制半夏 9 克
炒栀子 10 克　　炙甘草 8 克

【方　解】　方中胆南星苦凉、瓜蒌仁甘寒,均长于清热化痰,瓜蒌仁尚能导痰热从大便而下,制半夏虽属辛温之品,但与苦寒之黄芩、连翘相配,一化痰散结,一清热降火,既相辅相成,又相制相成,杏仁降利肺气以宣上,陈皮理气化痰以畅中,枳实理气化痰,茯苓健脾渗湿以杜生痰之源,炙甘草调和诸药。配以安宫牛黄丸清热解毒、开窍,全方共奏清热化痰、开窍醒神之功。

【加　减】　①大便秘结者,加大黄(后下)10 克,芒硝(冲)6 克。②震颤明显者,加羚羊角粉(冲服)0.3 克,钩藤(后下)12 克。

【处方3】　自拟方1。

石菖蒲 15 克　　远志 15 克　　茯苓 30 克　　陈皮 9 克
清半夏 9 克　　厚朴 9 克　　白术 12 克　　大黄 6 克
瓜蒌 15 克　　制胆南星 5 克　　黄芩 9 克　　茵陈 18 克
葛根 12 克　　黄芪 9 克　　甘草 6 克

【方　解】　方中石菖蒲、远志开窍醒神、化湿和胃、宁神益志,清上为主,茯苓、清半夏、陈皮、厚朴运湿化痰,白术健脾,大黄通便以通下,胆南星、瓜蒌清热祛痰,茵陈、黄芩祛湿热,葛根、黄芪升清,甘草调和诸药。诸药合用上清脑窍、下通腑实治其标,中焦健脾运湿治其本,标本同治,达到清热祛痰化湿、通便安神的作用。

【加　减】　①大便秘结者,加芒硝(冲服)10 克。②小便不畅者,加车前子(包煎)30 克。

【处方 4】　自拟方 2。

黄芩 10 克	枳壳 15 克	竹茹 12 克	陈皮 15 克
法半夏 9 克	茯苓 20 克	滑石 20 克	茵陈 30 克
菖蒲 12 克	郁金 12 克	生甘草 8 克	

【方　解】　方中黄芩善清热、并燥湿,竹茹、陈皮、半夏、茯苓化痰祛湿,枳壳下气宽中,除痰消痞,滑石、茵陈清热利湿,导邪从小便而出,菖蒲、郁金宁心安神。配以安宫牛黄丸清热解毒、开窍,全方共奏清热化痰、开窍醒神之功。

【加　减】　热象明显者,加炒栀子 10 克,连翘 10 克。

3. 毒火炽盛证

【表　现】　壮热烦躁,口唇干裂,神昏谵语,面赤气粗,或有抽搐,身目黄染,腹部胀大,或呕血衄血,大便秘结,小便短赤。舌质红绛,舌苔黄燥,脉洪数有力。

【治　法】　清热解毒、凉血开窍。

【处方 1】　犀角地黄汤(《备急千金要方》)加味。

| 水牛角(先煎)30 克 | 生地黄 20 克 | 牡丹皮 12 克 | 赤芍 15 克 |
| 栀子 10 克 | 生大黄(后下)10 克 | 石菖蒲 12 克 | 郁金 15 克 |

【方　解】　方中苦咸寒之水牛角为君,清心而解热毒,直入血分而凉血;生地黄清热凉血、养阴生津;赤芍、牡丹皮清热凉血、活血散瘀,既能增强凉血之力,又可防止留瘀之弊;栀子清热解毒;生大黄泻火通便;石菖蒲、郁金醒神开窍。诸药合用,共奏清热解毒、凉血醒脑开窍之功。

【加　减】　①热盛动风者,加钩藤(后下)15 克,石决明(先煎)30 克。②吐血、衄血者,加白茅根 30 克,三七粉(冲服)3 克。

【处方 2】　清瘟败毒饮(《疫疹一得》)加减。

生石膏(先煎)30 克	水牛角(先煎)30 克	黄连 10 克	炒栀子 12 克
桔梗 10 克	黄芩 12 克	知母 12 克	赤芍 20 克
玄参 10 克	连翘 10 克	牡丹皮 12 克	竹叶 6 克
炙甘草 5 克			

【方　解】　清瘟败毒饮是由白虎汤、犀角地黄汤、黄连解毒汤三方加减而成,其清热泻火、凉血解毒的作用较强。方中重用生石膏直清胃热。石膏配知母、甘草,有清热保津之功,加以连翘、竹叶,轻清宣透,清透气分表里之热毒;再加黄芩、黄连、栀子通泄三焦,可清泄气分上下之火邪。诸药合用,目的清气分之热。水牛角、赤芍、牡丹皮共用,专于凉血解毒,养阴化瘀,以清血分之热。综合本方诸药的

配伍,对疫毒火邪,确为有效的良方。

【加　减】　抽搐、震颤者,加石决明(先煎)30 克,地龙 10 克,全蝎 6 克,并服紫雪丹。

【处方 3】　清营汤(《温病条辨》)加减。

水牛角(先煎)30 克	生地黄 10 克	玄参 10 克	竹叶心 6 克
麦冬 12 克	丹参 12 克	黄连 6 克	金银花 12 克
连翘 12 克	莲子心 3 克		

【方　解】　方中水牛角清解营分之热毒,生地黄凉血滋阴,玄参滋阴降火解毒,麦冬清热养阴生津,温邪初入营分,故用金银花、连翘、竹叶清热解毒、营分之邪外达,此即"透热转气"的应用。黄连、莲子心清心解毒,丹参清热凉血、活血散瘀。全方共奏清热解毒、凉血开窍之功。

【加　减】　口干渴者,加天花粉 20 克,白茅根 15 克。

【处方 4】　大柴胡汤(《伤寒论》)加减。

柴胡 10 克	黄芩 12 克	清半夏 9 克	枳实 15 克
酒大黄 8 克	白芍 20 克	茵陈 30 克	丹参 20 克
焦槟榔 15 克	青陈皮各 9 克	石菖蒲 15 克	郁金 15 克
大青叶 30 克			

【方　解】　方中柴胡配黄芩和解清热,大黄配枳实以内泻阳明热结,行气消痞。芍药柔肝缓急止痛,与枳实相伍可以理气和血,半夏和胃降逆,茵陈清热利湿,丹参活血,焦槟榔加强泻下之力,使内郁之火邪从大便而出。青陈皮理气化痰,石菖蒲、郁金醒神开窍,大青叶清热凉血。全方共奏清热泄浊、凉血开窍之功。

【加　减】　①吐血、鼻出血者,加栀子炭 10 克,三七 6 克。②口干渴者,加天花粉 15 克,麦冬 15 克,白茅根 15 克。③腹胀尿少者,加马鞭草 10 克。

【处方 5】　大承气汤(《伤寒论》)加减。

生大黄(后下)10 克	枳实 15 克	芒硝(冲)10 克	厚朴 15 克
蒲公英 15 克	乌梅 30 克		

【方　解】　本方为外用方,1 剂水煎 2 次,取汁 500 毫升,每次 250 毫升,保留灌肠。方中大黄苦寒泻热,荡涤肠胃邪热积滞。配芒硝咸寒泄热,增强峻下热结之力。厚朴苦温下气,枳实苦辛热结,两药行气导滞。蒲公英清热解毒。乌梅酸涩、凉血解毒,既防止苦寒通下太过,又能止血。诸药相配,则体内热毒从肠道排出。诸药合用,共奏清热解毒、通腑泄浊、凉血开窍之功。

【加　减】　湿浊盛者,加车前子(包煎)30 克。

【处方 6】　自拟方 1。

苦味叶下珠 30 克	败酱草 30 克	野菊花 30 克	蒲公英 60 克
茵陈 60 克	连翘 20 克	炒栀子 12 克	淡竹叶 10 克
生地黄 15 克	生甘草 8 克		

【方　解】　方中苦味叶下珠、败酱草、连翘、炒栀子清热解毒,野菊花入肝经,专清肝胆之火,茵陈清热利湿,蒲公英清热解毒、兼能利水通淋,泻下焦之湿热,淡竹叶清热利小便,生地黄凉血解毒,生甘草调和诸药。全方共奏清热解毒利湿、凉血开窍之功。

【加　减】　出血明显者,加玄参 10 克。

【处方 7】　自拟方 2。

| 茵陈 50 克 | 生大黄(后下)10 克 | 败酱草 30 克 | 黄芩 30 克 |
| 虎杖 30 克 | 牡丹皮 20 克 | | |

【方　解】　方中以大量茵陈蒿为君,茵陈蒿苦、辛,凉,功专清利肝胆湿热。配大剂生大黄、败酱草、黄芩为臣,其中生大黄味苦、性寒,功擅胁下攻积,荡涤积滞,畅阳明谷道而引湿热之毒而出;败酱草、黄芩苦寒燥湿解毒,加强利湿退黄之功。伍以大剂量虎杖、牡丹皮为佐,其中虎杖利湿退黄、泻火解毒、活血祛瘀,与茵陈蒿相配消除湿浊;牡丹皮凉血清热、活血祛瘀。诸药合用,势大力宏,共奏清热通下、解毒祛瘀之功。

【加　减】　热邪盛者,加栀子 10 克,连翘 10 克。

【处方 8】　自拟方 3。

紫草 10 克	茜草 15 克	玄参 10 克	黄连 6 克
黄芩 8 克	大黄(后下)8 克	黄柏 8g	牡丹皮 15 克
山栀 12 克	水牛角(先煎)30 克	菖蒲 12 克	生甘草 8 克

【方　解】　方中紫草、茜草、玄参解毒凉血,黄连、黄芩、黄柏清利上中下三焦之热毒,大黄、山栀清热解毒、泻下热结,牡丹皮、水牛角清热凉血,水牛角、菖蒲开窍定惊,生甘草调和诸药。诸药合用,共奏清热解毒、凉血开窍之功。

【加　减】　大便秘结者,加芒硝(冲)6 克。

【处方 9】　自拟方 4。

| 生大黄(后下)15 克 | 芒硝(后下)6 克 | 全瓜蒌 30 克 | 制胆南星 5 克 |

【方　解】　本方为外用灌肠方。方中主药大黄具有泻火攻积、清热解毒、活血化瘀之效,配伍芒硝清火泻热,使火、热、痰、瘀之邪自下而出,使浊毒之邪不得上扰神明,又配以全瓜蒌、胆南星清热化痰。本方诸药配伍,共奏清热解毒、通里攻下、醒脑开窍之功。

【加　减】　神昏谵语者,安宫牛黄丸或至宝丹冲服。

4. 阴虚阳亢证

【表　现】　循衣摸床,躁动不安,言语错乱,两手颤动或抽搐,甚者昏迷不醒,口干唇燥,面色潮红,舌质红绛,舌苔干燥,脉弦细。

【治　法】　滋阴潜阳,平肝息风。

【处方1】　镇肝息风汤(《医学衷中参西录》)加减。

代赭石(先煎)30克	牛膝20克	龙骨(先煎)30克	牡蛎(先煎)30克
龟甲(先煎)15克	玄参15克	白芍15克	麦冬15克
川楝子9克	麦芽15克	茵陈20克	甘草5克

【方　解】　方中牛膝归肝肾经,入血分性善下行,引血下行,并有补益肝肾之效;代赭石质重沉降,镇肝降逆,合牛膝以引气血下行;龙骨、牡蛎、龟甲、白芍益阴潜阳,镇肝息风;玄参、麦冬下走肾经,滋阴清热,合龟甲、白芍滋水以涵木,滋阴以柔肝;肝为刚脏,性喜条达而恶抑郁,过用重镇之品,势必影响其条达之性,故又以茵陈、川楝子、生麦芽清泄肝热,疏肝理气,以遂其性,甘草调和诸药,合生麦芽能和胃安中,以防金石、介类药物碍胃之弊。

【加　减】　①腹部胀大、小便不利者,加大腹皮12克,泽泻15克。②昏迷不醒者,送服紫雪丹或至宝丹。

【处方2】　羚羊角汤(《医醇剩义》)加减。

羚羊角(磨汁服)0.3克	龟甲(先煎)24克	生地黄18克
白芍20克	牡丹皮12克	柴胡10克
薄荷(后下)10克	菊花10克	夏枯草15克
生石决明(先煎)24克	钩藤(后下)12克	牛膝15克
炙甘草8克		

【方　解】　方中羚羊角味甘、性微寒,平肝息风、清热解毒;龟甲滋阴潜阳;生地黄滋阴凉血、清热生津;白芍养血柔肝、缓中止痛;牡丹皮清热凉血;柴胡平肝;菊花、薄荷疏散风热、清热解毒;钩藤味苦性微寒,清热平肝、息风解痉;石决明平肝潜阳、清热;夏枯草清肝泻火;牛膝补肝肾、引血下行;甘草调和诸药。全方共奏滋阴潜阳、平肝息风之效。

【加　减】　①心中烦热甚者,加石膏(先煎)30克,栀子10克以清热除烦。②痰多者,加胆南星5克,竹沥10克以清热化痰。

【处方3】　自拟方1。

天麻10克	珍珠母20克	羚羊角(磨汁煎)0.3克
白芍20克	钩藤(后下)12克	生石决明(先煎)30克
阿胶珠10克	桑葚15克	炙甘草8克

【方　解】　方中羚羊角、钩藤、生石决明、珍珠母平肝潜阳、息风;天麻、阿胶珠、桑葚子、白芍滋阴养肝;甘草调和诸药。全方共奏平肝潜阳、息风醒脑之功。

【加　减】　①抽搐、震颤者,加地龙 10 克,全蝎 3 克。②大便秘结、脉实有力者,加大黄(后下)6 克,玄明粉(冲服)6 克。③舌苔白腻,湿偏重者,加白蔻仁 10 克,藿香(后下)10 克,佩兰(后下)10 克。④苔黄脉数,热偏重者,加板蓝根 15 克,半边莲 15 克,土茯苓 20 克。⑤牙龈、鼻出血,皮下瘀点、瘀斑,出血倾向明显者,加生地黄 15 克,牡丹皮 12 克。⑥胃脘胀满者,加大腹皮 12 克。⑦恶心者,加竹茹 12克。⑧腹胀大如鼓,少尿者,加茯苓 20 克,猪苓 15 克,薏苡仁 30 克。

【处方 4】　自拟方 2。

钩藤(后下)12 克	夏枯草 15 克	生龙骨(先煎)30 克	竹茹 12 克
生牡蛎(先煎)30 克	白芍 15 克	生地黄 15 克	桑叶 10 克
茯神 20 克	菊花 10 克	甘草 6 克	

【方　解】　方中钩藤、夏枯草清热平肝、息风解痉,生牡蛎、龙齿镇肝息风,配伍桑叶、菊花清热平肝,以加强凉肝息风之效。风火相煽,最易耗阴劫液,故用生地黄凉血滋阴,白芍养阴泄热,柔肝舒筋,并与甘草相伍,酸甘化阴,养阴增液,舒筋缓急,以加强息风解痉之力;邪热每多炼液为痰,故又以竹茹清热化痰;热扰心神,以茯神木平肝宁心安神,甘草兼调和诸药。

【加　减】　①面红目赤、唇舌燥裂者,加水牛角(先煎)15 克,黄连 6 克,栀子10 克。②昏睡不醒、痰声辘辘者,加半夏 9 克,陈皮 15 克。

5. 阴阳两竭证

【表　现】　昏迷不醒、两手颤抖,面色苍白,呼吸微弱,大汗淋漓,四肢厥冷,少尿或无尿,大便失禁,腹大如鼓。舌质红绛,无苔,脉细微欲绝。

【治　法】　滋阴扶阳、益气固脱。

【处方 1】　参附龙牡汤(《世医得效方》)加减。

红参(另煎)9 克	制附子(先煎)10 克	煅龙骨 30 克	煅牡蛎 30 克
黄芪 30 克	生地黄 12 克	熟地黄 12 克	石菖蒲 15 克

【方　解】　方中红参大补元气、复脉固脱;附子温阳救逆;龙骨、牡蛎潜阳敛汗;黄芪益气固表;生熟地益气养阴生津;石菖蒲宁心安神。诸药合用,共奏扶正固脱、回阳救逆、潜阳护阴之功。

【加　减】　兼阴精耗竭者,加山萸肉 12 克,阿胶(烊化)15 克,龟甲(先煎)15 克。

【处方 2】　参附汤(《正体类要》)合生脉散《内外伤辨惑论》加减。

人参 12 克　　制附子(先煎)15 克　　麦冬 15 克　　五味子 12 克
山茱萸 15 克　　石菖蒲 12 克　　　　　郁金 15 克　　炙甘草 8 克

【方　解】 方中人参补气固脱;附子回阳救逆;麦冬、五味子益气养阴生津;山茱萸补肾、固虚脱;石菖蒲、郁金宁心安神;炙甘草补脾和胃、调和诸药。诸药合用,共奏扶正固脱、潜阳护阴之功。

【加　减】 兼四肢厥冷者,加干姜 6 克,肉桂 3 克。

【处方3】 自拟方1。

西洋参 15 克　　山茱萸 20 克　　麦冬 15 克　　五味子 10 克
丹参 15 克　　　炒白术 20 克　　石菖蒲 12 克　　郁金 15 克
制附子(先煎)15 克

【方　解】 方中西洋参补气养阴,麦冬、五味子益气养阴生津,山茱萸补肝肾,丹参清心活血凉血,白术益气和中,石菖蒲、郁金宁心安神,制附子回阳救逆、补火助阳。诸药合用,共奏滋阴扶阳、益气固脱之功。

【加　减】 ①胸满腹胀、喉中痰鸣者,加厚朴 15 克,苏子 15 克。②舌枯萎缩、阴精将竭者,去附子,加阿胶(烊化)12 克,白芍 20 克,炙甘草 8 克。

【处方4】 自拟方2。

白参 15 克　　生炙黄芪各 30 克　　制附子(先煎)10 克　　干姜 10 克
生地黄 15 克　　麦冬 15 克　　　　　升麻 6 克　　　　　　　石菖蒲 15 克
郁金 15 克

【方　解】 方中白参补气生津,生炙黄芪补气益中、益表固表,制附子、干姜温阳,生地黄、麦冬养阴生津,升麻升阳,石菖蒲、郁金宁心安神。诸药合用,共奏滋阴扶阳、益气固脱之功。

【加　减】 ①呕吐者,加生姜 10 克,法半夏 9 克。②尿少者,加泽泻 12 克,车前子(包煎)30 克,猪苓 15 克。

二、中成药治疗

1. 安宫牛黄丸

【药物组成】 牛黄、水牛角浓缩粉、麝香、珍珠、朱砂、雄黄、黄连、黄芩、栀子、郁金、冰片。

【功能主治】 清热解毒,镇惊开窍。用于热病,邪入心包,高热惊厥,神昏谵语;中风昏迷及脑炎、脑膜炎、中毒性脑病、脑出血、败血症见上述证候者。

【临床应用】 肝性脑病由于邪入心包所致者可用安宫牛黄丸治疗。症见壮热

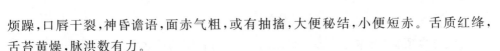

烦躁,口唇干裂,神昏谵语,面赤气粗,或有抽搐,大便秘结,小便短赤。舌质红绛,舌苔黄燥,脉洪数有力。

【用量用法】 大蜜丸,每丸重 3 克。一次 1 丸,一日 1 次,口服。小儿 3 岁以内一次 1/4 丸,4—6 岁一次 1/2 丸,一日 1 次;或遵医嘱。

【注意事项】 ①本品为热闭神昏所设,寒闭神昏不得使用;②本品处方中含麝香,芳香走窜,有损胎气,孕妇慎用;③服药期间饮食宜清淡,忌食辛辣油腻之品,以免助火生痰;④本品处方中含朱砂、雄黄,不宜过量久服,肝肾功能不全者慎用;⑤在治疗过程中如出现肢寒畏冷,面色苍白,冷汗不止,脉微欲绝,由闭证变为脱证时,应立即停药;⑥高热神昏,中风昏迷等口服本品困难者,当鼻饲给药;⑦孕妇及哺乳期妇女、儿童、老年人使用本品应遵医嘱;⑧运动员慎用;⑨服用前应除去蜡皮、塑料球壳及玻璃纸;本品可嚼服,也可分份吞服。

2. 紫雪丹

【药物组成】 石膏、北寒水石、滑石、磁石、玄参、木香、沉香、升麻、甘草、丁香、芒硝(制)、硝石(制)、水牛角浓缩粉、羚羊角、人工麝香、朱砂。

【功能主治】 清热开窍,止痉安神。用于热入心包、热动肝风证,症见高热烦躁、神昏谵语、惊风抽搐、斑疹吐衄、尿赤便秘。

【临床应用】 肝性脑病由于热邪内陷心包所致者可用紫雪丹治疗。症见高热、神昏、谵语、烦躁、抽搐、面色暗红或紫瘀、呼吸气促、唇红焦燥、口臭口干、小便短黄、大便闭结、舌质红绛、苔干黄、脉数而有力或弦。

【用量用法】 每瓶装 1.5 克,一次 1～2 瓶,一日 2 次,口服;周岁小儿一次 0.3 克,5 岁以内小儿每增一岁,递增 0.3 克,一日一次;5 岁以上小儿酌情服用。

【注意事项】 ①本品药性峻猛,气味辛香而善走窜,过量服用有易伤元气及劫阴之弊,甚至可出现大汗、呕吐、气促、心悸、眩晕等症状,故本方只宜暂用,中病即止;②紫雪丹只适用于热邪内闭的患者。至于由阳气衰微、气血大亏所致的休克、虚脱,虽有神昏、抽搐,但无实火热闭,治宜救逆扶阳,不宜用紫雪丹;③气虚体弱者及孕妇应慎用或不用。

3. 局方至宝丹

【药物组成】 水牛角浓缩粉、牛黄、玳瑁粉、琥珀粉、人工麝香、安息香、朱砂、雄黄、冰片。

【功能主治】 清热解毒,开窍镇惊。用于温邪入里,逆传心包引起的高热痉厥,烦躁不安,神昏谵语,小儿急热惊风。

【临床应用】 肝性脑病由于温邪逆传心包所致者可用局方至宝丹治疗。症见神昏谵语,身热烦躁,痰盛气粗,舌绛苔黄垢腻,脉滑数。

【**用量用法**】 丸剂,每丸重 3 克,一次 1 丸,小儿遵医嘱,口服。

【**注意事项**】 ①本方芳香辛燥之品较多,有耗阴劫液之弊,故神昏谵语由阳盛阴虚所致者忌用;②孕妇慎用;③运动员慎用。

4. 神犀丹

【**药物组成**】 犀角尖、生地黄、香豆豉、连翘、黄芩、板蓝根、金银花、金汁、元参、花粉、石菖蒲、紫草。

【**功能主治**】 清热开窍,凉血解毒。用于温热暑疫,邪入营血证。高热昏谵,斑疹色紫,口咽糜烂,目赤烦躁,舌紫绛等。

【**临床应用**】 肝性脑病由于热邪入营血所致者可用神犀丹治疗。症见高热昏谵,神昏谵语,烦躁抽搐,面色暗红或紫瘀,斑疹色紫,口咽糜烂,目赤烦躁,舌紫绛、苔干黄、脉数而有力或弦。

【**用量用法**】 丸剂,每丸重 3 克,一次 1 丸,一日 2 次,口服。小儿酌减。

【**注意事项**】 舌苔厚腻者慎用。

5. 苏合香丸

【**药物组成**】 苏合香、安息香、冰片、水牛角浓缩粉、人工麝香、檀香、沉香、丁香、香附、木香、乳香(制)、荜茇、白术、诃子肉、朱砂。

【**功能主治**】 芳香开窍,行气止痛。用于痰迷心窍所致的痰厥昏迷,中风偏瘫、肢体不利,以及中暑,心胃气痛。

【**临床应用**】 肝性脑病由于痰迷心窍所致者可用苏合香丸治疗。症见精神呆滞,言语不清,意识朦胧,甚者神昏嗜睡,面色晦暗,脘腹胀满,泛恶纳呆,喉间痰鸣。舌质暗红,舌苔白腻,脉沉滑。

【**用量用法**】 大蜜丸,每丸重 3 克。一次 1 丸,一日 1～2 次,口服。

【**注意事项**】 ①运动员慎用;②孕妇禁用;③服用前应除去蜡皮、塑料球壳及玻璃纸;本品可嚼服,也可分份吞服。

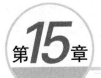

第15章 原发性肝癌

原发性肝癌简称肝癌,是指发生于肝细胞和肝内胆管细胞的恶性肿瘤,为我国常见恶性肿瘤之一。其组织学分类主要分为肝细胞型、肝内胆管细胞型和混合型。本病早期临床症状颇不典型,表现为一般的消化道症状如上腹部不适、腹胀、纳呆、乏力,时有腹痛、胁痛等,但如伴有进行性肝大,应考虑有肝癌的可能。晚期则以持续性肝区疼痛、腹胀、腹泻、纳差、恶心、黄疸、消瘦乏力、发热、衄血等为主要表现。本病恶性程度高,进展快,自然生存期短。

中医古代文献中并无肝癌的病名,根据其临床表现,相当于"肝积""癥瘕""积聚""臌胀""痞满""黄疸""胁痛""伏梁"等病证范畴。肝癌病位在肝,与脾、胆、胃关系密切,其病因病机为脏腑气血亏虚,脾虚湿聚,痰凝血瘀;六淫邪毒入侵,邪凝毒结;七情内伤,情志抑郁等,可使气、血、湿、热、瘀、毒互结而成肝癌。

一、中医辨证治疗

 1. 肝郁脾虚证

【表　现】　右胁下肿块,或右胁胀满,胁痛隐隐,生气后加重,神疲乏力,形体消瘦,胸闷,反酸,纳呆嗳气,腹胀腹泻,恶心纳差,下肢浮肿。舌质淡,舌体胖,苔薄腻,脉濡或弦细。

【治　法】　疏肝健脾。

【处方1】　柴胡疏肝散(《景岳全书》)合实脾饮(《重订严氏济生方》)加减。

醋柴胡 6 克	陈皮 6 克	青皮 6 克	白芍 10 克
枳实 6 克	郁金 6 克	川楝子 9 克	丹参 10 克
太子参 10 克	黄芪 30 克	炒白术 10 克	木香 6 克
大腹皮 10 克	薏苡仁 30 克	猪苓 10 克	茯苓 10 克
当归 10 克			

【方　解】　方中柴胡、郁金疏肝解郁;枳实、陈皮、青皮、川楝子理气行滞止痛;

白芍、当归养血柔肝,与柴胡一散一收,助其疏肝达邪,而不致升散太过耗伤肝阴;太子参、黄芪、白术、茯苓健运脾胃,薏苡仁、大腹皮、猪苓利水渗湿,丹参活血。诸药合用,共奏疏肝解郁、健运脾胃之功。

【加　减】 ①肝区疼痛者,加延胡索 9 克。②乏力甚者,加人参 15 克炖服。③黄疸者,加茵陈 30 克,虎杖 15 克。④呕血便血者,加仙鹤草 20 克,旱莲草 12 克,茜草 10 克,三七粉(冲服)3 克,白及粉(冲服)3 克。⑤腹胀甚者,加木香 6 克,大腹皮 6 克,厚朴 10 克。⑥大便干燥日久者,加瓜蒌仁 20 克,郁李仁 12 克。

【处方 2】 四君子汤(《太平惠民和剂局方》)合逍遥散(《太平惠民和剂局方》)加减。

党参 15 克	丹参 15 克	大腹皮 15 克	炒白术 30 克
薏苡仁 30 克	茯苓 30 克	白花蛇舌草 30 克	陈皮 10 克
柴胡 10 克	当归 10 克	泽泻 10 克	生甘草 5 克

【方　解】 方中党参、白术、薏苡仁、茯苓、泽泻益气健脾化湿;柴胡、大腹皮、陈皮、丹参、当归疏肝理气活血;白花蛇舌草抗癌解毒利湿;甘草健脾补中调和诸药。

【加　减】 ①胁痛甚者,加香附 8 克,郁金 10 克,延胡索 9 克,乳香 10 克,徐长卿 15 克,急性子 3 克。②嗳气反酸者,加法半夏 9 克,竹茹 10 克。③胁下肿块坚硬者,加鳖甲(先煎)30 克。

【处方 3】 小柴胡汤(《伤寒论》)合香砂六君子汤(《古今名医方论》)加减。

柴胡 10 克	党参 15 克	法半夏 9 克	白芍 10 克
生姜 8 克	大枣 3 枚	木香 10 克	砂仁(后下)6 克
陈皮 15 克	炒白术 15 克	茯苓 20 克	蚤休 10 克
炙甘草 10 克			

【方　解】 方中柴胡苦平,入肝胆经,疏泄肝胆气机之郁滞;党参健脾益气,《本草正义》曰:"党参能补脾养胃。健运中气,本与人参不甚相远,其尤可贵者,则健脾胃而不燥,滋胃阴而不湿";茯苓健脾利湿,以增强脾胃运化之力;白术补脾益胃,助党参益脾胃之气;大枣扶正;白芍养肝血柔肝阴;《灵台要览》云:"治积之法,理气为先",用木香、陈皮、砂仁疏肝理气,和胃降逆,助诸药健运脾胃;半夏、生姜和胃降逆;蚤休入肝经,清热解毒,消滞止痛;炙甘草助参、枣扶正,且能调和诸药。

【加　减】 ①纳差食少、食入不消化者,加炒鸡内金 15 克,炒神曲 15 克,炒麦芽 15 克。②呕吐恶心者,加竹茹 12 克,代赭石(先煎)30 克。③肠鸣泄泻者,加白扁豆 15 克,防风 10 克,炒山药 15 克。④烦躁口苦者,加黄芩 10 克,炒栀子 10 克。⑤大便闭结者,予调胃承气汤通便。

【处方4】 自拟方1。

太子参20克	炒白术15克	茯苓30克	牡丹皮12克
夏枯草15克	炙山甲10克	鳖甲(先煎)30克	金银花30克
野菊花30克	生牡蛎(先煎)30克	玫瑰花9克	梅花9克
壁虎2条	八月札15克		

【方　解】 方中太子参、炒白术、茯苓健运脾胃;牡丹皮凉血活血;夏枯草、炙山甲、鳖甲、生牡蛎软坚散结;金银花、野菊花清热解毒;玫瑰花、梅花疏肝理气;八月札疏肝理气、活血止痛;壁虎攻毒散结。

【加　减】 ①纳差者,加鸡内金15克,生谷芽15克,生麦芽15克。②腹胀者,加厚朴15克,枳壳12克。③短气乏力甚者,用生晒参易太子参。④腹水、黄疸者,加蒲公英20克,徐长卿15克,泽泻12克。⑤呕恶者,加紫苏梗12克,姜半夏9克,姜竹茹12克。⑥疼痛者,加当归10克,延胡索10克,川楝子9克。

【处方5】 自拟方2。

生黄芪30克	党参20克	茯苓20克	炒白术15克
柴胡12克	清半夏9克	陈皮12克	砂仁(后下)6克
田基黄30克	白花蛇舌草30克	蒲公英30克	莪术9克
八月札15克	蜈蚣2条	焦山楂10克	焦神曲10克
焦麦芽10克	甘草6克		

【方　解】 方中黄芪、白术、茯苓、甘草、党参健脾益气、培补中焦,使药气四达,周身气运流通,水谷精微敷布;配陈皮理气,散诸甘药之滞;柴胡以顺肝之性,使之不郁,可振举脾中清阳,使清阳敷布,于顽土中梳理肝气;八月札疏肝理气、活血止痛,兼能除烦利尿;砂仁辛香而燥,同山楂、神曲、麦芽共奏开胃醒脾、消食化积之功。肝癌本虚表现虽极为明显,但又常伴右胁下肿块,甚至黄疸、腹水、水肿等标实表现,呈现虚实夹杂证候,故在用药时,常加用具有理气活血、清热解毒、化痰散结之功的药物。方中莪术为治积之要药,《本草通玄》谓其:"专走肝家,破积聚恶血,疏痰食作痛",其气香性温,能调气通窍,大破气中之血;若积块日久,痛有定处,可配三棱,以破血中之气,则一切凝结停滞有形之坚积,无所不克,此即"坚者削之"。因其力峻猛,必资以参、术、芪之力,方可无损正气。半夏辛温善散,可燥湿行气、化痰散结。白花蛇舌草、蒲公英、蜈蚣、田基黄清热解毒、活血消肿。全方攻补结合、标本同治,同时养中有疏,补而不滞,温而不燥,扶正不留邪,祛邪不伤正,从而达到正气得复,肝积渐消的目的。

【加　减】 ①黄疸者,加茵陈蒿30克,赤小豆30克,大黄(后下)6克。②腹胀、双下肢浮肿、尿少者,加茯苓皮30克,猪苓30克,泽泻30克,冬瓜皮30克。③呕血、黑粪者,加三七粉(冲服)3克,白及12克,地榆炭15克。④肝区痛甚,且无明显出血倾向者,加炮山甲(先煎)6克,鸡血藤20克,延胡索10克。

 ## 2. 气滞血瘀证

【表　现】　胁下积块刺痛或胀痛,推之不移,拒按,甚或胁痛引背,入夜更甚,倦怠乏力,面色黧黑,脘腹胀满,嗳气呕逆,纳呆食少,大便不调,或溏或结。舌质紫暗,有瘀斑、瘀点或瘀条,舌苔薄白或薄黄,脉细涩或弦细。

【治　法】　疏肝理气,活血化瘀散结。

【处方1】　血府逐瘀汤(《医林改错》)加减。

桃仁10克	红花10克	当归10克	川芎10克
郁金6克	丹参10克	赤芍10克	牛膝10克
八月札10克	柴胡6克	鳖甲(先煎)10克	䗪虫10克
牡蛎(先煎)30克	莪术9克	三棱9克	石见穿20克

【方　解】　桃仁破血行滞而润燥,红花活血祛瘀以止痛,丹参、八月札、赤芍、川芎活血化瘀、行气止痛,三棱、莪术、䗪虫破血逐瘀,牛膝活血通经,柴胡、郁金疏肝解郁,升达清阳,鳖甲、牡蛎软坚散结,石见穿活血化瘀、清热散结。诸药合用,共奏疏肝理气、活血化瘀、软坚散结之功。

【加　减】　气滞较甚者,加木香8克,香附8克,青皮9克,枳壳12克。

【处方2】　复元活血汤(《医学发明》)加减。

柴胡10克	当归10克	桃仁10克	川芎10克
瓜蒌根15克	炮山甲(先煎)5克	陈皮15克	白术15克
红花6克	大黄6克	䗪虫6克	甘草6克

【方　解】　当归、桃仁、川芎、瓜蒌根、炮山甲、红花、䗪虫活血化瘀、消癥软坚;大黄荡涤凝瘀败血,引瘀血下行;柴胡、陈皮、白术疏肝理气健脾,使攻伐不致伤正;甘草缓急止痛及调和诸药。

【加　减】　①疼痛较甚者,加三七粉(冲服)3克,郁金12克,乳香9克,没药9克。②腹胀甚加大腹皮15克,厚朴15克。③黄疸者,加车前子(包煎)30克,虎杖15克。

【处方3】　桃红四物汤(《医垒元戎》)合化积丸(《类证治裁》)加减。

桃仁10克	红花10克	川芎10克	熟地黄12克
莪术9克	三棱9克	延胡索10克	白芍15克
当归10克	香附10克	生牡蛎(先煎)30克	八月札20克
郁金10克	炮山甲(先煎)5克	水蛭3克	代赭石(先煎)30克
焦神曲15克	焦山楂15克	土鳖虫10克	白屈菜6克
凌霄花6克			

【方　解】　方中桃仁、红花、川芎、三棱、莪术、凌霄花、八月札、延胡索、土鳖虫活血化瘀、行气止痛,治癥瘕积聚;炮山甲、水蛭二药合用,善走血,可攻积久之血凝血聚之病,用于多种肿瘤;当归、熟地黄、白芍养血柔肝;郁金、香附疏肝理气、解郁止痛,代赭石配合活血药治血分则祛瘀生新,又可降逆止呕;鳖甲、生牡蛎软坚散结;焦神曲、焦山楂活血消积;白屈菜清热解毒抗癌。

【加　减】　胁痛甚者,加延胡索 10 克,乳香 5 克,徐长卿 15 克,急性子 3 克,苏木 10 克,或加花椒 5 克,荜茇 5 克,狼毒 3 克,香附 10 克。

【处方4】　六君子汤(《医学正传》)合下瘀血汤(《金匮要略》)加减。

党参 20 克	茯苓 20 克	炒白术 10 克	法半夏 9 克
郁金 10 克	䗪虫 10 克	桃仁 9 克	炮穿山甲(先煎)5 克
丹参 10 克	炙黄芪 15 克	炙甘草 6 克	陈皮 6 克

【方　解】　方中党参、茯苓、白术、法半夏、炙甘草、广陈皮为六君子汤的基本组成,有健脾理气之功;合用䗪虫、桃仁,有《金匮要略》下瘀血汤之义,祛腹中瘀血。二方合用,有扶正祛邪的功效。再加炙黄芪增强补气之功,加丹参、穿山甲增强活血祛瘀、消癥通络之力,加郁金疏肝理气。

【加　减】　①黄疸者,加茵陈 30 克,虎杖 15 克,马鞭草 10 克。②形寒肢冷、腰酸膝软、尿有余沥等阳虚证者,加巴戟天 10 克,补骨脂 10 克,淫羊藿 10 克,鹿角霜 10 克。③腹水者,加商陆 6 克,牛膝 10 克,大腹皮 10 克。④疼痛明显者,加川楝子 9 克。⑤白细胞偏低者,加女贞子 15 克,阿胶 10 克。

【处方5】　自拟方 1。

黄芪 50 克	丹参 20 克	白芍 15 克	蚤休 20 克
土鳖虫 10 克	桃仁 9 克	白花蛇舌草 30 克	茯苓 10 克
炙鳖甲 30 克	党参 15 克	炒白术 10 克	枳壳 10 克
莪术 9 克	薏苡仁 30 克	浙贝母 20 克	

【方　解】　本方重用黄芪健脾补气,黄芪补气之功最佳,甘温善入脾胃,为补中益气之要药,通过补气而达到生血、生津之效,从而扶助正气。辅以党参、茯苓、白术、薏苡仁健脾化湿;丹参、土鳖虫、桃仁、莪术活血化瘀;白芍、枳壳柔肝行气;炙鳖甲、浙贝母软坚散结;蚤休、白花蛇舌草抗癌,清热解毒。

【加　减】　①肝区痛甚者,加延胡索 15 克。②湿热重者,加大黄 6 克,茵陈 20 克。③纳呆腹胀者,加白豆蔻 10 克,谷芽 20 克。④阴虚甚者,加麦冬 20 克,枸杞子 15 克。

3. 肝胆湿热证

【表　现】　右胁下积块增大较快,胁肋刺痛,心烦易怒,身目俱黄如橘色,发热,口干口苦,食少厌油,恶心呕吐,腹部胀满,大便干结或便溏不爽,小便黄赤。舌质红,舌苔黄腻,脉滑数或弦数。

【治　法】　清利肝胆湿热。

【处方1】　茵陈蒿汤(《伤寒论》)合龙胆泻肝汤(《医方集解》)加减。

茵陈 20 克	栀子 10 克	大黄 10 克	龙胆草 9 克
黄连 6 克	薏苡仁 30 克	郁金 6 克	泽泻 20 克
佩兰(后下)10 克	田基黄 15 克	山豆根 6 克	苦参 9 克
猪苓 10 克	茯苓 10 克		

【方　解】　方中以茵陈为主药,清热利湿、退黄;栀子、龙胆草为辅,通利三焦、清热泻火;佐入生大黄下泄瘀热,伍以黄芩、柴胡上清肝火;再以车前子、泽泻下行而利湿热;火热盛可劫阴,加当归、生地黄滋养肝血,祛邪而不伤正;甘草和中解毒,可缓苦寒之品防其伤胃,亦可调和诸药。二方合用清湿热、泻肝火之力较强,有苦寒直折火热之功。

【加　减】　①胁肋刺痛重者,加厚朴 10 克,水红花子 30 克。②上二方久用易伤肝胃之阴,欲长期服用可将茵陈、栀子、大黄各减半量,再酌加生鳖甲(先煎)15克,生龟甲(先煎)10 克,既养肝阴又消癥块。

【处方2】　茵陈蒿汤(《茵陈蒿汤》)合黄连解毒汤(《肘后备急方》)加减。

茵陈 30 克	金钱草 30 克	黄芩 10 克	黄连 10 克
黄柏 10 克	夏枯草 15 克	苦参 9 克	虎杖 15 克
鸡骨草 20 克	凤尾草 20 克	海金沙 15 克	栀子 10 克

【方　解】　方中茵陈、栀子合茵陈蒿汤之义清热利湿,金钱草、苦参、虎杖、鸡骨草、凤尾草、海金沙清利肝胆湿热,黄芩、黄连、黄柏、栀子合黄连解毒汤之义泻火解毒,夏枯草平肝、软坚散结。

【加　减】　①发热者,加犀黄丸。②腹胀如鼓、水肿者,加猪苓 20 克,车前子(包煎)30 克。③肝功能异常者,加田基黄 20 克,垂盆草 30 克。

【处方3】　茵陈蒿汤(《伤寒论》)合栀子柏皮汤(《伤寒论》)。

茵陈 15 克	炒栀子 10 克	酒大黄 10 克	黄柏 10 克
炒白术 15 克	连翘 15 克	厚朴 15 克	陈皮 15 克
清半夏 9 克	木香 10 克	枳壳 15 克	金钱草 20 克
炙甘草 8 克			

【方　解】　方中茵陈蒿善能清热利湿退黄。栀子清热降火、通利三焦,引湿热自小便而出。大黄泻热祛瘀,通利大便,导瘀热由大便而下。黄柏苦寒,清热燥湿。炒白术健脾燥湿,连翘清热解毒,陈皮、厚朴、清半夏燥湿消痰,木香、枳壳行气,金

钱草清利湿热,甘草和中,调和苦寒之性,免伤脾胃。

【加　减】　①热重于湿,高热不退者,加生石膏(先煎)30 克,知母 10 克。②湿重于热,见低热持续、胸脘痞满、呕吐恶心者,加藿香(后下)10 克,佩兰(后下)10 克,土茯苓 15 克。③湿阻气滞、中焦壅塞者,加苍术 12 克。④黄疸色深,小便不利者,加虎杖 15 克,车前子(包)30 克。⑤大便黏滞不畅者,加蒲公英 15 克,金钱草 15 克。

【处方 4】　自拟方 1。

金钱草 30 克	半枝莲 30 克	田基黄 30 克	栀子 12 克
黄芩 10 克	郁金 10 克	赤芍 10 克	虎杖 12 克
车前草 15 克	䗪虫 9 克	炙甘草 8 克	炙鳖甲(先煎)40 克

【方　解】　方中金钱草、田基黄、虎杖清热利湿、解毒散瘀;半枝莲清热解毒抗癌;栀子、黄芩清热解毒;郁金行气活血;赤芍凉血解毒;车前草清热利尿,使湿热之邪从小便而出;䗪虫活血消癥;炙鳖甲软坚散结;甘草调和诸药。诸药合用,共奏清热利湿、解毒消癥之功。

【加　减】　①皮肤黄染、瘙痒明显者,加白鲜皮 20 克,地肤子 20 克。②恶心呕吐者,加竹茹 10 克,代赭石(先煎)30 克。

【处方 5】　自拟方 2。

龙胆草 10 克	黄芩 10 克	炒栀子 10 克	通草 15 克
柴胡 8 克	垂盆草 30 克	白芍 15 克	车前子(包煎)30 克
虎杖 15 克	生地黄 15 克	当归 15 克	蚤休 15 克

【方　解】　方中龙胆草苦寒,擅于清肝胆实火及祛湿热,黄芩、栀子清热解毒,通草、车前子、垂盆草、虎杖清热利湿,蚤休抗癌解毒,生地黄养阴清热,当归、白芍养血柔肝。诸药合用,全方共奏清利肝胆湿热之功。

【加　减】　①胁痛者,加香附 10 克,川楝子 6 克。②水肿者,加泽泻 15 克,猪苓 15 克。

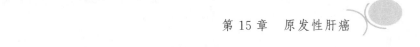 ### 4. 肝肾阴虚证

【表　现】　右胁下积块,胁肋隐痛,头晕,腰膝酸软,耳鸣目眩,五心烦热,心悸少寐,口干少津,低热盗汗,食少,腹大如鼓,青筋暴露,甚则呕血、便血、皮下出血,舌质红,少苔,脉细数。

【治　法】　滋补肝肾。

【处方 1】　一贯煎(《续名医类案》)加减。

生地黄 30 克	鳖甲(先煎)30 克	龟甲(先煎)30 克	沙参 15 克
麦冬 15 克	牡丹皮 15 克	女贞子 15 克	旱莲草 15 克
当归 10 克	川楝子 9 克	枸杞子 15 克	

【方　解】　本方是在滋养肝肾之中,少加疏肝理气止痛之药。方中生地黄为君,滋阴养血,补益肝肾;北沙参、麦冬、当归、枸杞子为臣养血柔肝、滋养肝肾;佐以川楝子疏肝理气;鳖甲、龟甲、牡丹皮、女贞子、旱莲草凉血软坚。诸药合用,肝阴得养,肝气得舒,诸症可解。

【加　减】　①吐血、便血者,加仙鹤草 30 克,蒲黄炭 10 克,三七粉(冲)3 克。②神志异常者,加石菖蒲 15 克,郁金 12 克。③神昏谵语、惊厥抽搐者,可急用安宫牛黄丸、至宝丹之类。

【处方 2】　二至丸(《医方集解》)合大补阴丸(《丹溪心法》)加减。

生地黄 10 克	熟地黄 10 克	制首乌 10 克	酒黄精 10 克
鳖甲(先煎)30 克	龟甲(先煎)30 克	女贞子 15 克	枸杞子 15 克
旱莲草 15 克			

【方　解】　方中生地黄、熟地黄、制首乌、酒黄精补益肝肾,龟甲、鳖甲血肉有情之品大补真阴,女贞子、枸杞子、旱莲草养血填精。

【加　减】　①肝区疼痛者,加延胡索 9 克,郁金 12 克,三七 6 克。②腹水者,加茯苓 20 克,猪苓 20 克,车前草 15 克,生薏苡仁 30 克。

【处方 3】　一贯煎(《续名医类案》)合四物汤(《太平惠民和剂局方》)加减。

沙参 15 克	麦冬 15 克	当归 10 克	生地黄 30 克
熟地黄 15 克	砂仁(后下)6 克	枸杞子 30 克	川楝子 6 克
牡丹皮 15 克	白芍 15 克	川芎 10 克	生黄芪 30 克
半枝莲 30 克	龟甲(先煎)30 克	鳖甲(先煎)30 克	龙葵 30 克
桃仁 10 克	旱莲草 10 克	仙鹤草 30 克	

【方　解】　方中沙参、麦冬、当归、枸杞子滋养肝肾,加砂仁芳香化浊、醒脾开胃,防滋补之药过腻,川楝子疏肝理气,使肝体条达;四物汤加桃仁、生黄芪养血活血,补而不滞,龟甲、鳖甲滋阴潜阳、软坚散结;半枝莲辛、苦、寒,入肝肾经,以其活血化瘀、解毒止痛之功促进肝积肿块缩小、消散,缓解肝区疼痛。半枝莲、龙葵清热解毒、泻胆退黄;仙鹤草补虚,也有止血作用;旱莲草滋补肝肾;牡丹皮清热、活血散瘀。

【加　减】　①目干涩者,加女贞子 12 克,草决明 15 克。②肝火亢盛易怒者,加龙胆草 9 克,黄芩 10 克,栀子 10 克。

【处方 4】　青蒿鳖甲汤(《温病条辨》)加减。

青蒿 10 克	鳖甲(先煎)40 克	生地黄 20 克	栀子 10 克
牡丹皮 12 克	龟甲(先煎)30 克	当归 20 克	白芍 15 克
女贞子 15 克	旱莲草 15 克	知母 10 克	

【方　解】　方中鳖甲咸寒,直入阴分,养阴清热、平肝、软坚散结;青蒿苦辛而寒,其气芳香,清热凉血。吴瑭自释曰:"此方有先入后出之妙,青蒿不能直入阴分,有鳖甲领之入也;鳖甲不能独出阳分,有青蒿领之出也。"生地黄甘寒,滋阴凉血;知母苦寒质润,滋阴降火,共助鳖甲以养阴。牡丹皮清热凉血;龟甲滋阴潜阳、益肾强骨;女贞子、旱莲草有二至丸之义,补肝滋肾。当归、白芍养血柔肝。诸药合用,共奏滋养肝肾之功。

【加　减】　①下肢浮肿者,加芦根 20 克,白茅根 20 克。②腹部刺痛、有瘀象者,加桃仁 10 克,赤芍 12 克,红花 6 克。③呕吐吞酸者,加黄连 10 克,吴茱萸 3 克。④反酸、嗳气、呃逆甚者,加竹茹 12 克,代赭石(先煎)30 克。

【处方 5】　滋水清肝饮(《医宗己任编》)加减。

熟地黄 15 克	当归 20 克	白芍 20 克	枣仁 30 克
山萸肉 15 克	茯苓 15 克	山药 20 克	柴胡 9 克
白花蛇舌草 15 克	半枝莲 15 克	牡丹皮 12 克	泽泻 15 克
鳖甲(先煎)30 克			

【方　解】　方中熟地黄、山萸肉、泽泻、牡丹皮、山药、茯苓为三补三泻的六味地黄丸之义,滋补肾阴;合以当归、白芍、枣仁、柴胡滋养肝血、疏肝理气,加白花蛇舌草、半枝莲抗癌解毒,鳖甲软坚散结。诸药合用,共奏滋养肝肾、解毒软坚之功。

【加　减】　①黄疸者,加茵陈 30 克,垂盆草 30 克。②纳差者,加鸡内金 15 克,焦三仙各 15 克。③午后潮热、盗汗者,加银柴胡 15 克,生牡蛎(先煎)15 克。

【处方 6】　自拟方 1。

女贞子 20 克	山茱萸 15 克	生地黄 20 克	西洋参 10 克
麦冬 15 克	白芍 20 克	生晒参 15 克	仙鹤草 30 克
半枝莲 30 克	蚤休 30 克	五味子 10 克	

【方　解】　方中女贞子、山茱萸滋养肝肾为君药,生地黄、白芍养肝育阴,西洋参、生晒参、麦冬益气复脉,仙鹤草补虚,半枝莲、蚤休解毒抗癌,五味子酸甘入肝为引药。

【加　减】　①本型已属终末期重症,多有危殆险症出现,如腹水胀者,加木香 10 克。②肝性脑病神昏者,加羚羊角送服安宫牛黄丸。③上下血溢者,加鲜旱莲叶 15 克,鲜藕节 12 克,水牛角(先煎)6 克。

【处方 7】　自拟方 2。

玳瑁(先煎)10 克	鳖甲(先煎)30 克	龟甲(先煎)30 克	太子参 20 克
石斛 20 克	麦冬 15 克	丹参 15 克	白薇 15 克
白花蛇舌草 30 克	猫爪草 15 克		

【方　解】　方中重用血肉有情之品玳瑁、龟甲、鳖甲为主药,清热解毒、养阴扶正,软坚破积而不耗散,再配合太子参、石斛、麦冬、白薇养阴扶正,白花蛇舌草、猫爪草解毒抗癌,使肿瘤的毒素得以遏制,阴液得以填补,从而使临床症状改善。诸药合用,共奏养阴扶正、清热解毒之功。

【加　减】　①发热者,加地骨皮 15 克。②黄疸者,加茵陈 30 克。③腹水者,加猪苓 15 克。④腹胀甚者,加香橼 9 克,香附 9 克。

5. 脾肾阳虚证

【表　现】　肝区隐痛,神疲倦寒,面色㿠白或萎黄,消瘦纳差,脘闷腹冷,下肢浮肿,小便短少或不利,腹胀有水如鼓。舌胖色淡,边有齿痕,脉沉细无力。

【治　法】　温补脾肾。

【处方1】　真武汤(《伤寒论》)合实脾饮(《重订严氏济生方》)加减。

制附子(先煎)10 克	茯苓 10 克	猪苓 10 克	泽泻 20 克
薏苡仁 30 克	白芍 10 克	生姜 6 克	熟地黄 10 克
山药 10 克	砂仁(后下)6 克	车前子(包煎)10 克	木瓜 10 克
木香 6 克	大腹皮 10 克	龙葵 15 克	甘草 6 克

【方　解】　方中附子温肾助阳,化气利水,兼暖脾土,以温运水湿。茯苓、白术健脾利湿,猪苓、泽泻、薏苡仁、车前子化湿利水,生姜温散,白芍柔肝,熟地黄补血滋阴,山药、砂仁温肾健脾,木香、大腹皮行气导滞、化气利水,木瓜芳香醒脾而化湿,龙葵清热抗癌,甘草调和诸药。全方共奏温补脾肾、化湿利水之功。

【加　减】　①疼痛甚者,加重白芍量,加乳香 9 克,没药 9 克。②腹冷甚者,加桂枝 10 克。

【处方2】　附子理苓汤(《内经拾遗》)加减。

制附子(先煎)10 克	干姜 10 克	炙甘草 8 克	人参 20 克
炒白术 15 克	茯苓 20 克	猪苓 15 克	泽泻 15 克
肉桂 5 克	半边莲 15 克		

【方　解】　方中制附子为大辛大热之品,为补益先天命门真火第一要品,通行十二经络,温肾壮阳、祛寒救逆。干姜温中焦之阳而除里寒,助附子升发阳气,两药同用,温壮脾肾之阳,祛寒救逆。加甘草调和二药的温燥之性,甘草配干姜又可温补脾阳。人参、炒白术、茯苓健运脾胃,加猪苓、泽泻利水渗湿,桂枝温阳化气,半边莲解毒抗癌。诸药合用,共奏温补脾肾之功。

【加　减】　①水肿者,加大腹皮 15 克,炒莱菔子 12 克,车前子(包煎)30 克。②气虚下陷者加黄芪 30 克。③食少纳呆者加焦麦芽 15 克,焦山楂 15 克,焦神曲 15 克,鸡内金 15 克。④黄疸者,加茵陈 30 克,虎杖 10 克。

【处方 3】 附子理中汤(《阎氏小儿方论》)合五苓散(《伤寒论》)加减。

| 附子(先煎)10 克 | 干姜 5 克 | 人参 6 克 | 白术 12 克 |
| 甘草 6 克 | 茯苓 15 克 | 泽泻 12 克 | 猪苓 15 克 |

【方　解】 人参、白术、甘草、茯苓健脾益气,附子、干姜温肾利水,泽泻、猪苓利水退黄。

【加　减】 ①腹胀者,加炒枳壳 9 克,砂仁(后下)6 克,豆蔻 6 克。②腹泻甚者,加扁豆 30 克,煨诃子 15 克,赤石脂 15 克。

【处方 4】 自拟方 1。

干姜 12 克	制附子(先煎)10 克	茵陈 30 克	茯苓 15 克
桂枝 10 克	白芍 15 克	党参 20 克	炒白术 15 克
盐杜仲 12 克	炙甘草 8 克		

【方　解】 方中干姜、附子温补脾肾,盐杜仲补肾,党参、炒白术、茯苓、桂枝温补脾胃,白芍柔肝,茵陈清热利湿,炙甘草调和诸药,全方共奏温补脾肾之功。

【加　减】 ①腹泻者,加炒扁豆 15 克,芡实 20 克,补骨脂 15 克。②腹水者,加泽泻 15 克,猪苓 20 克,车前草 15 克,牵牛子 10 克。③纳差者,加麦芽 15 克,炒山楂 12 克。

【处方 5】 自拟方 2。

生黄芪 50 克	党参 15 克	莲子肉 15 克	补骨脂 12 克
陈皮 15 克	当归 15 克	制附子(先煎)10 克	桂枝 8 克
熟地黄 15 克	山药 15 克	山茱萸 12 克	泽泻 12 克
茯苓 15 克	牡丹皮 12 克	炙甘草 8 克	

【方　解】 方中黄芪入脾肺经,补中益气;莲子肉、党参、茯苓补气健脾;当归养肝血,助党参、黄芪补气养血;附子大辛大热,温阳补火,桂枝辛甘而温,温通阳气,二药相合,补肾阳、助气化。熟地黄滋阴补肾生精,配伍山茱萸、山药补肝养脾益精;泽泻、茯苓利水渗湿;牡丹皮活血散瘀;陈皮理气和胃,使诸药补而不滞;炙甘草调和诸药。全方共奏温补脾肾之功。

【加　减】 ①黄疸者,加虎杖 15 克,垂盆草 30 克,鸡骨草 30 克。②纳差者,加鸡内金 15 克,建神曲 20 克。

6. 气血亏虚证

【表　现】 少气懒言,身倦乏力,面色淡白或萎黄不华,唇色淡白,爪甲色淡,头晕眼花,心悸多梦,手足发麻,或有头晕目眩,自汗,活动后诸症加重,舌淡,脉弱或细无力。

【治　法】　益气养血,补虚扶正。

【处方1】　十全大补汤(《太平惠民和剂局方》)加减。

党参 15 克　　　肉桂 5 克　　　川芎 12 克　　　熟地黄 15 克

茯苓 15 克　　　炒白术 12 克　　生黄芪 20 克　　当归 15 克

白芍 15 克　　　炙甘草 6 克　　　大枣 15 克　　　生姜 8 克

鸡内金 15 克

【方　解】　本方是由补气的四君子汤和补血的四物汤合方再加温补的黄芪、肉桂组成。方中党参、炒白术、茯苓、炙甘草补脾益气;黄芪、肉桂温养脾胃;当归、白芍、熟地黄滋养心肝,加川芎入血分而理气,加大枣、生姜助参、术入气分而调理脾胃,鸡内金健脾消食,防诸药太过滋腻。诸药合用,共奏气血双补之功。

【加　减】　①汗出甚者,加浮小麦 30 克,煅牡蛎 30 克。②纳差者,加焦三仙各 15 克。

【处方2】　八珍汤(《瑞竹堂经验方》)加减。

人参 20 克　　　茯苓 20 克　　　炒白术 15 克　　炙甘草 10 克

生炙黄芪各 15 克　熟地黄 15 克　　当归 15 克　　　川芎 10 克

白芍 20 克　　　陈皮 10 克

【方　解】　方中人参为君,甘温益气,健脾养胃。配苦温之白术,健脾燥湿,加强益气助运之力。茯苓健脾渗湿,苓术相配,则长于健脾祛湿。生炙黄芪健脾益气和中。熟地黄滋阴养血填精,白芍补血敛阴和营,当归养肝血,川芎活血行气开郁。陈皮健脾和胃,防补药滋腻碍胃。诸药合用,共奏益气养血扶正之功。

【加　减】　①黄疸者,加茵陈蒿 20 克,马鞭草 10 克,田基黄 30 克。②胁痛者,加白芍量到 30 克,徐长卿 30 克,制乳香 8 克,没药 8 克。

【处方3】　人参养荣汤(《三因极一病证方论》)加减。

生黄芪 30 克　　人参 15 克　　　当归 15 克　　　茯苓 20 克

白芍 20 克　　　熟地黄 15 克　　五味子 12 克　　远志 15 克

炒白术 12 克　　陈皮 15 克　　　仙鹤草 30 克　　大枣 15 克

炙甘草 8 克

【方　解】　方中黄芪、人参助气血生化之源;白术、茯苓、炙甘草、大枣健脾和胃;当归、熟地黄、白芍养血滋阴,以补耗损之阴血;陈皮理气疏壅;远志、五味子宁心安神;仙鹤草补虚。诸药合用,则化源充、气血足,共奏益气养血、补虚扶正之功。

【加　减】　①眠差者,加石菖蒲 15 克,酸枣仁 30 克。②畏寒怕冷、腰膝酸软者,加补骨脂 12 克,狗脊 15 克,川断 10 克。

【处方4】　泰山磐石散(《古今医统大全》)加减。

党参 15 克	生炙黄芪各 15 克	炒白术 15 克	炙甘草 8 克
当归 15 克	川芎 10 克	白芍 15 克	熟地黄 15 克
川断 10 克	砂仁(后下)6 克		

【方　解】　方中党参、生黄芪、炙黄芪、炒白术、炙甘草益气健脾,当归、白芍、川芎、熟地黄养血和血,续断与熟地黄合用,补益肝肾。砂仁理气醒脾,防止益气养血之品滋腻碍胃。

【加　减】　①胁下痞块者,加制鳖甲 30 克,龟甲 30 克。②食少纳差者,加炒谷芽 15 克,炒麦芽 15 克。

二、中成药治疗

 ## 1. 肝复乐片

【药物组成】　党参、鳖甲(醋制)、重楼、白术(炒)、黄芪、陈皮、土鳖虫、大黄、桃仁、半枝莲、败酱草、茯苓、薏苡仁、郁金、苏木、牡蛎、茵陈、川木通、香附(制)、沉香、柴胡。

【功能主治】　健脾理气,化瘀软坚,清热解毒。适用于以肝瘀脾虚为主证的原发性肝癌,症见上腹肿块,胁肋疼痛,神疲乏力,食少纳呆,脘腹胀满,心烦易怒,口苦咽干等。对于上述症候的乙型肝炎肝硬化患者的肝功能及肝纤维化血清学指标有改善作用。

【临床应用】　原发性肝癌因肝瘀脾虚所致者可用肝复乐片治疗。症见上腹肿块,胁肋疼痛,神疲乏力,食欲减退,脘腹胀满,心烦易怒,口苦咽干,舌苔薄白,脉弦涩。

【用量用法】　片剂,每片重 0.5 克,一次 6 片,一日 3 次。Ⅱ期原发性肝癌 2个月为一疗程,Ⅲ期原发性肝癌 1 个月为一疗程,乙型肝炎肝硬化 3 个月为一疗程,或遵医嘱。

【注意事项】　①有明显出血倾向者慎服;②本品有吸湿性,取药后应立即旋紧瓶盖,避免药片长时间暴露,以防吸潮。

2. 金龙胶囊

【药物组成】　鲜守宫、鲜金钱白花蛇、鲜蕲蛇。

【功能主治】　破瘀散结,解郁通络。用于原发性肝癌血瘀郁结证,症见右胁下积块,胸胁疼痛,神疲乏力,腹胀,纳差等。

【临床应用】　原发性肝癌由于血瘀郁结证所致者可用金龙胶囊治疗。症见右胁下积块,胸胁疼痛,痛处固定,入夜加重,神疲乏力,腹胀,食欲减退,舌质紫暗有瘀点瘀斑,苔薄,脉弦涩。

【用量用法】 胶囊,每粒装 0.25 克,一次 4 粒,一日 3 次,口服。

【注意事项】 ①妊娠及哺乳期妇女禁用;②有出血趋向者禁用;③服药期间出现过敏者,应及时停药并给予相应的治疗措施。

3. 莲花片

【药物组成】 为半枝莲、七叶一枝花、山慈菇、仙鹤草、莪术等中药与 5-氟尿嘧啶提取而成的中西药复方制剂。

【功能主治】 清热解毒,活血化瘀,软坚散结。用于原发性肝癌。

【临床应用】 原发性肝癌因瘀毒内结证所致者可用莲花片治疗。症见右胁下积块,胸胁疼痛,痛处固定,入夜加重,口干口苦,小便黄,大便干,舌质紫暗有瘀点瘀斑,苔黄,脉弦涩。

【用量用法】 片剂,每片重 0.7 克,一次 6～8 片,一日 3 次,饭后口服。

【注意事项】 有轻度胃肠道反应。

4. 槐耳颗粒

【药物组成】 槐耳清膏。

【功能主治】 扶正固本,活血消癥。适用于正气虚弱,瘀血阻滞,原发性肝癌不宜手术和化疗者辅助治疗用药,有改善肝区疼痛、腹胀、乏力等症状的作用。在标准的化学药品抗癌治疗的基础上,可用于肺癌、胃肠癌、乳腺癌所致的神疲乏力、少气懒言、脘腹疼痛或胀闷、纳谷少馨、大便干结或溏泄,或气促、咳嗽、多痰、面色㿠白、胸胁不适等症,改善患者生活质量。

【临床应用】 原发性肝癌由于正气虚弱、瘀血阻滞所致者可用槐耳颗粒治疗。症见神疲乏力、少气懒言、肝区疼痛、脘腹疼痛或胀闷、纳谷少馨、大便干结或溏泄,舌暗红或有瘀斑,苔白,脉弦涩或细涩。

【用量用法】 颗粒,每袋装 20 克,一次 20 克,一日 3 次,开水冲服。肝癌的辅助治疗一个月为 1 个疗程,或遵医嘱。肺癌、胃肠癌和乳腺癌的辅助治疗 6 周为一个疗程。

【注意事项】 个别患者出现恶心、呕吐。

5. 化癥回生片

【药物组成】 益母草、红花、花椒(炭)、烫水蛭、当归、苏木、醋三棱、两头尖、川芎、降香、醋香附、人参、高良姜、姜黄、没药(醋炙)、炒苦杏仁、大黄、人工麝香、盐小茴香、桃仁、五灵脂(醋炙)、虻虫、鳖甲胶、丁香、醋延胡索、白芍、蒲黄炭、乳香(醋制)、干漆(煅)、制吴茱萸、阿魏、肉桂、醋艾炭、熟地黄、紫苏子 35 味。

【功能主治】　消癥化瘀。用于瘀血内阻所致的癥积、妇女干血痨、产后血瘀，少腹疼痛拒按。

【临床应用】　原发性肝癌由于瘀血内阻所致者可用化癥回生片治疗。症见胁肋刺痛，痛处固定不移，夜间痛甚，胁下积块，口渴不欲咽，纳差，舌暗红有瘀点或瘀斑，苔白，脉弦涩。

【用量用法】　片剂，每片重 0.35 克，一次 5～6 片，一日 2 次，口服。

【注意事项】　孕妇禁用。

6. 楼莲胶囊

【药物组成】　白花蛇舌草、天葵子、水红花子、重楼、鳖甲（制）、莪术、半边莲、土鳖虫、水蛭（烫）、红参、制何首乌、龙葵、鸡内金（炒）、半枝莲、乌梅（去核）、水牛角浓缩粉、砂仁、没药（制）、白英、乳香（制）。

【功能主治】　行气化瘀，清热解毒。本品为原发性肝癌辅助治疗药，适用于原发性肝癌Ⅱ期气滞血瘀证患者，合并肝动脉插管化疗，可提高有效率和缓解腹胀、乏力等症状。

【临床应用】　原发性肝癌Ⅱ期由于气滞血瘀证所致者可用楼莲胶囊治疗。症见疲乏，胁下积块，胁肋刺痛或窜痛，胃脘胀满，腹胀，舌暗红或有瘀斑，苔薄白或白，脉弦涩。

【用量用法】　胶囊，每粒装 0.25 克，一次 6 粒，一日 3 次，饭后服。6 周为 1 个疗程或遵医嘱。

【注意事项】　偶见恶心、轻度腹泻。孕妇禁用。

7. 华蟾素片

【药物组成】　干蟾皮提取物。

【功能主治】　解毒，消肿，止痛。用于中、晚期肿瘤，慢性乙型肝炎等症。

【临床应用】　原发性肝癌由于毒邪壅滞所致者可用华蟾素片治疗。症见胁下积块，固定不移，疼痛明显，舌红苔白，脉弦。

【用量用法】　片剂，每素片重 0.3 克，一次 3～4 片，一日 3～4 次，口服。

【注意事项】　①口服初期偶有腹痛、腹泻等胃肠道刺激反应。如无其他严重情况，不需停药，继续使用，症状会减轻或消失；②避免与剧烈兴奋心脏药物配伍。

8. 鸦胆子油口服乳液

【药物组成】　鸦胆子油、豆磷脂。

【功能主治】　抗癌药。用于肺癌，肺癌脑转移，消化道肿瘤及肝癌的辅助治疗剂。

【临床应用】 原发性肝癌毒由于毒邪聚积所致者可用鸦胆子油口服乳液治疗。症见胁下积块,或可触及,疼痛明显,胁痛,舌红苔白,脉弦大。

【用量用法】 乳状液体,每瓶装 250 毫升,一次 20 毫升,一日 2～3 次,口服,30 天为一个疗程。

【注意事项】 ①本品如有分层,应停止使用;②少数患者有油腻感、恶心、厌食等消化道不适的反应。

9. 复方万年青胶囊

【药物组成】 虎眼万年青、半枝莲、虎杖、郁金、白花蛇舌草、人参、丹参、黄芪、全蝎、蜈蚣。

【功能主治】 解毒化瘀,扶正固本。适用于肺癌、肝癌、胃癌化疗合并用药,具有减毒增效的作用。

【临床应用】 原发性肝癌由于正虚毒瘀所致者可用复方万年青胶囊治疗。症见疲乏,胁下积块,胁肋刺痛,夜间痛甚,固定不移,纳差,舌暗红或有瘀斑,苔薄白或黄,脉弦涩。

【用量用法】 胶囊,每粒装 0.4 克,一次 3 粒,一日 3 次,口服。

【注意事项】 ①孕妇禁服;②忌与黎芦同服。

10. 消癌平口服液

【药物组成】 通关藤。

【功能主治】 抗癌、消炎,平喘。用于食管癌、胃癌、肺癌、肝癌。对恶性淋巴癌、大肠癌、宫颈癌、白血病等恶性肿瘤亦有疗效。并可配合疗效、化疗及手术后治疗。并用于治疗慢性气管炎、支气管哮喘。

【临床应用】 原发性肝癌由于热毒郁结所致者可用消癌平口服液治疗。症见口苦,胁肋灼痛,胁下积块,固定不移,舌红苔薄黄,脉弦滑。

【用量用法】 口服液,每支装 10 毫升,一次 10～20 毫升,一日 3 次。

【注意事项】 ①孕妇忌服;②个别病例使用通关藤制剂后可出现食欲减退、白细胞下降、丙氨酸氨基转移酶升高,发热、关节疼痛、药物疹等,一般不须特殊处理。

11. 八珍颗粒

【药物组成】 党参、炒白术、茯苓、炙甘草、当归、炒白芍、川芎、熟地黄。辅料为可溶性淀粉。

【功能主治】 补气益血。用于气血两虚,面色萎黄,食欲缺乏,四肢乏力,月经过多。

【临床应用】 原发性肝癌出现气血两虚证以及肝癌化疗、放疗前后的支持治疗可使用八珍颗粒,可升高白细胞、红细胞和血红蛋白,还可明显改善肿瘤患者全身状态。症见贫血貌,头昏无力,心慌气短,食欲缺乏,舌淡,脉细数。

【用量用法】　颗粒,每袋装 3.5 克,一次 1 袋,一日 2 次,开水冲服。

【注意事项】　孕妇慎用。

 12. 当归补血丸

【药物组成】　当归、黄芪。

【功能主治】　补养气血。用于身体虚弱,气血两亏。

【临床应用】　原发性肝癌放疗、化疗后兼血虚气弱证者可用当归补血丸治疗,对白细胞减少有较好疗效。症见贫血貌,头昏无力,心慌气短,食欲缺乏,舌淡,脉细数。

【用量用法】　蜜丸,每丸重 6 克,一次 1 丸,一日 2 次,口服。

【注意事项】　①忌油腻食物;②高血压患者慎用;③本品宜饭前服用;④月经提前量多,色深红或经前、经期腹痛拒按,乳房胀痛者不宜服用。

 13. 复方皂矾丸

【药物组成】　皂矾、西洋参、海马、肉桂、大枣(去核)、核桃仁。

【功能主治】　温肾健髓,益气养阴,生血止血。用于再生障碍性贫血,白细胞减少症,血小板减少症,骨髓增生异常综合征及放疗和化疗引起的骨髓损伤、白细胞减少属肾阳不足,气血两虚证者。

【临床应用】　原发性肝癌化疗引起的白细胞减少属于肾阳不足、气血两虚证可用复方皂矾丸治疗。症见怕冷,面色不华,头昏无力,食欲缺乏,腰膝酸冷,舌淡,脉细数。

【用量用法】　蜜丸,每丸重 0.2 克,一次 7～9 丸,一日 3 次,饭后即服。

【注意事项】　①忌茶水;②少数病例初服本品有轻微消化道症状,减量服用数日,即可耐受。

14. 生血宝颗粒

【药物组成】　制何首乌、女贞子、桑椹、墨旱莲、白芍、黄芪、狗脊。

【功能主治】　滋补肝肾,益气生血。用于肝肾不足、气血两虚所致的神疲乏力,腰膝疲软,头晕耳鸣,心悸,气短,失眠,咽干,纳差食少;放、化疗所致的白细胞减少、缺铁性贫血见上述证候者。

【临床应用】　原发性肝癌化疗、放疗后见肝肾不足、气血两虚者可用生血宝颗粒治疗。症见神疲乏力,腰膝疲软,头晕耳鸣,心悸,气短,失眠,咽干,纳差食少,舌淡红,脉弦细。

【用量用法】　颗粒剂,每袋装 4 克,一次 8 克,一日 2～3 次,开水冲服。

【注意事项】 身体壮实不虚者忌服。

15. 川黄口服液

【药物组成】 丹参、当归、制何首乌、枸杞子、党参、黄芪、蕲蛇、川芎、杜仲、蛤蚧、海龙。

【功能主治】 益气养血,滋肝补肾,活血化瘀。能改善气血两虚,肝肾不足所致的神疲乏力,头晕目眩,腰膝酸软等症。对免疫功能低下、放化疗后白细胞减少及高脂血症等有辅助治疗作用。

【临床应用】 原发性肝癌放化疗后兼气血两虚,肝肾不足证者可用川黄口服液治疗。症见神疲乏力,面色不华,头晕目眩,胁肋隐痛,悠悠不休,腰膝酸软,舌暗红,苔薄白,脉弦涩。

【用量用法】 口服液,每支装 10 毫升,一次 10 毫升,一日 3 次,口服。

【注意事项】 ①体内有出血症者忌服;②孕妇慎用;③如有少量沉淀,摇匀后服用。

16. 健脾益肾颗粒

【药物组成】 党参、枸杞子、女贞子、白术、菟丝子、补骨脂(盐炙)。

【功能主治】 健脾益肾。用于减轻肿瘤病人术后放、化疗不良反应,提高机体免疫功能以及脾肾虚弱所引起的疾病。

【临床应用】 原发性肝癌术后放化疗见脾肾虚弱者可用健脾益肾颗粒治疗。症见食欲减退,恶心呕吐,疲倦乏力,面色发黄或无泽,四肢不温,腰膝酸软,大便溏,舌淡红,苔薄白,脉弦细。

【用量用法】 颗粒,每袋重 30 克,一次 1 袋,一日 2 次,开水冲服。

【注意事项】 高血压和有其他并发症的病人慎用。

17. 至灵胶囊

【药物组成】 冬虫夏草。

【功能主治】 补肺益肾。用于肺肾两虚所致咳喘、浮肿等症,亦可用于各类肾病、慢性支气管哮喘、慢性肝炎及肿瘤的辅助治疗。

【临床应用】 原发性肝癌的辅助治疗,改善失眠、食少、乏力、出汗等虚弱症状,能防止患者在放化疗期间的白细胞下降,并对已有下降的白细胞有提升作用。

【用量用法】 胶囊,每粒装 0.25 克,一次 2～3 粒,一日 2～3 次,或遵医嘱。

【注意事项】 湿热内结者慎用。

18. 艾迪注射液

【药物组成】 人参、黄芪、刺五加、斑蝥。

【功能主治】　清热解毒,消瘀散结。用于原发性肝癌,肺癌,直肠癌,恶性淋巴瘤,妇科恶性肿瘤等。

【临床应用】　原发性肝癌的治疗及术后的巩固,也可与化疗配合使用,由于热毒瘀结所致者可用艾迪注射液。症见口干口苦,胁肋灼痛,胁下积块,痛处不移,小便黄,大便黏,舌暗红或有瘀斑,苔黄腻,脉弦滑。

【用量用法】　注射液,每支装 10 毫升,每次 50～100 毫升,加入 0.9%氯化钠注射液或 5%～10%葡萄糖注射液 400～450 毫升中,一日 1 次,静脉滴注。与放、化疗合用时,疗程与放、化疗同步;手术前后使用本品 10 天为一疗程;介入治疗 10天为一疗程;单独使用 15 天为一周期,间隔 3 天,2 周期为一疗程;晚期恶病质病人,连用 30 天为一个疗程,或视病情而定。

【注意事项】　①首次用药应在医师指导下,给药速度开始 15 滴/分,30 分钟后如无不良反应,给药速度控制 50 滴/分;②如有不良反应发生应停药并做相应处理。再次应用时,艾迪注射液用量从 20～30 毫升开始,加入 0.9%氯化钠注射液或5%～10%葡萄糖注射液 400～450 毫升,同时可加入地塞米松注射液 5～10 毫克;③因本品含有微量斑蝥素,外周静脉给药时注射部位静脉有一定刺激,可在静滴本品前后给予 2%利多卡因 5 毫升加入 0.9%氯化钠注射液 100 毫升静脉滴注。

19. 康莱特注射液

【药物组成】　注射用薏苡仁油。辅料为注射用大豆磷脂、注射用甘油。

【功能主治】　不宜手术的气阴两虚、脾虚湿困型原发性非小细胞肺癌及原发性肝癌。配合放、化疗有一定的增效作用。对中晚期肿瘤患者具有一定的抗恶病质和止痛作用。

【临床应用】　原发性肝癌由于气阴两虚,脾虚湿盛型所致者可用康莱特注射液治疗。症见疲乏,口干,纳差,大便溏,舌淡红苔薄白,齿痕明显,脉细。康莱特注射液配合肝癌放疗、化疗有一定的增效作用,并可缓解癌痛、提高患者生活质量、延长生存期。

【用量用法】　注射液,每瓶装 100 毫升,缓慢静脉滴注 200 毫升,一日 1 次,21天为 1 疗程,间隔 3～5 天后可进行下一疗程。联合放、化疗时,可酌减剂量。首次使用,滴注速度应缓慢,开始 10 分钟滴速应为 20 滴/分钟,20 分钟后可持续增加,30 分钟后可控制在 40～60 滴/分钟。

【注意事项】　①如偶有患者出现严重脂过敏现象可对症处理,并酌情停止使用;②本品不宜加入其他药物混合使用;③静脉滴注时应小心,防止渗漏血管外而引起刺激疼痛;冬季可用 30℃温水预热,以免除物理性刺激;④使用本品应采用一次性输液器(带终端滤器);⑤如发现本品出现油、水分层(乳析)现象,严禁静脉使用;⑥如有轻度静脉炎出现,可在注射本品前和后适量(50～100 毫升)输注 0.9%

氯化钠注射液或 5% 葡萄糖注射液。

 20. 榄香烯注射液

【药物组成】 是从姜科植物温郁金(莪术)提取的抗癌有效成分,主要成分为 β-,γ-,δ-榄香烯混合液。

【功能主治】 本品合并放、化疗常规方案对肺癌、肝癌、食管癌、鼻咽癌、脑瘤、骨转移癌等恶性肿瘤可以增强疗效,降低放、化疗毒副作用。并可用于介入、腔内化疗及癌性胸腔积液、腹水的治疗。

【临床应用】 合并常规放疗、化疗方案对肝癌的治疗可以增强疗效,降低放疗、化疗不良反应。

【用量用法】 注射液,每支 0.1 克,静脉注射:一次 0.4~0.6 克,一日 1 次,2~3 周为 1 个疗程。

【注意事项】 ①血小板减少症,或有进行性出血倾向者应慎用;②部分患者初次用药后,可有轻微发热,多在 38℃ 以下,于给药之前 30 分钟口服泼尼龙或解热镇痛药可预防或减轻发热;③孕妇及哺乳期妇女应慎用本品;④本品腔内注射时可致少数病人疼痛,使用前应根据患者的具体情况使用局麻药,可减轻或缓解疼痛,使病人能够耐受;⑤高热病人、胸腔积液腹水合并感染的患者慎用;⑥部分病人用药后可有静脉炎、发热、局部疼痛、过敏反应、轻度消化道反应。

 21. 斑蝥酸钠注射液

【药物组成】 本品主要成分斑蝥酸钠。

【功能主治】 抗肿瘤药。用于原发性肝癌等肿瘤和白细胞低下症。亦可用于肝炎、肝硬化及乙型肝炎病毒携带者。

【临床应用】 原发性肝癌由于毒邪积聚所致者可用斑蝥酸钠注射液治疗。症见胁下积块,疼痛明显,固定不移,舌红苔白,脉弦。

【用量用法】 注射液,每支装 2 毫升,一次 2~10 毫升,一日 1 次,以 0.9% 氯化钠或 5%~10% 葡萄糖注射液适量稀释后滴注。

【注意事项】 ①肾功能不全者慎用;②部分患者泌尿系统可能出现刺激反应,局部静脉注射时偶见红肿、疼痛、压痛,可降低用量或暂时停用药。

 22. 华蟾素注射液

【药物组成】 干蟾皮提取物。

【功能主治】 解毒,消肿,止痛。用于中、晚期肿瘤,慢性乙型肝炎等症。

【临床应用】 原发性肝癌由于毒邪壅滞所致者可用华蟾素注射液治疗。症见胁下积块,疼痛明显,固定不移,舌红苔白,脉弦。

【用量用法】　注射液,每支装 5 毫升。肌内注射,一次 2～4 毫升,一日 2 次;静脉滴注,一次 10～20 毫升,用 5％葡萄糖注射液 500 毫升稀释后缓缓滴注,用药 7 天,休息 1～2 天,4 周为一疗程,或遵医嘱。

【注意事项】　①个别病人如用量过大或两次用药间隔不足 6～8 小时,用药后 30 分钟左右,可能出现发冷发热现象;②少数患者长期静滴后有局部刺激感或静脉炎,致使滴速减慢,极个别病人还可能出现荨麻疹、皮炎等;③个别病人出现不良反应时,应停止用药作对症治疗,待反应消失后仍可正常用药;④避免与剧烈兴奋心脏药物配伍。

23. 复方蟾酥膏

【药物组成】　蟾酥、生川乌、两面针、七叶一枝花、生关白附、芙蓉叶、三棱、莪术、红花、丁香、细辛、肉桂、八里麻、荜茇、甘松、山柰、乳香、没药、薄荷脑、冰片、樟脑、水杨酸甲酯、苯甲醇、二甲基亚砜。

【功能主治】　活血化瘀,消肿止痛。用于肺、肝、胃等多种癌症引起的疼痛。

【临床应用】　肝癌由于瘀血阻滞所致的疼痛可用复方蟾酥膏外贴治疗。症见胁下积块,疼痛明显,夜间痛甚,舌暗红或有瘀斑,脉弦涩。本品通过局部皮肤的渗透而达到止痛效果,避免了解热镇痛药和麻醉止痛药引起的胃肠道不良反应及骨髓抑制。

【用量用法】　橡胶膏,每贴 7 厘米×10 厘米,贴于疼痛处,外用,日用量最高量为 20 贴。

【注意事项】　孕妇禁用。

24. 阿魏化痞膏

【药物组成】　香附、厚朴、三棱、莪术、当归、生草乌、大蒜、使君子、白芷、穿山甲、木鳖子、蜣螂、胡黄连、大黄、蓖麻子、乳香、没药、芦荟、血竭、雄黄、肉桂、樟脑、阿魏。

【功能主治】　化痞消积。用于气滞血凝,癥瘕痞块,脘腹疼痛,胸胁胀满。

【临床应用】　肝癌属于气滞血凝所致的疼痛可用阿魏化痞膏治疗。症见胁下痞块,疼痛明显,痛处不移,脘腹疼痛,胸胁胀满,舌暗红或有瘀斑,脉弦涩。

【用量用法】　黑膏药,每张净重 6 克,外用,加温软化,贴于脐上或患处。3～5 天换药一次,一个月为一疗程或遵医嘱。

【注意事项】　①贴敷时若出现皮肤刺激现象,如发痒、红疹等,可停药 1～3 天,待刺激现象消失后,再继续贴用,严重者停止用药,揭去膏药如有少许残留,可用棉签蘸食用油清除,注意不要污染衣物;②孕妇禁用;③开放性伤口忌用,有皮肤病者慎用。

第16章 急性胆囊炎

急性胆囊炎是临床常见疾病,它是胆囊的急性炎症性病变,80%～90%的急性胆囊炎是因胆囊结石阻塞胆囊管并继发感染而引起的。其往往以腹痛为首要临床表现,多在油腻饮食后或夜间发作,表现为右上腹剧烈的绞痛或胀痛,常放射至右肩或右腰背部,伴恶心呕吐、发热、黄疸等表现,实验室检查会有外周血白细胞计数增高。

急性胆囊炎根据症状描述可归于"胁痛""胆胀""黄疸"等病的范畴。病因是情志抑郁或暴怒伤肝,肝胆气滞,疏泄不利,气阻络痹;饮食不节,过食肥甘或暴饮暴食,以致湿热之邪蕴结于肝胆,使肝胆失于疏泄条达;或蛔虫上扰,结石内阻,致胆腑通降失常,胆汁排泄不畅而发病。其基本病机是肝胆气滞、湿热壅阻,影响肝脏的疏泄功能和胆腑的通降功能而发病。本病病位在胆腑及其少阳经脉,与肝失疏泄、脾失健运、胃失和降密切相关。

一、中医辨证治疗

 1. 肝郁气滞证

【表　现】　右胁胀痛或钝痛,或阵发性加剧,痛引肩背,口苦,胸闷,纳差,无明显寒热,无黄疸或轻度黄疸,小便稍黄,舌质淡红,舌苔薄白或微黄,脉弦紧或弦细。

【治　法】　疏肝利胆,理气止痛。

【处方1】　柴胡疏肝散(《景岳全书》)合金铃子散(《太平圣惠方》)加减。

柴胡6克	川芎6克	香附6克	枳壳6克
陈皮6克	芍药9克	炙甘草3克	川楝子6克
延胡索9克	黄芩6克		

【方　解】　方中柴胡疏肝解郁,香附、枳壳、陈皮理气除胀,川楝子、延胡索疏肝理气、活血止痛,川芎活血行气通络,黄芩清热利湿,甘草缓急止痛,全方共奏疏肝理气,活血止痛之功。

【加　减】　①气滞及血,胁痛重者,酌加郁金9克,青皮6克,以增强理气活血止痛之功。②兼见心烦急躁、口干口苦、尿黄便干、舌红苔黄、脉弦数等气郁化火之象,酌加栀子6克,龙胆草6克,大黄6克。③伴胁痛、肠鸣、腹泻者,为肝气横逆,脾失健运之证,酌加炒白术9克,茯苓9克,泽泻9克,薏苡仁15克以健脾止泻。④伴有恶心呕吐,是为肝胃不和,胃失和降,酌加半夏6克,藿香(后下)6克,生姜6克,以和胃降逆止呕。

【处方2】　四逆散(《伤寒论》)加减。

柴胡10克	枳壳10克	赤芍10克	白芍10克
黄芩10克	法半夏9克	陈皮10克	甘草5克
川楝子9克	竹茹10克		

【方　解】　方中柴胡入肝胆经,升发阳气,疏肝解郁,透邪外出,为君药;白芍敛阴养血柔肝,赤芍止痛,与柴胡合用,以补养肝血,条达肝气,可使柴胡升散而无耗伤阴血之弊;枳壳理气解郁,泄热破结,与白芍相配,又能理气和血,使气血调和;黄芩清泄邪热;法半夏和胃降逆;陈皮和胃;川楝子疏肝行气止痛;竹茹涤痰开胃;使以甘草,调和诸药。

【加　减】　①头痛者,加吴茱萸3克。②大便秘结者,加大黄10克,芒硝(冲)12克。③胸闷胁痛者,加佛手10克,香附10克。

【处方3】　大柴胡汤(《伤寒论》)合金铃子散(《太平圣惠方》)加减。

柴胡15克	黄芩9克	白芍9克	半夏9克
枳实9克	大黄9克	生姜15克	大枣5个
川楝子6克	延胡索9克	厚朴9克	

【方　解】　方用柴胡味苦辛,气平微寒,为肝、胆经之专药,能疏能散,善条达肝气而疏肝解郁,是解肝郁、舒肝气要药,外而清宣通达,内而疏利肝胆,内外间和解少阳,上能升举清阳,下可开郁降浊;黄芩苦寒,乃少阳药,能清胸腹蕴热,使少阳之火清于里;半夏味辛性温燥,燥湿开结气,散结消痞,与生姜、大枣合用可调理中焦脾胃,降逆止呕;生姜味辛性温,走而不守,所以发散宣通者也,与半夏同用辛润开达,降逆散结,合大枣以宣发中焦之气;枳实味苦辛,性微寒,能破气除痞散结,常用于热结气滞证,厚朴苦辛温,能行气消积,祛湿除满,此二药配大黄清泄热结,且开畅结气以通畅胆腑气分郁热;大黄清泄气血,配合疏转肝胆气机的药物以通畅肝胆气血之郁滞;白芍苦泄,既能清血分郁热,又能活血祛瘀;川楝子、延胡索疏肝理气,活血止痛。本方寓升清于通降之中,重在疏利肝胆枢机,兼以清泄肝胆气血分之热结,清利血络,祛除胆中蕴结之留邪,使肝胆气机得以疏转,气血分之热郁得以开泄,胆道得以通畅,从而达到澄本清源,标本兼治的目的。

【加　减】　①腹痛较重,加木香10克,郁金10克。②发热较重,加金银花15

克,败酱草15克,蒲公英30克。③黄疸较重,加茵陈30克,栀子10克。④伴胆道结石,加海金沙(包煎)30克,金钱草30克。⑤胆道蛔虫加乌梅10克。

【处方4】 大柴胡汤合茵陈蒿汤(《伤寒论》)加减。

柴胡9克	黄芩9克	郁金12克	川楝子9克
青皮9克	枳实9克	大黄9克	茵陈20克
栀子9克			

【方　解】 方中黄芩配栀子、茵陈、大黄苦寒燥湿,利胆清热,且大黄荡涤热结,通利大便,可导滞下行;柴胡配郁金、川楝子、青皮、枳实疏肝理气,气行湿行,热随气散。共奏疏肝利胆、燥湿清热之效。

【加　减】 大便结甚,体壮脉证俱实者,上方可加芒硝(另冲)12克,以助大黄荡涤热结之力。

2. 肝胆湿热证

【表　现】 胁肋胀痛,触痛明显而拒按,或引及肩背,伴有脘闷纳呆,恶心呕吐,厌食油腻,口干口苦,腹胀尿少,或有黄疸,舌苔黄腻,脉弦滑。

【治　法】 清热利湿,理气通络。

【处方1】 龙胆泻肝汤(《医方集解》)加减。

龙胆草6克	黄芩9克	栀子9克	泽泻12克
柴胡10克	车前子9克	当归8克	生地黄20克
生甘草6克			

【方　解】 方中龙胆草、栀子、黄芩清肝泄火,柴胡疏肝理气,泽泻、车前子清热利湿,生地黄、当归养血清热益肝。甘草调和诸药。

【加　减】 ①胁痛者,可酌加郁金9克,半夏6克,青皮6克,川楝子6克,以疏肝和胃,理气止痛。②若便秘,腹胀满者,加大黄6克,芒硝(冲)12克。③若白睛发黄、尿黄、发热口渴者,加茵陈15克,黄柏6克,金钱草15克。④久延不愈者,可加三棱6克,莪术6克,丹参12克。

【处方2】 茵陈蒿汤(《伤寒论》)合龙胆泻肝汤(《医方集解》)加减。

茵陈30克	栀子9克	生大黄(后下)6克	龙胆草6克
柴胡9克	黄芩9克	郁金9克	泽泻12克
车前子9克	生甘草6克	藿香(后下)6克	

【方　解】 方中柴胡、郁金、茵陈、大黄疏肝利胆、通腑泄热;栀子、黄芩、龙胆草、泽泻、车前子清热利湿;甘草调和诸药。

【加　减】 ①热盛者,加黄连6克,知母6克,黄柏6克。②湿盛者,苍术12

克,厚朴 9 克,佩兰(后下)6 克。③黄疸者,加金钱草 15 克,虎杖 9 克,玉米须 15 克。④呕吐黄苦水者,加苏叶 9 克,黄连 6 克,半夏 6 克,竹茹 6 克,吴茱萸 3 克。⑤痛甚者,加木香 6 克,香附 6 克。⑥大便不爽者,加芒硝(冲)12 克。⑦兼胆道蛔虫者,加川楝子 6 克煎水送服乌梅丸。

【处方 3】　丹栀逍遥散(《内科摘要》)合茵陈蒿汤(《伤寒论》)加减。

柴胡 10 克	白芍 15 克	薄荷 6 克	牡丹皮 10 克
栀子 10 克	黄芩 10 克	枳实 10 克	郁金 20 克
茯苓 12 克	茵陈 15 克	大黄 8 克	

【方　解】　本方柴胡、枳实、郁金行气疏肝解郁,使肝气得以调达;白芍酸苦微寒,养血敛阴,柔肝缓急;茵陈、大黄、黄芩、牡丹皮、栀子清热利湿泻火;茯苓健脾利湿;薄荷疏散郁遏之气,透达肝经郁热。

【加　减】　①胁痛重者,加半夏 6 克,青皮 6 克,川楝子 6 克。②厌油腻饮食、纳少者,加焦三仙各 10 克。③肝胆湿热明显者,加半边莲 15 克,半枝莲 15 克。

【处方 4】　自拟方。

柴胡 15 克	金银花 15 克	蒲公英 15 克	黄芩 10 克
枳实 10 克	厚朴 10 克	郁金 10 克	茵陈 15 克
大黄(后下)10 克	芒硝(冲)10 克		

【方　解】　方中柴胡、枳实、郁金、厚朴疏肝理气;金银花、蒲公英、黄芩、茵陈清热利湿;大黄、芒硝通腑泄热。

【加　减】　①痛甚加川楝子、延胡索。②呕恶加竹茹、石菖蒲。

3. 胆腑郁热证

【表　现】　右胁灼痛或绞痛,阵发性加剧,甚则痛引肩背,脘腹胀满,口苦口黏,恶心呕吐,发热恶寒,或目黄、身黄,小便短赤,大便秘结,舌质红,苔黄或厚腻,脉滑数。

【治　法】　清热泻火,疏肝利胆。

【处方 1】　大柴胡汤(《伤寒论》)加减。

柴胡 15 克	黄芩 9 克	大黄(后下)6 克	枳实 9 克
赤芍 9 克	半夏 9 克	生姜 15 克	厚朴 15 克
茵陈 30 克	栀子 10 克	金钱草 30 克	

【方　解】　方中柴胡味苦辛,气平微寒,为肝、胆经之专药,能疏能散,善条达肝气而疏肝解郁,是解肝郁、舒肝气要药,外而清宣通达,内而疏利肝胆,内外间和解少阳,上能升举清阳,下可开郁降浊;黄芩苦寒,乃少阳药,能清胸腹蕴热,使少阳

之火清于里;柴胡、黄芩合用可和解少阳、清利胆经;半夏味辛性温燥,燥湿开结气,与生姜合用可降逆止呕,更有辛开苦降,散结消痞之功;生姜味辛性温,走而不守,所以发散宣通者也,与半夏同用辛润开达,降逆散结;枳实、厚朴破气除痞散结;大黄清泄气血,配合疏转肝胆气机的药物以通畅肝胆气血之郁滞;赤芍苦泄,既能清血分郁热,又能活血祛瘀;茵陈、栀子、金钱草清热利湿。

【加　减】　①胁痛剧烈者,加川楝子9克,延胡索9克。②胆结石者,加海金沙(包煎)15克,郁金12克,鸡内金15克。

【处方2】　半夏泻心汤合茵陈蒿汤(《伤寒论》)加减。

半夏9克	干姜6克	黄芩10克	黄连6克
柴胡10克	茵陈20克	金钱草20克	大黄10克
延胡索9克	生白术20克	炙甘草6克	

【方　解】　方中半夏、干姜辛能散结,黄芩、黄连苦能燥湿,干姜之辛温与芩连之苦寒,既可清热燥湿,又可寒热相制,清除过热化燥、极寒伤阳之弊,共奏辛开苦降、散结消痞之功;茵陈、金钱草、大黄清热化湿而消胀止痛;佐以延胡索活血止痛,柴胡疏肝理气;白术、炙甘草裨益脾胃,助其健运。全方共用,使胆热清、肝气疏、湿邪化、腑气通,则诸症平。

【加　减】　①气滞重者,加枳壳10克。②血瘀者,加五灵脂10克,川芎10克。③湿热重者,加重茵陈、金钱草用量可至60克。④热毒盛者,加金银花20克,连翘20克。⑤神昏谵语者,冲服安宫牛黄丸。⑥四肢厥冷、大汗淋漓者,加服独参汤补气固脱以救急。⑦纳差者,加焦三仙各12克。

【处方3】　黄连解毒汤(《肘后备急方》)合大柴胡汤(《伤寒论》)加减。

黄连9克	黄芩6克	黄柏6克	栀子9克
柴胡15克	黄芩9克	白芍9克	半夏9克
枳实9克	生大黄(后下)6克	木香9克	甘草6克

【方　解】　方中黄芩、黄连、黄柏、栀子、大黄泻火解毒,通腑泄热;柴胡、白芍、枳实、木香疏肝利胆;半夏、甘草降逆和中。

【加　减】　①火热较甚者,加连翘10克,龙胆草9克,玄参10克,牡丹皮10克。②脘腹胀满、大便秘结者,加厚朴15克,芒硝(冲)9克。③口苦、欲呕者,加竹茹10克,陈皮10克。④黄疸者,加茵陈30克,金钱草30克。⑤兼有胆结石者,加海金沙(包煎)30克,芦根15克,鸡内金20克。⑥痛甚者,加延胡索9克,川楝子9克。

【处方4】　自拟方。

瓜蒌25克	半夏9克	黄芩12克	栀子12克
茵陈20克	延胡索9克	郁金12克	枳实12克
生大黄5克			

【方　解】　方中瓜蒌宽胸降气,消痰开结;半夏散结降逆;黄芩、栀子、茵陈、大黄清热燥湿解毒;延胡索、郁金、枳实行气疏肝止痛。

【加　减】　①黄疸甚者,茵陈加至 30 克以上。②伴胆道结石者,加海金沙(包煎)20 克,金钱草 30 克。③腹痛甚者,加川楝子 6 克。④纳差者,加鸡内金 15 克,生谷芽 15 克,生麦芽 15 克。

4. 热毒炽盛证

【表　现】　持续高热,右胁疼痛剧烈或胁痛拒按,身目发黄、黄色鲜明,大便秘结,小便短赤,烦躁不安,或有出血,甚或神昏谵语,舌质红绛,舌苔黄燥,脉弦数。

【治　法】　清热解毒,通腑泻火。

【处方 1】　犀角地黄汤(《外台秘要》)合龙胆泻肝汤(《医方集解》)合大承气汤(《伤寒论》)加减。

水牛角(代用)(先煎)30 克	牡丹皮 15 克	生地黄 20 克	赤芍 15 克
龙胆草 10 克	栀子 12 克	柴胡 15 克	黄芩 15 克
大黄(后下)15 克	芒硝(冲)10 克	枳实 15 克	厚朴 15 克

【方　解】　方中水牛角、生地黄、牡丹皮、赤芍凉血清心解毒,滋阴生津,活血散瘀;龙胆草、栀子、柴胡、黄芩清泻肝胆湿热;大承气汤荡涤热结,导热下行。

【加　减】　神昏者加安宫牛黄丸。

【处方 2】　大承气汤(《伤寒论》)加减。

大黄 10 克	芒硝(冲)10 克	枳实 10 克	柴胡 10 克
黄连 10 克	栀子 15 克	连翘 15 克	牡丹皮 10 克
生地黄 15 克	蒲公英 15 克		

【方　解】　方中大黄泻热通便,荡涤肠胃,为君药;芒硝助大黄泻热通便,并能软坚润燥,为臣药,二药相须为用,峻下热结之力甚强;积滞内阻,则腑气不通,故以枳实行气散结,消痞除满,并助硝、黄推荡积滞以加速热结之排泄;配以柴胡疏肝行气,黄连、栀子、连翘、蒲公英清热解毒,牡丹皮、生地黄清热凉血。

【加　减】　伴结石者,加鸡内金 15 克,海金沙(包煎)15 克,金钱草 15 克。

【处方 3】　五味消毒饮(《医宗金鉴》)合牛黄承气汤(《温病条辨》)加减。

金银花 15 克	野菊花 6 克	蒲公英 6 克	紫花地丁 6 克
紫草 6 克	连翘 15 克	鱼腥草 15 克	黄芩 9 克
柴胡 9 克	栀子 12 克	茵陈 15 克	郁金 9 克
生大黄(后下)6 克	安宫牛黄丸 1 丸		

【方　解】　方中金银花、蒲公英、野菊花、紫花地丁、紫草、连翘、鱼腥草清热解

毒;柴胡、黄芩、栀子、茵陈、大黄、郁金清利肝胆;安宫牛黄丸凉血开窍。

【加　减】　伴结石者,加鸡内金 15 克,海金沙(包煎)15 克,金钱草 15 克。

【处方 4】　自拟方。

龙胆草 10 克	柴胡 15 克	黄芩 15 克	栀子 10 克
郁金 12 克	生大黄(后下)15 克	厚朴 12 克	枳壳 15 克
连翘 30 克	板蓝根 30 克	芒硝(冲)15 克	

【方　解】　方中龙胆草、栀子、黄芩、连翘、板蓝根清热泻火解毒;柴胡、郁金疏肝理气;大承气泄热通便解毒。

【加　减】　①胁痛者,加半夏 6 克,青皮 6 克,川楝子 6 克。②久延不愈者,加三棱 6 克,莪术 6 克,丹参 12 克。

二、中成药治疗

 ## 1. 利胆片

【药物组成】　大黄、金银花、金钱草、木香、知母、大青叶、柴胡、白芍、黄芩、芒硝、茵陈。

【功能主治】　舒肝止痛,清热利湿。用于肝胆湿热所致的胁痛,症见胁肋及胃腹部疼痛、按之痛剧,大便不通,小便短赤,身热头痛,呕吐不食;胆道疾患见上述症候者。

【临床应用】　急性胆囊炎因肝胆湿热所致者可用利胆片治疗。症见身热头痛,胁肋及胃腹部疼痛,按之痛剧,呕吐不食,小便短赤,大便不痛,舌质红,苔黄腻,脉弦滑。

【用量用法】　片剂,每片重 0.23 克,1 次 6～10 片,1 日 3 次,口服。

【注意事项】　①孕妇慎服;②服药期间忌食油腻。

 ## 2. 胰胆炎合剂

【药物组成】　柴胡、黄芩、厚朴、大黄、枳实、蒲公英、赤芍、北败酱、法半夏、甘草。

【功能主治】　清热解毒利湿,疏肝利胆。用于湿热阻滞、气机不畅引起的急性胰腺炎,急性胆囊炎,也可用于慢性胰腺炎,慢性胆囊炎的急性发作。

【临床应用】　急性胆囊炎因肝胆湿热所致者可用胰胆炎合剂治疗。症见身热,两胁胀痛,烦躁易怒,呕吐,口干口苦,大便干结,舌红苔黄腻,脉弦滑或滑数。

【用量用法】　药粉每袋装 1 克,药液每支装 20 毫升。1 次药液 20 毫升,冲服药粉 1 克,1 日 2 次,口服。急性期服药量加倍,症状缓解后,根据大便情况酌减药粉服量,或遵医嘱。

【注意事项】　孕妇慎用。

3. 清肝利胆胶囊

【药物组成】　茵陈、金银花、栀子、厚朴、防己。

【功能主治】　清利肝胆湿热。用于湿热蕴结肝胆所致的肋痛,疲倦,乏力,尿黄,苔腻,脉弦。

【临床应用】　急性胆囊炎因湿热蕴结肝胆所致者可用清肝利胆胶囊治疗。症见胁肋胀痛,疲倦乏力,口苦,身黄,目黄,尿黄,舌苔黄腻,脉弦滑数。

【用量用法】　硬胶囊,每粒装 0.35 克。一次 4～6 粒,一日 2 次,口服,10 日为一疗程。

【注意事项】　忌烟酒及辛辣油腻食物。

4. 消炎利胆片

【药物组成】　穿山莲、溪黄草、苦木。

【功能主治】　清热,祛湿,利胆。用于肝胆湿热所致的口苦、胁痛;急性胆囊炎、胆管炎见上述证候者。

【临床应用】　急性胆囊炎因肝胆湿热所致者可用消炎利胆片治疗。症见两胁或右胁胀痛,口苦,厌食油腻,尿黄,舌苔黄腻,脉弦滑数。

【用量用法】　糖衣片,片芯重 0.25 克。一次 6 片,一日 3 次,口服。

【注意事项】　①非肝胆湿热证患者,如脾胃虚寒证等不宜使用;②过敏体质者慎用,对本品过敏者禁用;③肝肾功能不全者慎用,如使用应定期监测肝肾功能;④合并胆道梗阻时不宜使用;⑤使用过程中应密切观察病情变化,如发热、黄疸、上腹痛等症加重时应及时请外科诊治;⑥本品中苦木有小毒,不宜久服;⑦本品疗程建议不超过 2 周;⑧服药期间饮食宜清淡,忌食油腻及辛辣食物,并戒酒;⑨孕妇慎用。

5. 青叶胆片

【药物组成】　青叶胆。

【功能主治】　清肝利胆,清热利湿。用于黄疸尿赤,热淋涩痛。

【临床应用】　急性胆囊炎因湿热内蕴所致者可用青叶胆片治疗。症见身目发黄,口干口苦,胁肋胀痛,小便黄赤,灼热疼痛,舌苔黄腻,脉象滑数。

【用量用法】　糖衣片,每盒装 54 片,一次 4～5 片,一日 4 次,口服。

【注意事项】　①寒湿阴黄者忌用;②脾胃虚寒者慎用。

6. 舒胆片

【药物组成】 木香、厚朴、枳壳、郁金、栀子、茵陈、大黄、虎杖、芒硝。

【功能主治】 清热化湿,利胆排石,行气止痛。用于肝胆湿热,黄疸胁痛,发热口苦,尿赤便燥;胆囊炎、胆道感染、胆石症见上述证候者。

【临床应用】 急性胆囊炎因肝胆湿热所致者可用舒胆片治疗。症见黄疸胁痛,发热口苦,尿赤便燥,舌红苔黄腻,脉弦滑。

【用量用法】 片剂,每瓶装 60 片,一次 5～6 片,一日 3 次,小儿酌减,或遵医嘱。

【注意事项】 孕妇忌服。

 7. 金胆片

【药物组成】 龙胆、金钱草、虎杖、猪胆膏(以醇溶性浸出物计)。

【功能主治】 清热解毒利湿。用于湿热内阻型急性、慢性胆囊炎,胆石症以及胆道感染。

【临床应用】 急性胆囊炎因肝胆湿热所致者可用金胆片治疗。症见胁肋或右胁胀痛,腹部胀满,厌食油腻,口苦,尿黄,便干,舌苔黄,脉弦数。

【用量用法】 糖衣片,每瓶 100 片,一次 5 片,一日 2～3 次,口服。

【注意事项】 ①孕妇慎用;②脾胃虚寒者慎用;③饮食宜清淡,忌食辛辣油腻之品,并戒酒。

 8. 复方胆通片

【药物组成】 胆通、溪黄草、茵陈、穿心莲、大黄。

【功能主治】 清热利胆,解痉止痛。用于急、慢性胆囊炎,胆管炎,胆囊、胆道结石合并感染,胆囊术后综合征,胆道功能性疾患等。

【临床应用】 急性胆囊炎因肝胆湿热所致者可用复方胆通片治疗。症见胁腹胀痛,触痛明显而拒按,或牵及肩背,口干口苦,纳呆恶心,厌食油腻,便秘尿黄,舌红苔黄腻,脉滑数。

【用量用法】 糖衣片,每瓶装 48 片,一次 2 片,一日 3 次,口服。

【注意事项】 ①孕妇忌服;②忌食辛辣油腻之品。

 9. 胆康片

【药物组成】 茵陈、蒲公英、柴胡、郁金、人工牛黄、栀子、大黄、薄荷油。

【功能主治】 舒肝利胆,清热解毒,消炎止痛。用于急慢性胆囊炎,胆道结石等胆道疾患。

【临床应用】　急性胆囊炎因肝郁湿热所致者可用胆康片治疗。症见身目小便发黄,右胁疼痛,或胁肋胀痛,走窜不定,大便黏滞不爽,舌红苔黄腻,脉滑数。

【用量用法】　片剂,每盒 45 片,一次 4～5 片,一日 3 次,口服。30 日为 1 疗程。

【注意事项】　①孕妇禁用;②忌服辛辣刺激性食物及寒凉、油腻、不易消化食物。

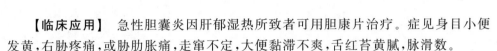

10. 金钱胆通口服液

【药物组成】　连钱草、金钱草、茵陈、虎杖、蒲公英、柴胡、醋香附、决明子、丹参、乌梅。

【功能主治】　清利湿热,疏通肝胆,止痛排石。用于湿热所致的胁痛或绞痛,痛引肩背,便秘,尿黄;胆石症兼上述证候者。

【临床应用】　急性胆囊炎由于湿热所致者可用金钱胆通口服液治疗。症见胁痛或绞痛,痛引肩背,便秘,尿黄,舌红苔黄腻,脉弦滑。

【用量用法】　口服液,每瓶装 11.8 克。一日 4 次,第一次 2 支,其余三次每次 1 瓶,口服。3 周为一疗程。

【注意事项】　①偶见头晕、腹痛,一般不影响继续治疗;②孕妇忌服;③不宜用于脓毒症和急性梗阻性胆石症患者;④忌食生冷油腻食物。

第17章 慢性胆囊炎

慢性胆囊炎是指胆囊慢性炎症性病变,是临床上胆囊疾病中最常见的一种,分为慢性结石性胆囊炎和慢性非结石性胆囊炎两大类,前者占 70%～80%,慢性胆囊炎进一步发展又可形成胆囊结石,长期炎症刺激易导致胆囊壁异常增生,可发展为胆囊癌。临床上可表现为慢性反复发作性上腹部隐痛、消化不良等症状。临床特征为病程长,病情经过有急性发作和缓解相交替的特点,缓解期可无任何症状。

本病属于中医学的"胁痛""胆胀"等范畴。病因为情志失调、饮食不节、感受外邪、虫石阻滞。情志失调,致肝气郁结,疏泄失利,气阻络痹;外湿内侵,或恣食肥甘厚味,致脾失健运,痰湿中阻,郁而化热,或饮酒过度,湿热内蕴,使肝胆失其疏泄条达;气郁日久,血流不畅,瘀血停积,阴液耗伤,或湿热内阻,热壅血瘀,致胆汁瘀滞,脉络痹阻;砂石、虫体阻滞胆道,致气机郁结,胆腑失于通降。慢性胆囊炎总属本虚标实,虚实夹杂。主要病机是肝胆郁滞,气机不畅。病位在胆腑及其少阳经脉,与肝失疏泄、脾失健运、胃失和降密切相关。治疗的关键是疏肝利胆,理气解郁,使胆汁能顺利通降,恢复"六腑惟胆不受五脏浊气"之特点,达到通则不痛的治疗目的。

一、中医辨证治疗

 1. 肝气郁结证

【表　现】　两侧胁肋胀痛,走窜不定,甚则连及胸肩背,且情志激惹则痛剧,胸闷,善太息,得嗳气则舒,伴有纳呆,脘腹胀满,舌苔薄白,脉弦。

【治　法】　疏肝理气解郁。

【处方1】　柴胡疏肝散(《景岳全书》)。

柴胡6克　　　川芎6克　　　香附6克　　　枳壳6克
陈皮6克　　　芍药9克　　　炙甘草3克

【方　解】　方中柴胡疏肝解郁,香附、枳壳、陈皮理气除胀,川芎活血行气通络,芍药、甘草缓急止痛,全方共奏疏肝理气止痛之功。

【加　减】　①气滞及血,胁痛重者,酌加郁金 9 克,川楝子 6 克,延胡索 9 克,青皮 6 克,以增强理气活血止痛之功。②兼见心烦急躁、口干口苦、尿黄便干、舌红苔黄、脉弦数等气郁化火之象,酌加栀子 6 克,黄芩 6 克,龙胆草 6 克。③伴胁痛、肠鸣、腹泻者,为肝气横逆,脾失健运之证,酌加炒白术 9 克,茯苓 9 克,泽泻 9 克,薏苡仁 15 克以健脾止泻。④伴有恶心呕吐,是为肝胃不和,胃失和降,酌加半夏 6 克,藿香(后下)6 克,生姜 6 克以和胃降逆止呕。

【处方 2】　逍遥散(《太平惠民和剂局方》)加减。

| 柴胡 10 克 | 枳壳 10 克 | 白芍 12 克 | 川芎 8 克 |
| 甘草 5 克 | 郁金 10 克 | 青皮 10 克 | 麦芽 30 克 |

【方　解】　方中柴胡疏肝解郁;枳壳、青皮理气除胀;川芎、郁金活血行气通络;麦芽疏肝理气和胃;白芍、甘草缓急止痛。全方共奏疏肝理气止痛之功。

【加　减】　①胁痛甚者,加川楝子 6 克,延胡索 9 克。②心烦急躁、口干口苦者,加栀子 10 克,黄芩 10 克,龙胆草 6 克。③肠鸣腹泻者,加炒白术 12 克,茯苓 12 克,泽泻 10 克,薏苡仁 15 克。

【处方 3】　小柴胡汤(《伤寒论》)。

| 柴胡 30 克 | 黄芩 9 克 | 人参 9 克 | 半夏 9 克 |
| 炙甘草 9 克 | 生姜 9 克 | 大枣 4 枚 | |

【方　解】　方中柴胡、黄芩清热解少阳经腑之邪热,且能疏肝利胆;生姜、半夏和胃止呕,能开能降,以助柴胡透达之功而散邪气;人参、炙甘草、大枣温补脾气,扶正祛邪,取其治肝之病当先实脾之意。全方共奏辛开苦降、和解少阳、清热利胆疏肝之功。

【加　减】　①胁痛重者,加郁金 9 克,延胡索 9 克,川楝子 6 克以行气化瘀止痛。②气滞重者,加枳实 9 克,厚朴 9 克,川芎 9 克,全瓜蒌 20 克,木香 9 克以行气解郁。③实热重者,加大黄(后下)6 克,栀子 9 克,黄连 6 克以通腑泻热。④湿热黄疸重者,重用茵陈蒿,并加茯苓 10 克,砂仁(后下)5 克,豆蔻 10 克以利湿退黄。⑤伴有胆石症者加"三金",即鸡内金 15 克,金钱草 15 克,海金沙(包煎)15 克以利胆排石。

【处方 4】　大柴胡汤(《伤寒论》)加味。

柴胡 10 克	陈皮 10 克	川芎 10 克	枳壳 10 克
大黄 6 克	半夏 9 克	白芍 15 克	炙甘草 6 克
生姜 3 片	大枣 3 枚		

【方　解】　柴胡配黄芩和解清热;大黄配枳实内泻热结,行气消痞;芍药配甘草缓急止痛;半夏和胃降逆,配伍大量生姜,以治呕逆不止;陈皮辛温,辛行温通,加

强香附、川芎行气止痛作用。诸药意欲借助肝的疏泄条达,以打通少阳的气滞,达到疏肝利胆,和降通腑之目的。

【加　减】　①兼黄疸者,加茵陈 15 克,栀子 9 克以清热利湿。②胁痛剧烈者,加川楝子 6 克,延胡索 9 克以行气活血止痛。③胆结石者,加金钱草 15 克,海金沙(包煎)15 克,郁金 9 克,鸡内金 15 克以化石。

【处方5】　柴平汤(《增补内经拾遗方论》)。

柴胡 24 克	苍术 12 克	黄芩 9 克	党参 9 克
生姜 9 克	半夏 9 克	陈皮 6 克	大枣 4 枚
甘草 6 克			

【方　解】　本方由小柴胡汤与平胃散合方而成,柴胡、黄芩清热解少阳经腑之邪热,且能疏肝利胆;生姜、半夏和胃止呕,能开能降,以助柴胡透达之功而散邪气;苍术苦温燥烈,最善燥湿运脾,使湿祛脾运胃和,以复升降;厚朴行气化湿,消胀除满,二者相配,燥湿以健脾,行气以化湿;党参、炙甘草、大枣温补脾气,扶正祛邪,取其治肝之病当先实脾之意;陈皮理气和胃,行气化湿,以助苍术、厚朴之力;甘草和中调药。全方共奏和解少阳、燥湿运脾之功。

【加　减】　①积食者,加山楂 12 克,神曲 12 克。②伴呕吐者,加竹茹 12 克,枳壳 12 克。③两胁疼痛者,加延胡索 12 克,木香 6 克。④病久类瘀者,加丹参 30 克。⑤痞满腹胀者,加厚朴 12 克,枳壳 12 克。

【处方6】　四逆散(《伤寒论》)合金铃子散(《素问病机气宜保命集》)。

| 柴胡 12 克 | 枳实 10 克 | 白芍 12 克 | 甘草 6 克 |
| 川楝子 9 克 | 延胡索 10 克 | | |

【方　解】　方中柴胡入肝胆经,疏肝解郁,升发阳气,透邪外出;川楝子苦寒入肝,疏肝气,泄肝火;白芍敛阴养血柔肝,防柴胡耗伤阴血;延胡索辛苦性温入肝经,能行血中之气滞;枳实理气解郁,泄热破结,与柴胡一升一降,加强舒畅气机之功;甘草益脾和中。诸药合用,升降得宜,寒热得当,攻补兼施,共奏疏肝泄热、行气止痛之功。

【加　减】　①右上腹胀痛、嗳气则舒者,加香附 10 克,郁金 10 克,木香 10 克。②胁部灼痛伴口苦、呕吐吞酸、脉弦数者,为气郁化热,川楝子酌情加量,加黄连 9 克,黄芩 10 克,吴茱萸 3 克。③胁部疼痛拒按、脉细涩者,为气滞血瘀,加丹参 10 克,川芎 10 克,牡丹皮 10 克。④胁痛喜按、口干目涩、脉沉细者,为肝阴不足,柴胡、川楝子酌情减量,加生地黄 12 克,北沙参 10 克,麦冬 15 克,枸杞子 10 克。

2. 肝胆湿热证

【表　现】　胁肋胀痛,触痛明显而拒按,或引及肩背,伴有脘闷纳呆,恶心呕

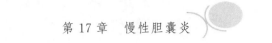

吐,厌食油腻,口干口苦,腹胀尿少,或有黄疸,舌苔黄腻,脉弦滑。

【治　法】　清热利湿,理气通络。

【处方1】　龙胆泻肝汤(《医方集解》)加味。

龙胆草 6 克	黄芩 9 克	栀子 9 克	泽泻 12 克
柴胡 10 克	车前子 9 克	当归 8 克	生地黄 20 克
生甘草 6 克	郁金 9 克		

【方　解】　方中龙胆草、栀子、黄芩清肝泄火;柴胡、郁金疏肝理气解郁;泽泻、车前子清热利湿;生地黄、当归养血清热益肝。

【加　减】　久延不愈者,可加三棱 6 克,莪术 6 克,丹参 12 克。

【处方2】　大柴胡汤合薏苡仁汤(《伤寒论》)加减。

柴胡 10 克	黄芩 10 克	枳实 10 克	厚朴 10 克
薏苡仁 20 克	白芍 15 克	金钱草 15 克	海金沙(包煎)15 克
茵陈 15 克	大黄 8 克		

【方　解】　方中柴胡为疏肝之要药,能透邪外出,并引诸药达肝胆之经,具有条达肝胆气机、清利肝胆湿热之效;黄芩尤善清中上焦湿热,亦清少阳胆腑之郁热,与柴胡相合,一散一清,共解少阳之邪,为治疗邪入少阳的基本配伍,柴胡的升散与黄芩的降泄相合,使邪热外透内清,从而达到运转枢机的目的;白芍敛阴柔肝,和胃止痛,与柴胡相伍一散一收,敛阴和阳,可使柴胡升散而无耗阴伤血之弊;枳实、厚朴理气宽中,行滞消胀;金钱草、茵陈、大黄清利肝胆湿热;海金沙利石排出;薏苡仁健脾利湿。

【加　减】　①兼有黄疸者,加重茵陈至 30 克。②伴恶心呕吐者,加生姜 5 片。③热盛者,加金银花 15 克,板蓝根 15 克。

【处方3】　丹栀逍遥散(《内科摘要》)合茵陈蒿汤(《伤寒论》)加减。

柴胡 10 克	白芍 15 克	当归 12 克	薄荷 6 克
牡丹皮 10 克	栀子 10 克	黄芩 10 克	枳实 10 克
郁金 12 克	茯苓 12 克	茵陈 15 克	

【方　解】　本方柴胡、枳实、郁金行气疏肝解郁,使肝气得以调达;当归甘辛苦温,养血和血;白芍酸苦微寒,养血敛阴,柔肝缓急;茵陈、黄芩、牡丹皮、栀子清热利湿泻火;茯苓健脾利湿;薄荷疏散郁遏之气,透达肝经郁热。

【加　减】　①胁痛重者,可酌加半夏 6 克,青皮 6 克,川楝子 6 克以疏肝和胃,理气止痛。②腹胀明显者加厚朴 10 克,莱菔子 10 克行气消胀。③纳少者加焦三仙各 10 克开胃消食。

【处方4】　茵陈蒿汤(《伤寒论》)加减。

茵陈 30 克　　　　青蒿 30 克　　黄芩 10 克　　陈皮 10 克

旋覆花(包煎)10 克　　生甘草 6 克

【方　解】　本方重用茵陈和青蒿,茵陈专解湿热,为湿温、疫疬要药,又能清肝胆血分之伏热;青蒿性味近似茵陈,其气芳香,集宣气、化湿、透邪、清热于一身,擅搜络道郁热;合黄芩清胆利湿,透达少阳热邪,和解枢机,黄芩亦入胆经,清少阳胆热,青蒿有化湿之力,黄芩有燥湿之功,俾气机通畅,湿去热解,炎消证除也;重用茵陈有苦寒伤阴之嫌,故以陈皮辛苦温降护胃,且能通三焦而理气,旋覆花善于疏通胁络,调和气机,助青蒿搜胁肋之郁热,盖气和则郁自解,郁解则热自除;合甘草利胆和胃同致调和之力。

【加　减】　有黄疸者,倍茵陈量为 50 克,且要先煎 30 分钟。

 3. 气滞血瘀证

【表　现】　胁肋刺痛,痛处固定而拒按,疼痛持续不已,入夜尤甚,或胁下有积块,或面色晦暗,舌质紫暗,脉沉弦。

【治　法】　活血化瘀,理气通络。

【处方1】　血府逐瘀汤(《医林改错》)加味。

桃仁 9 克　　　红花 9 克　　　当归 9 克　　　生地黄 9 克

牛膝 9 克　　　川芎 6 克　　　桔梗 6 克　　　赤芍 6 克

枳壳 6 克　　　甘草 6 克　　　柴胡 6 克　　　丹参 9 克

【方　解】　方用桃仁、红花、当归、生地黄、川芎、赤芍、丹参活血化瘀而养血,柴胡行气疏肝,桔梗开肺气,枳壳行气宽中,牛膝通利血脉,引血下行。

【加　减】　①可酌加三七粉 6 克另服,以助祛瘀生新之效。②有热者,加金银花 10 克,黄芩 10 克,败酱草 10 克。

【处方2】　膈下逐瘀汤(《医林改错》)加减。

桃仁 9 克　　　川楝子 9 克　　红花 6 克　　　大黄 6 克

当归 15 克　　　川芎 15 克　　　茵陈 15 克　　　赤芍 15 克

乌药 15 克　　　香附 12 克　　　甘草 6 克

【方　解】　方用桃仁、红花、当归、川芎、赤芍活血化瘀而养血;川楝子、香附、乌药行气疏肝止痛;大黄荡涤凝瘀败血,导瘀下行,推陈致新;茵陈清热利湿;甘草和中。

【加　减】　可酌加三七粉 6 克另服,以助祛瘀生新之效。

【处方3】　复元活血汤(《医学发明》)合四逆散(《伤寒论》)加减。

柴胡 10 克　　　当归 10 克　　　桃仁 9 克　　　红花 10 克

天花粉 15 克　　大黄 6 克　　　赤芍 10 克　　　白芍 10 克

枳实 10 克　　　甘草 5 克　　　郁金 10 克　　　三棱 6 克

【方　解】　方以酒制大黄荡涤凝瘀败血,导瘀下行,推陈致新,柴胡疏肝行气,并可引诸药入肝经,两药合用,一升一降,以攻散胁下之瘀滞;桃仁、红花、三棱、赤芍、天花粉活血破血祛瘀,消肿止痛;当归补血活血;郁金、枳实行气活血;白芍、甘草缓急止痛,调和诸药。

【加　减】　可酌加川芎 10 克,丹参 15 克,莪术 8 克活血化瘀而养血。

【处方4】　旋覆花汤(《金匮要略》)加减。

| 旋覆花(包煎)10 克 | 茜草 15 克 | 郁金 12 克 | 桃仁 9 克 |
| 延胡索 9 克 | 当归 10 克 | | |

【方　解】　旋覆花、郁金、延胡索疏肝理气止痛,茜草、桃仁、当归养血活血通络。

【加　减】　①瘀血较重者,可用复元活血汤加减。②胁肋刺痛甚而正气未衰者,加三棱 8 克,莪术 8 克,䗪虫 8 克。

4. 肝郁脾虚证

【表　现】　右胁胀痛或隐痛,脘痛痞闷不舒,食少腹胀,嗳气,或腹痛欲便,泻后痛减,情绪抑郁,便溏不爽,饮食稍不节制则诸症加重,舌淡红苔白腻,脉弦缓或弦细。

【治　法】　疏肝健脾,理气化湿。

【处方1】　柴胡桂枝汤(《伤寒论》)加减。

柴胡 10 克	桂枝 6 克	白芍 12 克	当归 10 克
白术 10 克	茯苓 15 克	炙甘草 8 克	薄荷(后下)6 克
陈皮 10 克	半夏 9 克	砂仁(后下)3 克	

【方　解】　方用柴胡透泄少阳之邪从外而散,疏泄气机之郁滞;当归活血养血;白术、茯苓健脾化湿;半夏降逆和胃;陈皮、砂仁疏肝理气;桂、芍调和营卫。

【加　减】　①湿盛纳呆者,加苍术 12 克,藿香(后下)10 克。②恶心呕吐者,加大砂仁量。③气虚明显者,酌加太子参 10 克,生黄芪 15 克。

【处方2】　四逆散(《伤寒论》)加味。

党参 15 克	黄芪 20 克	柴胡 12 克	枳实 12 克
白芍 15 克	木香 9 克	郁金 12 克	茵陈 20 克
金钱草 30 克	甘草 6 克		

【方　解】　方中柴胡升发阳气,疏肝解郁,和解少阳,肠胃之药也,观经中所言治效,皆主肠胃,以其气味轻清,能于顽土中疏理滞气。枳实破气消积,化痰散痞;白芍养血柔肝、缓中止痛,敛阴收汗;柴胡与枳实合用,一升一降,加强疏畅气机之

功,并奏升清降浊之效;三药互配,使邪去郁解,气血调畅,清阳得伸。党参味甘性平,归脾、肺经,健脾补气不燥不腻;黄芪味甘性温,亦归肺、脾经,可健脾补胃,益气升阳,生肌托毒;两药合用补虚安中,健脾益气以复脾之运化。木香、郁金、茵陈、金钱草四药共为佐药。木香行气止痛,郁金行气化瘀,解郁利胆,两药合用可达疏肝利胆,理气化瘀之功,与补气药配伍,使之补而不滞;茵陈芳香又能醒脾,清热又能利胆,而黄疸之因主要责之肝胆脾胃,故为治黄疸之要药;金钱草利水通淋、除湿退黄、解毒消肿;四药共奏疏肝理气利胆之功。甘草为使药。

【加　减】　①恶心呕吐者,加半夏9克,砂仁(后下)6克。②湿盛纳呆者,加苍术12克,藿香(后下)9克。

【处方3】　半夏泻心汤(《伤寒论》)合逍遥散(《太平惠民和剂局方》)。

制半夏9克	柴胡15克	黄芩12克	人参12克
黄连12克	当归15克	白芍15克	白术15克
茯苓12克	薄荷(后下)12克	干姜9克	炙甘草9克
大枣6枚			

【方　解】　半夏泻心汤为治疗寒热错杂、气机升降失常的常用方,其以半夏散结除痞为君;干姜散寒,黄芩、黄连泄热为臣;人参、大枣、甘草补脾益气、和中缓急共为佐使。全方寒热互用,辛苦并进,温阳不助热邪,清热不伤阳,具有祛邪扶正、辛开苦降之效。逍遥散以柴胡疏肝解郁、条达肝气为君;当归、白芍养血柔肝缓急为臣;白术、茯苓补中健脾、实土疏木,薄荷疏肝透郁,共为佐使,可肝脾同调,气血兼顾,具有疏肝解郁、健脾和营之效。

【加　减】　①两目干涩者,加生地黄9克,北沙参12克。②大便秘结者,加生大黄6克,车前子(包煎)15克。③小便短黄者,加龙胆草6克,金钱草15克。④嗳气频作者,加香附9克,枳壳12克。⑤纳呆食少者,加陈皮9克,黄芪15克。⑥失眠多梦者,加酸枣仁15克,枸杞子12克。

【处方4】　柴芍六君子汤(《医宗金鉴》)加减。

柴胡10克	白芍15克	茯苓15克	炒白术10克
党参15克	枳壳10克	法半夏9克	茵陈15克
焦山楂15克	延胡索9克	郁金10克	炙甘草6克

【方　解】　方用柴胡疏肝,枳壳、延胡索、郁金理气解郁止痛,白芍、甘草缓急止痛,法半夏燥湿和胃,焦山楂消食健胃助消化,茵陈清热利湿,四君子汤健脾益气和胃,标本兼顾。

【加　减】　①阳虚者,加吴茱萸3克,炮姜6克以温运中阳。②湿浊内盛、苔白厚腻者,加白蔻仁6克以化湿降浊。③黄疸者,加栀子10克,车前草15克以清热利湿。④若兼胃肠燥热,大便不通、舌苔黄腻、脉弦数者,去党参、白术,加大黄6

克,栀子 10 克,黄芩 10 克以清热利湿。

5. 肝阴不足证

【表　现】　胁肋隐痛,绵绵不已,遇劳加重,口干咽燥,两目干涩,心中烦热,头晕目眩,舌红少苔,脉弦细数。

【治　法】　养阴柔肝,理气通络。

【处方1】　一贯煎(《续名医类案》)加减。

北沙参 9 克	麦冬 9 克	当归 9 克	生地黄 18 克
枸杞子 12 克	川楝子 6 克	合欢花 9 克	玫瑰花 6 克
白蒺藜 9 克			

【方　解】　方中生地黄、枸杞子滋养肝肾;北沙参、麦冬、当归养阴柔肝;川楝子疏肝理气止痛;合欢花、玫瑰花、白蒺藜舒肝调气解郁。

【加　减】　①心烦失眠者,加酸枣仁 15 克,丹参 15 克。②头晕者,加桑椹 12 克,女贞子 12 克。

【处方2】　滋水清肝饮(《医宗己任编》)合甘露饮(《太平惠民和剂局方》)加减。

生地黄 18 克	山茱萸 10 克	牡丹皮 10 克	茯苓 10 克
泽泻 10 克	白芍 10 克	栀子 10 克	当归 10 克
柴胡 6 克	麦冬 12 克	石斛 12 克	茵陈 20 克
黄芩 10 克	香橼 10 克		

【方　解】　方中生地黄、山茱萸、麦冬、牡丹皮、石斛养阴清热;柴胡、黄芩、栀子、茯苓、泽泻、茵陈清泻肝胆湿热;白芍、当归养血活血柔肝;香橼理气疏肝。

【加　减】　①阴虚甚者,加北沙参 15 克,玉竹 12 克,玄参 12 克。②胁痛甚者,加佛手 10 克,玫瑰花 6 克。③大便干燥者,加郁李仁 8 克,火麻仁 12 克。④手足心热者,加青蒿 8 克,鳖甲(先煎)8 克,知母 6 克。

【处方3】　犀角地黄汤(《外台秘要》)加减。

水牛角(先煎)30 克	生地黄 20 克	牡丹皮 12 克	白芍 15 克
玄参 15 克	石斛 30 克	麦冬 15 克	竹茹 12 克
郁金 12 克	茵陈 20 克	麦芽 15 克	

【方　解】　本证系热毒耗阴,湿去热存,热由气分转入营血。故方中水牛角、地黄、玄参酸咸甘寒,清心凉血解毒;牡丹皮、白芍辛酸而寒,泻肝火凉血散瘀;茵陈、郁金疏肝利胆;麦冬、石斛、竹茹清热养阴。

【加　减】　两目干涩、视物昏花者,加草决明 15 克,女贞子 15 克。

【处方4】 自拟方。

北沙参9克	麦冬9克	当归9克	生地黄18克
枸杞子9克	川楝子6克	栀子9克	丹参12克

【方　解】 本方为柔肝的著名方剂。组方原则宗叶氏"肝为刚脏,非柔润不能调和"之意,在滋阴补血以养肝的基础上少佐疏调气机,通络止痛之品,宜于肝阴不足,络脉不荣的胁肋作痛。肝阴不足所致胁痛,除久病体虚,失血等原因外,尚有因使用香燥理气之品太过所致者。方中生地黄、枸杞子滋养肝肾,沙参、麦冬、当归滋阴养血柔肝,川楝子疏肝理气止痛,栀子、丹参清热活血除烦。

【加　减】 ①若两目干涩、视物昏花,可加草决明12克,女贞子12克。②头晕目眩甚者,可加钩藤9克,天麻9克,菊花6克。

二、中成药治疗

 ## 1. 胆宁片

【药物组成】 大黄、虎杖、青皮、白茅根、陈皮、郁金、山楂。

【功能主治】 疏肝利胆,清热通下。用于肝郁气滞、湿热未清所致的右上腹隐隐作痛、食入作胀、胃纳不香、嗳气、便秘;慢性胆囊炎见上述证候者。

【临床应用】 慢性胆囊炎因肝郁气滞、湿热未清所致者可用胆宁片治疗。症见右上腹隐隐作痛,口不干,食入作胀,胃纳不香,嗳气,便秘,舌苔薄腻,脉平或弦。

【用量用法】 片剂,每片重0.36克,一次5片,一日3次。饭后服用。

【注意事项】 孕妇及过敏体质者慎用。

 ## 2. 胆乐胶囊

【药物组成】 猪胆汁酸、陈皮、南山楂、郁金、连钱草。

【功能主治】 理气止痛,利胆排石。用于肝郁气滞所致的胁痛、胆胀,症见胁肋胀痛、纳呆尿黄;慢性胆囊炎、胆石症见上述症候者。

【临床应用】 慢性胆囊炎因肝郁气滞所致者可用胆乐胶囊治疗。症见胁肋胀痛,食少纳呆,口苦,厌食油腻,尿黄,善太息,舌质淡红苔腻,脉弦。

【用量用法】 胶囊,每粒装0.3克,一次4粒,一日3次,口服。

【注意事项】 ①忌酒,忌油腻等高脂饮食;②孕妇慎用。

 ## 3. 金龙疏胆颗粒

【药物组成】 金钱草、柴胡、龙胆、茵陈、黄芩、木香、青皮、滑石、大黄、硝石、丹参、莪术。

【功能主治】　清热利胆,舒肝理气。适用于湿热型、湿热兼气滞型的急慢性胆囊炎,并具有消炎、镇痛、溶石、排石、保肝、护肝作用。

【临床应用】　慢性胆囊炎因湿热或湿热兼气滞所致者可用金龙舒胆颗粒治疗。症见两胁胀痛,触痛明显而拒按,可牵及肩背,口干,口苦,纳呆,恶心呕吐,厌油腻,苔黄腻,脉弦数。

【用量用法】　颗粒,每袋装 20 克,一次 1 袋,一日 3 次,开水冲服,2 周为 1 疗程,可连服 1～2 个疗程。

【注意事项】　①孕妇禁服;②少数患者服用后大便次数增多,停药后即可恢复。

4. 乌军治胆片

【药物组成】　乌梅、大黄、佛手、枳实、牛至、栀子、甘草、槟榔、威灵仙、姜黄。

【功能主治】　疏肝解郁,利胆排石,泄热止痛。用于肝胆湿热所致的胁痛、胆胀,症见胁肋胀痛、发热、尿黄;胆结石、胆囊炎、胆道感染或胆道术后综合征见上述证候者。

【临床应用】　慢性胆囊炎因肝胆湿热所致者可用乌军治胆片治疗。症见胁肋胀痛,厌食油腻,善太息,发热,尿黄,舌苔黄腻,脉弦滑数。

【用量用法】　薄膜衣片,每片重 0.32 克,一次 4 片,一日 3 次,口服。

【注意事项】　①孕妇慎用;②忌烟酒及辛辣油腻食物。

5. 益胆片

【药物组成】　郁金、金银花、白矾、甘草、硝石、滑石粉、玄参。

【功能主治】　行气散结,清热通淋。用于胆结石,肾结石,膀胱结石,阻塞性黄疸,胆囊炎等病见湿热蕴结之症者。

【临床应用】　慢性胆囊炎因湿热蕴结所致者可用益胆片治疗。症见身目发黄,口干口苦,胁肋胀痛,小便黄赤,灼热涩痛,舌苔黄腻,脉滑数。

【用量用法】　薄膜衣片,每片重 0.55 克,一次 3 片,一日 2 次,口服。

【注意事项】　孕妇慎用。

6. 复方胆通胶囊

【药物组成】　胆通、溪黄草、茵陈、穿心莲、大黄。

【功能主治】　清热利胆,解痉止痛。用于急、慢性胆囊炎,胆管炎,胆囊、胆道结石合并感染,胆囊术后综合征,胆道功能性疾患等。

【临床应用】　慢性胆囊炎因肝胆湿热所致者可用复方胆通胶囊治疗。症见胁肋或右胁胀痛,厌食油腻,善太息,发热,尿黄,舌苔黄腻,脉弦滑数。

【用量用法】 胶囊剂,每盒装 24 粒,一次 2 粒,一日 3 次,口服。

【注意事项】 尚不明确。

7. 舒胆胶囊

【药物组成】 大黄、金钱草、枳实、柴胡、栀子、延胡索、黄芩、木香、茵陈、薄荷脑。

【功能主治】 疏肝利胆止痛,清热解毒排石。用于胆囊炎、胆管炎、胆道术后感染及胆道结石属湿热蕴结、肝胆气滞证候者。

【临床应用】 慢性胆囊炎因湿热蕴结、肝胆气滞所致者可用舒胆胶囊治疗。症见胁肋胀痛或窜痛,口干口苦,善太息,小便黄,大便黏滞或干,舌红苔黄腻,脉弦滑。

【用量用法】 胶囊剂,每粒装 0.3 克,一次 4 粒,一日 4 次,口服。

【注意事项】 寒湿困脾、脾虚便溏者慎用。

8. 胆舒软胶囊

【药物组成】 薄荷素油。

【功能主治】 疏肝理气,利胆。主要用于慢性结石性胆囊炎,慢性胆囊炎及胆结石肝胆郁结,湿热胃滞证。

【临床应用】 慢性胆囊炎因肝胆郁结,湿热胃滞所致者可用胆舒软胶囊治疗。症见胁肋胀痛或窜痛,善太息,胃脘灼痛,反酸胃灼热,小便黄,大便黏滞,舌红苔黄腻,脉弦滑。

【用量用法】 软胶囊,每粒装 0.3 克,一次 1～2 粒,一日 3 次,口服;或遵医嘱。

【注意事项】 尚不明确。

9. 利胆止痛胶囊

【药物组成】 柴胡(炒)、赤芍、枳壳(炒)、甘草、茵陈、延胡索(炒)、苍术、川楝子(炒)、仙鹤草、板蓝根、蒲公英、姜黄。

【功能主治】 清热利胆,理气止痛。用于肝胆湿热所致的胁痛,黄疸(如急、慢性肝炎、胆囊炎)。

【临床应用】 慢性胆囊炎因肝胆湿热所致者可用利胆止痛胶囊治疗。症见胁肋或右胁胀痛,厌食油腻,善太息,发热,尿黄,舌苔黄腻,脉弦滑数。

【用量用法】 胶囊剂,每粒装 0.4 克,一次 3 粒,一日 3 次,口服。

【注意事项】 尚不明确。

10. 八味獐牙菜丸

【药物组成】 獐牙菜,兔儿草,波棱瓜子,角茴香,榜嘎(唐古特乌头),小檗皮、岩参、木香。

【功能主治】　清热,消炎。用于胆囊炎,初期黄疸型肝炎。

【临床应用】　慢性胆囊炎因湿热蕴结所致者可用八味獐牙菜丸治疗。症见胁肋灼痛,口干口苦,小便黄,大便黏滞,舌红苔黄腻,脉弦滑。

【用量用法】　丸剂,每 10 丸重 2.4 克,嚼碎药丸,用温开水送服或将药丸用温开水化服,一次 4～5 丸,一日 2～3 次。

【注意事项】　尚不明确。

第18章 胆石症

胆石症是指胆道系统(包括胆囊和胆管)的任何部位发生结石的疾病,是一种严重危害人类健康的常见病,发病率为 $7\%\sim12\%$,随着人民生活水平的提高,饮食结构发生了改变,其发病率呈迅速上升趋势,结石可发生于胆囊、肝内胆管、胆总管。其形成的原因是胆道感染、寄生虫栖居、肠道疾患等多种因素导致胆盐的生成障碍或丢失过多,胆汁中非结合胆红素增多,使胆固醇、胆红素、碳酸与钙相结合而沉淀所致。一般分为胆固醇结石、胆色素结石、胆固醇结石发病部位多在胆囊,胆色素结石发病部位多在肝胆管,以胁痛为主要临床表现者,常伴有胆囊炎。临床表现取决于结石是否引起胆道感染、胆道梗阻及梗阻的部位和程度。以发作性胆绞痛、消化不良、易合并黄疸与感染为本病的主要特点。

本病相当于中医病名国家标准的"胆石症",亦属于中医学"胁痛""胆胀""黄疸""肾脘痛"的范畴。病因多为情志失调,肝郁气滞;饮食不节,痰湿困脾;外邪内侵,寒湿失调;虫积和瘀血阻滞。胆的功能以通降下行为顺,凡情志失调、饮食不节、蛔虫上扰、肥胖痰湿诸多因素均可引起气血运行不畅,肝胆、脾胃运化功能失常,湿热瘀结中焦,胆腑通降失常,胆汁排泄不畅,胆汁凝结,久经煎熬,则成砂石。病位在胆腑及其少阳经脉,与肝失疏泄、脾失健运、胃失和降密切相关。

胆石症急性发作期以"通"为用,通降为顺,疏肝利胆、通里攻下、清热利湿及活血化瘀解毒均属"通"法之广义范畴。而在静止期应"消""补"并举,以清痰化饮、消瘀散结、消痞化积和健脾和胃、益气养阴、养阴柔肝等多法联用,使有形之邪得以渐消缓散。

一、中医辨证治疗

 1. 肝郁气滞证

【表　现】　右胁胀满疼痛,痛引右肩,遇怒加重,胸闷脘胀,善太息,嗳气频作,吞酸嗳腐,苔白腻,脉弦大。

【治　法】　疏肝利胆,理气通降。

【处方 1】　柴胡疏肝散(《景岳全书》)加味。

柴胡 6 克	川芎 6 克	香附 6 克	枳壳 6 克
陈皮 6 克	白芍 9 克	炙甘草 3 克	鸡内金 15 克
金钱草 15 克			

【方　解】　本方以柴胡、白芍、川芎疏肝利胆,枳壳、香附、陈皮理气通降止痛,鸡内金、金钱草清利肝胆湿热,排石化石,甘草调和诸药。

【加　减】　①口干苦、苔黄、脉弦数,气郁化火者,加牡丹皮 9 克,栀子 9 克。②头晕、失眠,气郁化火伤阴者,加制首乌 9 克,枸杞子 15 克,白芍加至 15 克。③胁下刺痛、固定不移、面青、舌紫有血瘀者,加延胡索 9 克,丹参 15 克,莪术 9 克。④精神困倦、大便溏,舌质淡体胖、苔白腻,脉缓者,加干姜 9 克,砂仁(后下)6 克。

【处方 2】　四逆散(《伤寒论》)加味。

柴胡 10 克	枳壳 10 克	白芍 15 克	甘草 6 克
金钱草 10 克	郁金 10 克	鸡内金 10 克	虎杖 10 克
延胡索 9 克			

【方　解】　方中柴胡入肝胆经,升发阳气,疏肝解郁,透邪外出;白芍敛阴养血,柔肝止痛,与柴胡合用,以补养肝血,条达肝气,可使柴胡升散而无耗伤阴血之弊;枳壳理气解郁,泄热破结,与白芍相配,又能理气和血,使气血调和;金钱草、鸡内金清利肝胆湿热,健胃消食,具有排石化石功效;郁金、延胡索合柴胡疏肝解郁,行气化瘀,清利胆汁;虎杖清热利湿。

【加　减】　①胆道炎症明显,久郁化热者,加金银花 8 克,蒲公英 12 克,黄芩 8 克。②胸腹胀痛,嗳气频作者,加木香 8 克,砂仁(后下)6 克,代赭石 15 克。③胁下作痛,加失笑散,丹参 15 克。④大便秘结者,加大黄 6 克,芒硝(冲)10 克。⑤恶心呕吐,加姜半夏 8 克,竹茹 8 克。

【处方 3】　大柴胡汤(《伤寒论》)加味。

柴胡 15 克	黄芩 9 克	白芍 9 克	半夏 9 克
枳实 9 克	大黄 6 克	生姜 15 克	大枣 5 个
海金沙(后下)15 克	金钱草 15 克		

【方　解】　方用柴胡味苦辛,气平微寒,为肝、胆经之专药,能疏能散,善条达肝气而疏肝解郁,是解肝郁、舒肝气要药,外而清宣通达,内而疏利肝胆,内外间和解少阳,上能升举清阳,下可开郁降浊;黄芩苦寒,乃少阳药,能清胸腹蕴热,使少阳之火清于里;半夏味辛性温燥,燥湿开结气,散结消痞,与生姜、大枣合用可调理中

焦脾胃,降逆止呕;生姜味辛性温,走而不守,所以发散宣通者也,与半夏同用辛润开达,降逆散结,合大枣以宣发中焦之气;枳实味苦辛,性微寒,能破气除痞散结,常用于热结气滞证,配大黄清泄热结,且开畅结气以通畅胆腑气分郁热;大黄清泄气血,配合疏转肝胆气机的药物以通畅肝胆气血之郁滞;白芍苦泄,既能清血分郁热,又能活血祛瘀;海金沙、金钱草清利肝胆湿热,健胃消食,排石化石;本方寓升清于通降之中,重在疏利肝胆枢机,兼以清泄肝胆气血分之热结,清利血络,祛除胆中蕴结之留邪,使气血通达,肝胆恢复正常的疏泄功能,胆气条达,气机升降复常,则胆腑通降功能恢复,胆道通畅,胆汁排泄循其常道。全方能够恢复肝胆的枢机功能,使肝胆气机得以疏转,气血分之热郁得以开泄,胆道得以通畅,砂石得以消散,从而达到澄本清源,标本兼治的目的。

【加　减】①腹痛较重者,加木香6克,延胡索9克,郁金9克。②发热较重者,加金银花9克,败酱草12克,蒲公英12克。③黄疸较重者,加茵陈20克,栀子9克。

【处方4】越鞠丸(《丹溪心法》)合四逆散(《伤寒论》)加减。

川芎10克	苍术10克	香附10克	神曲10克
栀子10克	柴胡10克	枳壳10克	白芍10克
鸡内金10克	木香10克	川楝子9克	甘草6克

【方　解】本方中越鞠丸(苍术、川芎、栀子、神曲、香附)行气解郁,治久郁证;四逆散(柴胡、白芍、枳壳、甘草)疏肝解郁;鸡内金健胃消食,消积化石;木香、川楝子理气止痛,破气消积。诸药合用,共达理气解郁,消积化石之效。

【加　减】①胃脘胀满者,加佛手10克,香橼10克,陈皮10克。②腹胀便秘者,加槟榔10克,厚朴10克,大黄(后下)9克。③乏力便溏者,加白术20克,茯苓15克。④口苦、舌苔黄腻者,加黄芩10克,黄连9克。

2. 肝胆湿热证

【表　现】右胁胀满疼痛,胸闷纳呆,恶心呕吐,口苦心烦,大便黏滞,或见黄疸,舌红苔黄腻,脉弦滑。

【治　法】清热利湿,疏肝利胆。

【处方1】茵陈蒿汤(《伤寒论》)加减。

| 茵陈18克 | 栀子12克 | 大黄6克 | 鸡内金12克 |
| 金钱草20克 | 海金沙(包煎)15克 | 穿山甲(先煎)9克 | |

【方　解】方中茵陈、栀子、大黄清热利湿;鸡内金、金钱草、海金沙利胆排石;穿山甲破瘀通络散结。

【加　减】①可加柴胡9克,半夏9克,郁金9克疏肝利胆止痛,或与大柴胡汤同用。②小便黄赤者,加滑石 15 克,车前子 15 克。③苔白腻而湿重者,去大黄、栀子,加茯苓 12 克,白蔻仁 9 克,砂仁(后下)6 克。④若痛势较剧,或持续性疼痛阵发性加剧,往来寒热者,加黄连 6 克,金银花 9 克,蒲公英 12 克,重用大黄。

【处方 2】　大柴胡汤(《伤寒论》)加减。

柴胡 15 克	黄芩 9 克	大黄(后下)6 克	枳壳 12 克
赤芍 9 克	金钱草 30 克	半夏 9 克	海金沙(包煎)15 克
鸡内金 15 克	石韦 12 克	滑石 15 克	

【方　解】　方中柴胡味苦辛,气平微寒,为肝、胆经之专药,能疏能散,善条达肝气而疏肝解郁,是解肝郁、舒肝气要药,外而清宣通达,内而疏利肝胆,内外间和解少阳,上能升举清阳,下可开郁降浊;黄芩苦寒,乃少阳药,能清胸腹蕴热,使少阳之火清于里;柴胡、黄芩合用可和解少阳、清利胆经;半夏味辛性温燥,燥湿开结气,降逆止呕,更有辛开苦降,散结消痞之功;枳壳破气除痞散结,配大黄一者清泄热结,一者开畅结气来通畅胆腑气分郁热;大黄清泄气血,配合疏转肝胆气机的药物以通畅肝胆气血之郁滞,而不仅仅是通过泻胃肠之热而达到通利胆腑的作用;赤芍苦泄,既能清血分郁热,又能活血祛瘀;金钱草、石韦、滑石清热利湿;海金沙、鸡内金健胃消食,排石化石。本方寓升清于通降之中,重在疏利肝胆枢机,兼以清泄肝胆气血分之热结,祛除胆中蕴结之留邪,使气血通达,肝胆恢复正常的疏泄功能,胆气条达,气机升降复常,则胆腑通降功能恢复,胆道通畅,胆汁排泄循其常道。

【加　减】　胁痛剧烈者,加川楝子 9 克,延胡索 20 克。

【处方 3】　茵陈蒿汤(《伤寒论》)合龙胆泻肝汤(《医方集解》)加减。

茵陈 30 克	栀子 9 克	生大黄(后下)6 克	龙胆草 6 克
柴胡 9 克	黄芩 9 克	郁金 9 克	泽泻 12 克
车前子 9 克	鸡内金 15 克	金钱草 15 克	生甘草 6 克

【方　解】　方中柴胡、郁金、茵陈、大黄疏肝利胆、通腑泄热;栀子、黄芩、龙胆草、金钱草、泽泻、车前子清热利湿;鸡内金化石排石;甘草调和诸药。

【加　减】　①热盛者,加黄连 6 克,葛根 9 克,知母 6 克。②湿盛者,加藿香(后下)6 克,苍术 12 克,厚朴 9 克。③黄疸者,加金钱草 15 克,虎杖 9 克,玉米须 15 克。

【处方 4】　大柴胡汤合薏苡仁汤(《伤寒论》)加减。

柴胡 10 克	黄芩 10 克	枳实 10 克	厚朴 10 克
薏苡仁 20 克	白芍 15 克	金钱草 15 克	海金沙(包煎)15 克
茵陈 15 克	大黄 8 克		

【方　解】　方中柴胡为疏肝之要药,能透邪外出,并引诸药达肝胆之经,具有条达肝胆气机、清利肝胆湿热之效。黄芩尤善清中上焦湿热,亦清少阳胆腑之郁热。与柴胡相合,一散一清,共解少阳之邪,为治疗邪入少阳的基本配伍,柴胡的升散与黄芩的降泄相合,使邪热外透内清,从而达到运转枢机的目的。白芍敛阴柔肝,和胃止痛,与柴胡相伍一散一收,敛阴和阳,可使柴胡升散而无耗阴伤血之弊。枳实、厚朴理气宽中,行滞消胀。茵陈、大黄清利肝胆湿热。薏苡仁健脾利湿。金钱草、海金沙清热利湿,排石化石。

【加　减】　①兼有黄疸者,加重茵陈至30克。②伴恶心呕吐者,加生姜5片。③热盛者,加金银花15克,板蓝根20克。

3. 热毒炽盛证

【表　现】　寒战高热,右胁及脘腹疼痛拒按,黄疸加重,尿短赤,大便秘结,或伴有神昏谵语,呼吸急促,或声音低微,表情淡漠,四肢厥冷,舌红绛或紫,舌质干燥,苔腻或灰白,脉弦散或细数。

【治　法】　清热解毒,通里攻下。

【处方1】　大承气汤合茵陈蒿汤(《伤寒论》)加减。

大黄(后下)10克	芒硝(冲)8克	厚朴10克	枳实15克
槟榔15克	金银花15克	茵陈15克	蒲公英30克
栀子10克	青皮6克	陈皮6克	

【方　解】　方中大黄、芒硝、厚朴、枳实、青皮、陈皮、槟榔理气和胃,峻下热结,茵陈、栀子、蒲公英、金银花清热解毒利湿,疏肝利胆。

【加　减】　①胁痛重者,加川楝子6克,郁金10克,香附8克理气止痛。②腹胀明显者,加莱菔子10克行气消胀。③厌油腻饮食、纳少者,加焦三仙各12克健胃消食。

【处方2】　茵陈蒿汤(《伤寒论》)合黄连解毒汤(《外台秘要》)加减。

茵陈30克	栀子9克	大黄9克	芒硝(冲)12克
黄连6克	黄芩9克	龙胆草9克	板蓝根30克
蒲公英30克	牡丹皮9克	郁金12克	

【方　解】　方用茵陈、黄连、黄芩、栀子、大黄、芒硝、龙胆草、板蓝根以泻中焦之火;大黄、芒硝荡涤热结,导热下行;郁金、龙胆草通窍利胆;牡丹皮清血分之热;配以蒲公英以增强解毒之力。

【加　减】　神昏谵语、高热烦躁、心神不宁者,系热入清窍,可配服安宫牛黄丸,每次1丸,一日2次。或紫雪丹1.5克,一日3次。

【处方3】　大承气汤(《伤寒论》)加减。

大黄 10 克	芒硝(冲)10 克	枳实 10 克	厚朴 10 克
柴胡 10 克	黄连 10 克	栀子 15 克	连翘 15 克
牡丹皮 10 克	生地黄 15 克	蒲公英 15 克	鸡内金 15 克
海金沙(包煎)15 克	金钱草 15 克		

【方　解】　方中大承气泻热通便,荡涤肠胃;柴胡疏肝行气;黄连、栀子、连翘、蒲公英清热解毒;牡丹皮、生地黄清热凉血;海金沙、金钱草、鸡内金清热利湿,排石化石。

【加　减】　胁痛重者加川楝子 6 克,郁金 10 克,香附 10 克理气止痛。

【处方 4】　龙胆泻肝汤(《医方集解》)加减。

龙胆草 6 克	柴胡 9 克	黄芩 9 克	栀子 9 克
金钱草 20 克	郁金 12 克	黄柏 9 克	茵陈 9 克
生大黄(后下)6 克	芒硝(冲)12 克	厚朴 12 克	枳壳 15 克

【方　解】　方中龙胆草、栀子、黄芩、黄柏清肝泄火;柴胡、郁金疏肝理气;茵陈、金钱草清热利湿;大黄、玄明粉泄热通便解毒;厚朴、枳壳理气除胀。

【加　减】　①痛甚者,可酌加半夏 9 克,青皮 6 克,川楝子 6 克以疏肝和胃,理气止痛。②久延不愈者,可加三棱 9 克,莪术 9 克,丹参 15 克活血化瘀。

4. 肝阴不足证

【表　现】　右胁隐隐作痛,或略有灼热感,口燥咽干,急躁易怒,胸中烦热,头晕目眩,午后低热,舌红少苔,脉细数。

【治　法】　养阴柔肝,理气通络。

【处方 1】　一贯煎(《续名医类案》)加味。

| 北沙参 9 克 | 麦冬 9 克 | 当归 9 克 | 生地黄 18 克 |
| 枸杞子 18 克 | 川楝子 6 克 | 白芍 15 克 | 香橼 9 克 |

【方　解】　方中生地黄、北沙参、麦冬、当归、枸杞子滋养肝肾之阴;川楝子疏肝理气止痛;白芍柔肝缓肝。

【加　减】　①心烦失眠者,加柏子仁 9 克,夜交藤 15 克,酸枣仁 15 克。②急躁易怒者,加栀子 9 克,青皮 6 克,珍珠母 30 克。③胀痛者,加佛手 9 克。

【处方 2】　滋水清肝饮(《医宗己任编》)合甘露饮(《太平惠民和剂局方》)加减。

生地黄 18 克	山茱萸 10 克	牡丹皮 10 克	茯苓 10 克
泽泻 10 克	白芍 10 克	栀子 10 克	当归 10 克
柴胡 6 克	麦冬 12 克	石斛 12 克	茵陈 20 克
金钱草 30 克	鸡内金 15 克		

【方　解】　方中生地黄、山茱萸、麦冬、牡丹皮、石斛养阴清热;柴胡、金钱草、栀子、茯苓、泽泻、茵陈清泻肝胆湿热;白芍、当归养血柔肝;鸡内金消积化石。

【加　减】　①阴虚甚者,加北沙参 15 克,玉竹 12 克,玄参 12 克。②胁痛甚者,加香橼 10 克,佛手 10 克,玫瑰花 6 克。③大便干燥者,加郁李仁 8 克,火麻仁 12 克。④手足心热者,加青蒿 8 克,鳖甲(先煎)8 克,知母 6 克。

【处方 3】　自拟方。

生地黄 20 克	枸杞子 12 克	茵陈 15 克	虎杖 12 克
焦山楂 15 克	金钱草 15 克	鸡内金 20 克	生麦芽 15 克
佛手 9 克	绿萼梅 6 克		

【方　解】　方中生地黄、枸杞子滋养肝肾之阴;茵陈、虎杖、金钱草清热利湿;焦山楂、鸡内金、生麦芽消食化积;佛手、绿萼梅理气疏肝。

【加　减】　头晕、目涩者,加桑葚 12 克,菊花 9 克。

【处方 4】　自拟方。

生地黄 30 克	麦冬 15 克	川楝子 6 克	白芍 15 克
生大黄(后下)6 克	焦山楂 15 克	鸡内金 15 克	木香 10 克
茵陈 15 克			

【方　解】　方中生地黄、麦冬滋养肝肾之阴;川楝子、木香理气止痛;白芍柔肝缓肝;大黄泻下热结;茵陈清利肝胆湿热;焦山楂、鸡内金消食化积排石。

【加　减】　两目干涩、视物昏花者,加草决明 15 克,女贞子 15 克。

5. 瘀血阻络证

【表　现】　右胁刺痛较剧,痛有定处而拒按,面色晦暗,口干口苦,舌质紫暗或舌边有瘀斑,脉弦细涩。

【治　法】　疏肝利胆,理气活血。

【处方 1】　四逆散(《伤寒论》)合失笑散(《太平惠民和剂局方》)。

| 柴胡 12 克 | 枳实 10 克 | 白芍 12 克 | 甘草 6 克 |
| 五灵脂 6 克 | 生蒲黄(包煎)6 克 | | |

【方　解】　方中柴胡、枳实、白芍疏肝利胆,理气止痛;五灵脂、生蒲黄活血化瘀止痛;甘草和中。

【加　减】　①可酌加郁金 10 克,延胡索 9 克,川楝子 6 克,大黄 6 克,以增强行气化瘀止痛之效。②口苦心烦者,加龙胆草 6 克,黄芩 10 克。③脘腹胀甚者,加枳壳 10 克,木香 8 克。④恶心呕吐者,加半夏 8 克,竹茹 8 克。

【处方 2】　金铃子散(《素问病机气宜保命集》)加味。

川楝子 9 克　　　延胡索 9 克　　　大黄 10 克　　　莪术 9 克

甘草 6 克

【方　解】　方中川楝子疏肝理气镇痛,延胡索活血化瘀、行气止痛,两者共为君药,二药药对协作,一入气分,一入血分,互补为用,气血并行,具有行气止痛、疏肝清热功效;大黄为臣药,主通下瘀热,凉血解毒,大黄为血中气药,不只对胃腑有形之实邪起效,能通下泄热,对胆腑之邪热所致的气血不通也疗效显著,能入气血分泄热;佐以莪术行气破血,消积镇痛,以助君臣之力,行气破血;使以甘草调和诸药,与方中诸药相伍,疏肝解郁,理气镇痛,活血化瘀,利胆通下,使气血运行,诸证自除。

【加　减】　可加郁金 10 克,香附 8 克,枳壳 10 克,木香 8 克,丹参 15 克等,加强活血化瘀、行气止痛之效。

【处方 3】　复元活血汤(《医学发明》)加减。

柴胡 15 克　　　　川楝子 9 克　　白芍 12 克　　当归 9 克

桃仁 9 克　　　　　红花 6 克　　　大黄 6 克　　　茵陈 6 克

穿山甲(先煎)15 克

【方　解】　方中大黄荡涤凝瘀败血,导瘀下行,推陈致新;柴胡疏肝行气,并可引诸药入肝经;两药合用,一升一降,以攻散胁下之瘀滞;川楝子疏肝理气止痛;桃仁、红花活血祛瘀,消肿止痛;穿山甲破瘀通络,消肿散结;当归、白芍养血柔肝;茵陈清热利湿。

【加　减】　①疼痛较甚者,加乳香 9 克,没药 9 克,延胡索 9 克,三七粉(冲)6克。②气滞甚者,加香附 12 克,青皮 9 克,郁金 9 克,川芎 9 克。

【处方 4】　膈下逐瘀汤(《医林改错》)加减。

五灵脂 15 克　　　延胡索 9 克　　牡丹皮 15 克　　枳壳 15 克

三七粉(冲)3 克　　大黄 10 克　　血余炭 12 克　　牛膝 15 克

赤芍 15 克　　　　龙胆草 10 克

【方　解】　方用五灵脂、延胡索、枳壳、三七、血余炭、赤芍活血化瘀,理气止痛;大黄、牛膝荡涤凝瘀败血,导瘀下行;牡丹皮、龙胆草清利肝胆湿热。

【加　减】　痛甚加川楝子 9 克,木香 12 克以加强行气止痛之功。

二、中成药治疗

 1. 利胆排石片

【药物组成】　金钱草、茵陈、黄芩、木香、郁金、大黄、槟榔、麸炒枳实、芒硝、姜厚朴。

【功能主治】 清热利湿,利胆排石。用于湿热蕴毒、腑气不通所致的胁痛、胆胀,症见胁肋胀痛、发热、尿黄、大便不通;胆囊炎、胆石症、胆道感染见上述证候者。

【临床应用】 胆石症因湿热蕴毒、腑气不通所致者可用利胆排石片治疗。症见胁肋胀痛,发热,口苦口黏,小便黄,大便不通,舌红苔黄腻,脉弦滑。

【用量用法】 片剂,每片重 0.3 克。排石:一次 6~10 片,一日 2 次,口服;消炎:一次 4~6 片,一日 2 次,口服。

【注意事项】 ①体弱、肝功能不良者慎用;②孕妇禁用;③对本品过敏者禁用。

 ## 2. 结石清胶囊

【药物组成】 结石草、鹅不食草、延胡索。

【功能主治】 利胆排石,活血止痛。用于肝胆湿热蕴结所致胆囊炎、胆石症。

【临床应用】 胆石症因肝胆湿热蕴结所致者可用结石清胶囊治疗。症见发热,胁肋胀痛,口苦口黏,小便黄,大便黏滞不爽,舌红苔黄腻,脉弦滑。

【用量用法】 硬胶囊,每粒装 0.5 克,一次 4~6 粒,一日 3 次,饭前服用。

【注意事项】 尚不明确。

 ## 3. 胆石片

【药物组成】 牛胆水、火硝、鸡内金(炒)、枳壳、香附、木香、延胡索、黄连、白术、吴茱萸、高良姜、山楂、建曲、青皮。

【功能主治】 舒肝利胆,行气止痛。用于气滞所致胁痛,症见胁痛腹胀,阵发绞痛,痛引肩背,胃脘痞满,厌食油腻;胆结石和肝内胆管结石见上述证候者。

【临床应用】 胆石症由于气滞所致者可用胆石片治疗。症见胁痛腹胀,阵发绞痛,痛引肩背,胃脘痞满,厌食油腻,大便不畅,舌红苔白,脉弦。

【用量用法】 片剂,每片重 0.5 克,一次 6 片,一日 3 次,口服,3 个月为 1 个疗程。

【注意事项】 ①使用本品过程中,有可能出现结石嵌顿,建议在医生指导下使用;②有手术指征者或治疗过程中出现嵌顿等手术指征者建议及时手术治疗;③合并胆囊及胆道感染者应注意加用抗感染措施;④病情严重者应注意加用其他治疗措施;⑤部分病例可有轻度腹泻及胃脘不适,一般可自行缓解;⑥孕妇忌服。

4. 十味蒂达胶囊

【药物组成】 蒂达、洪连、榜嘎、木香、波棱瓜子、角茴香、苦荬菜、金腰草、小檗皮、熊胆粉。

【功能主治】 疏肝理气、清热解毒、利胆溶石。用于肝胆湿热所致胁痛,症见右上腹钝痛或绞痛,口苦、恶心、嗳气、反酸、腹胀;慢性胆囊炎或胆石症见上述证候者;热源性赤巴(即藏医称谓热症性肝胆疾病)。

【临床应用】　胆石症由于肝胆湿热所致者可用十味蒂达胶囊治疗。症见右上腹钝痛或绞痛,口苦,恶心,嗳气,反酸,腹胀,小便黄,大便黏滞不爽,舌红苔黄腻,脉弦滑。

【用量用法】　胶囊,每粒装 0.45 克,一次 2 粒,一日 3 次,口服。

【注意事项】　尚不明确。

5. 消石利胆胶囊

【药物组成】　醋北柴胡、青皮、黄芩、白芍、大黄、郁金、金钱草、海金沙、鸡内金(烫)、茵陈、姜黄、醋三棱、威灵仙。

【功能主治】　疏肝利胆,行气止痛。清热解毒排石,用于慢性胆囊炎、胆囊结石、胆管炎、胆囊手术后综合征及胆道功能性疾病。

【临床应用】　胆石症由于肝郁湿热所致者可用消石利胆胶囊治疗。症见胁痛腹胀,痛引肩背,胃脘痞满,厌食油腻,小便黄,大便干,舌红苔黄腻,脉弦滑。

【用量用法】　胶囊,每粒装 0.4 克,一次 3 粒,一日 3 次,口服。

【注意事项】　孕妇忌服。

6. 胆石利通片

【药物组成】　硝石(制)、白矾、郁金、三棱、猪胆膏、金钱草、陈皮、乳香(制)、没药(制)、大黄、甘草。

【功能主治】　理气解郁,化瘀散结,利胆排石。用于胆石症气滞证。症见右上腹胀满疼痛,痛引肩背,胃脘痞满,厌食油腻。

【临床应用】　胆石症因气滞证所致者可用胆石利通片治疗。症见右上腹胀满疼痛,痛引肩背,胃脘痞满,厌食油腻,舌苔白腻,脉弦滑。

【用量用法】　片剂,每片重 0.45 克,一次 6 片,一日 3 次,口服。或遵医嘱。

【注意事项】　①孕妇慎用;②胆管狭窄者,急性胆道感染者忌用。

7. 胆石通胶囊

【药物组成】　蒲公英,水线草,绵茵陈,广金钱草,溪黄草,大黄,枳壳,柴胡,黄芩,鹅胆干膏粉。

【功能主治】　清热利湿,利胆排石。用于肝胆湿热所致的胁痛、胆胀,症见右胁胀痛、痞满呕吐、尿黄口苦;胆石症、胆囊炎见上述证候者。

【临床应用】　胆石症因肝胆湿热所致者可用胆石通胶囊治疗。症见右胁胀痛、痞满呕吐、尿黄口苦,舌红苔黄腻,脉弦滑。

【用量用法】 胶囊,每粒装 0.65 克,一次 4～6 粒,一日 3 次,口服。

【注意事项】 ①孕妇慎用;②忌烟酒及辛辣油腻食物;③严重消化道溃疡、心脏病及重症肌无力者忌服。

8. 十五味赛尔斗丸

【药物组成】 印度獐牙菜、金腰草、火硝、角茴香、洪连、唐古特乌头、石榴子、波棱瓜子、小檗皮、五灵脂、矮丛凤毛菊、黑冰片、川木香、诃子、金精石。

【功能主治】 藏医:清肝热,舒胆排石退黄。用于肝胆热症,胆囊炎,胆石症,胆总管结石。中医:清利肝胆,排石退黄。用于胆囊炎、胆石症、胆总管结石属肝胆湿热者。

【临床应用】 胆石症因肝胆湿热所致者可用十五味赛尔斗丸治疗。症见右胁胀痛,呕吐,尿黄口苦,大便干,舌红苔黄腻,脉弦滑。

【用量用法】 水丸,每丸重 0.5 克,一次 3 丸,一日 3 次,嚼碎吞服。

【注意事项】 ①孕妇忌服;②忌蛋类和油腻食物。

9. 排石通淋口服液

【药物组成】 金钱草、白芍、龙胆草、茵陈、虎杖、茯苓、丹参等。

【功能主治】 清热利胆,通淋排石。用于尿石症、胆石症属湿热蕴结证者,症见小便涩痛,小腹疼痛,尿中带血,或有右胁疼痛,发热黄疸,舌苔黄腻等症状。

【临床应用】 胆石症因湿热蕴结证所致者可用排石通淋口服液治疗。症见右胁疼痛,发热黄疸,口苦,小便黄赤,大便干,舌苔黄腻,脉弦滑。

【用量用法】 口服液,每支装 10 毫升,一日 5 支,早起空腹服 2 支,午、晚餐前半小时各服 1 支,睡前服 1 支,口服,或遵医嘱。

【注意事项】 ①少数病例出现轻度腹痛症状;②孕妇和哺乳期妇女禁用;③结石梗阻严重慎用,请在医生指导下使用。

10. 胆石清片

【药物组成】 硝石、皂矾、牛羊胆汁、大黄等。

【功能主治】 清热利胆,消石止痛,用于热郁于内型胆石症。

【临床应用】 胆石症因热郁于内所致者可用胆石清片治疗,症见胁肋痛,身热,尿黄,大便不通,舌红苔黄腻,脉弦滑。

【用量用法】 片剂,每片重 0.3g,一次 5～8 片,一日 3 次,口服,或遵医嘱。

【注意事项】 孕妇及慢性腹泻者不宜服用。

第19章 胆道肿瘤

胆道肿瘤中常见的为胆囊癌和胆管癌。

胆囊癌指胆囊黏膜细胞的恶性肿瘤。一般认为,慢性胆囊炎、胆囊结石、胆囊息肉样病变、胆肠内瘘为胆囊癌发病的危险因素,而胆囊腺瘤、胆囊腺肌增生症目前已公认为胆囊的癌前病变。主要症状有上腹疼痛、厌食乏力、恶心呕吐、黄疸等。

胆管癌主要指左右胆管、胆总管、胰腺上胆总管及胆管末端的原发性恶性肿瘤。目前,比较明确的胆管癌的癌前病变为胆管良性肿瘤、原发硬化性胆管炎、先天性胆管囊肿、慢性胆囊炎症等。胆管癌在早期往往无明显症状,患者有时感觉疲乏或乏力,大多数则表现为"无痛性黄疸",多为进行性梗阻性黄疸,常伴有瘙痒,伴发胆管炎时有畏寒、发热症状。

中医古代文献中并无胆囊癌和胆管癌的病名,根据其临床表现,相当于"黄疸""积聚""癥瘕""腹痛""胁痛"等病证范畴。本病病位虽在胆囊、胆管,但与肝脾虚损密切相关。脾失健运,湿邪内生,肝失疏泄,肝胆互为表里,湿热聚结,气滞血瘀,交互为病,而成肿瘤。本病进展迅速,急损正气,预后不良。

一、中医辨证治疗

1. 肝胆郁滞证

【表　现】　右上腹积块,右侧胁腹隐痛、胀痛、闷痛或钝痛,时作时止,低热或发热,或身目俱黄,多有口苦口干,脘腹胀满,纳差嗳气,或有恶心呕吐,小便黄赤。舌质淡红或淡暗,有瘀斑,苔薄白或微黄,脉弦细或弦紧。

【治　法】　疏肝利胆。

【处方1】　柴胡疏肝散(《景岳全书》)加减。

柴胡 10 克	黄芩 10 克	枳壳 10 克	白芍 10 克
半夏 9 克	陈皮 6 克	郁金 9 克	夏枯草 9 克
炙鳖甲(先煎)9 克	茵陈 15 克	虎杖 15 克	白花蛇舌草 20 克

【方　解】　方中柴胡、枳壳、陈皮、郁金疏肝理气,白术、半夏柔肝降逆,黄芩、茵陈、虎杖清利肝胆湿热,夏枯草、炙鳖甲软坚散结,白花蛇舌草抗癌解毒。诸药合用,共奏疏肝利胆,消肿抗癌之效。

【加　减】　①胁痛甚者,加青皮 6 克,川楝子 9 克,延胡索 9 克。②气郁化火者,加牡丹皮 12 克,淡豆豉 9 克,栀子 6 克。

【处方 2】　大柴胡汤(《伤寒论》)加减。

柴胡 10 克	枳实 10 克	厚朴 10 克	法半夏 9 克
蟅虫 10 克	赤芍 15 克	车前子 30 克	瓜蒌皮 15 克
茵陈 30 克	半枝莲 30 克		

【方　解】　方中柴胡疏肝理气,枳实、厚朴、瓜蒌皮行气消痞,半夏和胃降逆,蟅虫活血消癥,赤芍清热散瘀,车前子、茵陈清肝胆湿热,半枝莲解毒抗癌。诸药合用,共奏疏肝利胆、理气活血之功。

【加　减】　①纳差者,加白术 12 克,茯苓 15 克,山楂 9 克,神曲 9 克。②恶心欲呕者,加旋覆花 9 克,赭石(先煎)20 克,姜竹茹 6 克。

【处方 3】　自拟方 1。

柴胡 10 克	桂枝 10 克	制大黄 10 克	厚朴 15 克
莪术 9 克	栀子 10 克	槟榔 15 克	苦参 10 克
半枝莲 15 克	白花蛇舌草 20 克		

【方　解】　方中柴胡、大黄疏肝导滞,加入辛温的桂枝和苦寒的栀子,取其苦辛通降之意。苦寒药性主泄降,能清泄肝胆之湿热;辛温药性主宣降,能疏肝理气、温经止痛。苦辛合用,可化瘀散结,顺气降逆,疏通胆管,保护肝脏。且栀子、大黄等药有明显的化湿利胆作用,常用于治疗慢性肝炎、肝内胆汁淤积,对肝功能有保护作用。方中用制大黄是考虑晚期癌症患者体质虚弱,以免生品药性峻猛,如患者体质允许,则选用生大黄疗效更佳。苦参、大黄、半枝莲、白花蛇舌草均有较好的抗癌活性。

【加　减】　①湿重者,加生薏苡仁 30 克,猪苓 15 克,茯苓 15 克,泽泻 12 克。②热重者,加虎杖 15 克,紫花地丁 10 克。

【处方 4】　自拟方 2。

柴胡 10 克	郁金 10 克	香附 8 克	枳实 12 克
栀子 10 克	延胡索 9 克	虎杖 12 克	牡丹皮 12 克
莪术 9 克	山慈菇 9 克	野菊花 10 克	

【方　解】　方中柴胡、郁金、香附、枳实、延胡索疏肝柔肝、理气止痛,栀子、野菊花清热解毒,虎杖清利肝胆湿热,牡丹皮清热散瘀,莪术活血理气,山慈菇解毒抗

癌。诸药合用,共奏疏肝利胆、理气活血之功。

【加　减】　①瘀结甚者,加穿山甲(先煎)6 克,地鳖虫 10 克,水蛭 6 克。②呕吐甚者,加姜半夏 9 克,姜竹茹 10 克。③烦躁者,加黄连 8 克,柏子仁 30 克。

2. 湿热蕴结证

【表　现】　右侧胁腹部胀痛,痛无休止,多牵涉右肩背部,或右上腹包块疼痛,痛不可触,高热寒战,或寒热往来,身目黄染,失眠多梦,心烦易怒,口苦咽干,口渴多饮,不思饮食,恶心呕吐,大便秘结,小便短赤。舌质红,苔黄腻,脉弦滑或弦数。

【治　法】　清利湿热,疏肝利胆。

【处方 1】　大柴胡汤(《伤寒论》)合茵陈蒿汤(《伤寒论》)加减。

柴胡 12 克	黄芩 10 克	大黄 10 克	枳实 12 克
法半夏 9 克	茵陈 15 克	栀子 10 克	金钱草 30 克
虎杖 30 克	猪苓 15 克	茯苓 15 克	郁金 10 克
车前子 15 克	麦芽 12 克	陈皮 6 克	白花蛇舌草 30 克

【方　解】　柴胡疏达肝气,配郁金疏肝理气止痛;黄芩、大黄、栀子、茵陈、金钱草、虎杖、车前子、猪苓清肝泻火,利湿退黄;半夏、枳实、麦芽、茯苓、陈皮健脾理气,降逆止呕;白花蛇舌草解毒抗癌。

【加　减】　①恶心纳差者,加紫苏梗 10 克,姜竹茹 10 克,焦三仙各 15 克。②腹胀者,加川楝子 9 克,枳壳 12 克,大腹皮 15 克,乌药 6 克。

【处方 2】　龙胆泻肝汤(《医方集解》)合茵陈蒿汤(《伤寒论》)加减。

柴胡 12 克	龙胆草 10 克	黄芩 10 克	茵陈 30 克
栀子 10 克	金银花 15 克	蒲公英 15 克	大黄 10 克
薏苡仁 30 克	白花蛇舌草 20 克		

【方　解】　方中柴胡、龙胆草、黄芩、茵陈、栀子直泄肝胆湿热、利胆退黄,金银花、蒲公英清热解毒,大黄通腑泄热退黄,配以白花蛇舌草、薏苡仁解毒抗癌。

【加　减】　①口干欲饮阴伤者,加生地黄 30 克,麦冬 12 克。②伴发热者,加清水豆卷 30 克,地骨皮 15 克。③黄疸甚者,加虎杖 30 克。

【处方 3】　自拟方 1。

柴胡 15 克	白芍 15 克	川芎 10 克	郁金 10 克
黄芩 10 克	清半夏 9 克	金钱草 15 克	栀子 15 克
茵陈 30 克	龙胆草 15 克	藤梨根 9 克	龙葵 10 克
甘草 10 克			

【方　解】　方中柴胡、白芍、川芎、郁金疏肝柔肝、行气止痛；黄芩、清半夏、栀子、龙胆草泻火解毒、清热燥湿、泻肝胆实火；茵陈、金钱草清利湿热、除湿退黄、利水通淋；藤梨根、龙葵解毒抗癌；甘草调和诸药。

【加　减】　①阴虚内热者，加生地黄 15 克，鳖甲(先煎)10 克，麦冬 15 克。②水湿内停者，加地龙 10 克，泽泻 15 克，猪苓 20 克，茯苓 15 克。

【处方4】　自拟方2。

柴胡 10 克	八月札 30 克	茵陈 30 克	生薏苡仁 30 克
垂盆草 30 克	金钱草 30 克	莪术 9 克	三七 15 克
猪苓 30 克	茯苓 30 克	白花蛇舌草 30 克	猫爪草 30 克
半枝莲 30 克	炒鸡内金 15 克	生甘草 15 克	

【方　解】　方中柴胡、八月札疏肝和胃；茵陈、垂盆草、金钱草疏肝利胆、清利肝胆湿热；莪术、三七活血抗癌；白花蛇舌草、猫爪草、半枝莲、解毒抗癌；生薏苡仁、猪苓、茯苓清热利湿抗癌；生薏苡仁、茯苓配炒鸡内金健胃消食、调和脾胃；生甘草调和诸药。

【加　减】　①癌毒盛者，加三叶青 15 克，半边莲 30 克，壁虎 6 克。②发热者，加石膏(先煎)30 克，黄连 10 克，龙胆草 9 克。③伴腹水者，加车前子(包煎)30 克，泽泻 12 克，白茅根 20 克，量多者结合西医治疗。④便血者，去莪术，加茜草根 12 克，仙鹤草 30 克，白及 10 克，血余炭 10 克。⑤皮肤瘙痒者，加白鲜皮 30 克，麻黄 6 克，赤小豆 15 克。

3. 肝胆实火证

【表　现】　右侧胁腹灼痛，痛无休止，或右胁下积块痛不可触，高热不退或寒热往来，烦躁不安，甚则神昏谵语，黄疸，口苦咽干，纳呆，上腹胀满，大便燥结，小便短赤如茶色，舌质红绛或暗红，苔黄燥或有芒刺，脉弦滑数或沉细。

【治　法】　清泄肝胆实火。

【处方1】　大柴胡汤(《伤寒论》)合黄连解毒汤(《肘后备急方》)加减。

柴胡 10 克	黄芩 10 克	白芍 15 克	枳实 10 克
大黄(后下)9 克	黄连 6 克	黄柏 6 克	栀子 10 克
茵陈 15 克	龙胆草 6 克	车前子(先煎)15 克	牡丹皮 15 克
赤芍 15 克	生地黄 30 克	生石膏(先煎)30 克	麦芽 18 克
白花蛇舌草 15 克	甘草 6 克		

【方　解】　方中柴胡、白芍疏肝、柔肝止痛，大黄、枳实消胀导滞、理气通便，黄芩、黄连、黄柏、栀子、茵陈、龙胆草、车前子清热解毒、利湿退黄，牡丹皮、赤芍、生地黄、生石膏清热凉血而不伤阴，白花蛇舌草解毒抗癌，麦芽健脾消滞以护胃气，甘草

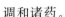

调和诸药。

【加　减】　①便秘甚者,加芒硝(冲)5克通便。②吐血、衄血、发斑者,加玄参15克。

【处方2】　龙胆泻肝汤(《医方集解》)加减。

龙胆草6克	黄芩9克	栀子9克	连翘10克
通草10克	生地黄10克	当归12克	柴胡8克
车前子(包煎)30克	龙葵15克	生甘草8克	

【方　解】　方中龙胆草大苦大寒,能上清肝胆实火,下泻肝胆湿热,泻火除湿;黄芩、栀子苦寒,归经肝胆三焦,泻火解毒、燥湿清热;通草、车前子渗湿泄热,导热下行,使邪有出路,则湿热无留;肝为藏血之藏,肝经实火,最易灼伤阴血,所用之药又数苦燥伤阴之品,故用生地黄养阴、当地养血,祛邪而不伤正;肝体阴而用阳,性喜疏泄条达而恶抑郁,火邪内郁,肝气不舒,用大量苦寒降泄之品,恐肝胆之气被抑,故又用柴胡舒畅肝胆,并能引诸经归于肝胆之经,且柴胡与黄芩相合,既解肝胆之热,又增清上之力;龙葵抗癌解毒;甘草一可缓苦寒之品防其伤胃,二可调和诸药。诸药合用,泻中有补,降中寓升,祛邪而不伤正,泻火而不伐胃,共奏清泻肝胆实火之功。

【加　减】　①肝胆实火较盛者,去通草、车前子,加黄连6克。②湿盛热轻者,去黄芩、生地黄,加滑石20克、薏苡仁30克。

【处方3】　当归龙荟丸(《丹溪心法》)加减。

当归15克	龙胆草8克	栀子10克	黄连6克
黄柏6克	黄芩6克	芦荟10克	生大黄(后下)6克
木香10克	青黛3克	半枝莲15克	生甘草6克

【方　解】　方中当归养血荣肝胆,大黄泄热通大肠,龙胆草清肝火、泻湿热,芦荟清胃火除积热,栀子清利三焦,青黛清解郁热,黄柏清下焦湿热,黄芩清上焦躁火,木香调诸气之逆,大便一通,则火热自降,而肝胆肃清,半枝莲抗癌解毒,甘草调和诸药。

【加　减】　①口干者,加麦冬15克,生地黄15克。②大便偏稀者,去生大黄,改酒大黄6克。

【处方4】　泻青丸(《小儿药证直诀》)加减。

龙胆草8克	当归15克	川芎10克	栀子8克
羌活8克	防风12克	淡竹叶15克	酒大黄6克
虎杖15克	半边莲15克	生甘草6克	

【方　解】　方中龙胆草大苦大寒,直泻肝胆之火为主药;虎杖清热解毒、利湿

退黄;配大黄、栀子、竹叶引导肝经实火从二便下行;肝火炽盛每易耗伤阴血,当归甘温质润,补肝血以养肝体;肝有郁火,单持清肝泻火一法,其火难平,故配羌活、防风升散之品,以疏肝经郁火;半边莲抗癌解毒,生甘草调和诸药。诸药相配,共奏清泄肝胆实火之功。

【加　减】　①口苦者,加莲子心 5 克,黄连 5 克。②大便秘结者,加芒硝(冲)5 克,枳实 10 克。

4. 脾虚湿阻证

【表　现】　右上腹积块,右胁肋部隐痛或胀痛缠绵,黄疸晦暗,右上腹包块明显,全身黄染,但色泽较淡,神疲乏力,形体羸瘦,面色无华,面目虚肿,畏寒身冷,气短心悸,脘闷腹胀,纳差便溏。舌质淡胖,苔白腻,脉沉细或濡细。

【治　法】　健脾化湿。

【处方 1】　参苓白术散(《太平惠民和剂局方》)合茵陈五苓散(《金匮要略》)加减。

党参 12 克	炒白术 12 克	茯苓 15 克	山药 20 克
莲子肉 15 克	扁豆 15 克	薏苡仁 15 克	茵陈 15 克
泽泻 15 克	猪苓 12 克	桂枝 8 克	夏枯草 9 克
鸡内金 15 克	焦山楂 9 克	神曲 9 克	龙葵 20 克

【方　解】　方中党参、白术、茯苓益气健脾渗湿。山药、莲子肉助党参以健脾益气。白扁豆、薏苡仁助白术、茯苓以健脾渗湿,转输精津,使水精四布。鸡内金、焦山楂、焦神曲化滞理气。茵陈、夏枯草清肝利湿退黄。泽泻甘淡性寒,利水渗湿。茯苓、猪苓增强利水渗湿之力。桂枝助阳化气。龙葵抗癌解毒。

【加　减】　①积块明显者,加三棱 9 克,莪术 9 克,炙鳖甲(先煎)9 克。②恶心欲呕者,加旋覆花(包煎)9 克,赭石(先煎)30 克,姜竹茹 6 克。③上腹痛甚者,加郁金 9 克,川楝子 9 克,延胡索 15 克。

【处方 2】　茵陈术附汤(《伤寒论》)加减。

茵陈 30 克	白术 12 克	制附子(先煎)9 克	干姜 5 克
党参 15 克	木香 10 克	三棱 9 克	莪术 9 克
白花蛇舌草 30 克			

【方　解】　茵陈清热利湿退黄,制附子、干姜、党参、白术益气健脾、温肾助阳以除湿,木香行气,三棱、莪术、白花蛇舌草破瘀、软坚、解毒、抗癌。

【加　减】　①腹痛者,加鸡血藤 10 克,七叶莲 12 克。②恶心欲吐者,加姜半夏 9 克,黄连 5 克。③纳食少者,加山楂 30 克,神曲 30 克。

【处方 3】　四君子汤(《太平惠民和剂局方》)合二陈汤(《太平惠民和剂局方》)

加减。

党参 15 克	茯苓 15 克	炒白术 12 克	薏苡仁 30 克
陈皮 15 克	法半夏 9 克	大腹皮 10 克	三七 10 克
八月札 30 克	姜黄 12 克	车前子(包煎)30 克	山药 15 克
神曲 15 克	炙甘草 8 克		

【方　解】　方中党参、茯苓、炒白术健运脾胃,薏苡仁淡渗利湿,陈皮、法半夏燥湿化痰,大腹皮下气宽中,车前子利水渗湿,山药平补脾胃,神曲健脾消食,三七、八月札、姜黄活血理气抗癌,炙甘草调和诸药。

【加　减】　大便秘结者,去炒白术,加生白术 30 克。

【处方4】　自拟方 1。

茯苓 20 克	白芍 15 克	炒白术 15 克	莲子肉 15 克
制附子(先煎)6 克	白扁豆 15 克	生姜 8 克	

【方　解】　方中茯苓、炒白术、莲子肉、白扁豆健脾利湿、淡渗利水,使水气从小便而出;附子温肾助阳,以化气利水,兼暖脾土,运化水湿;白芍利小便以行水气;生姜温散,既助附子以温阳祛寒,又伍茯苓、白术以散水湿。

【加　减】　大便稀者,去白芍之寒,加干姜 10 克,益智仁 15 克。

 ## 5. 气滞血瘀证

【表　现】　右胁腹胀痛或刺痛,痛无休止,夜间尤甚,有时疼痛剧烈难忍,右上腹可打到肿块坚硬如石,推之不易且拒按,面色黧黑,黄疸,不思饮食,烦躁易怒或郁闷寡欢,大便不调。舌质略红或暗红,舌底脉络纤曲,苔薄黄,脉弦涩。

【治　法】　疏肝理气,活血化瘀。

【处方1】　大柴胡汤(《伤寒论》)合复元活血汤(《医学发明》)加减。

柴胡 10 克	黄芩 10 克	枳实 12 克	白芍 15 克
法半夏 9 克	大黄(后下)6 克	当归 15 克	香附 8 克
红花 8 克	桃仁 9 克	陈皮 6 克	金钱草 20 克
炙甘草 8 克			

【方　解】　柴胡疏肝,白芍缓急止痛,枳实、香附理气,合用以增强通络理气之作用,当归补血活血,桃仁、红花活血祛瘀,陈皮、半夏健脾和胃,黄芩、大黄、金钱草利胆退黄,甘草缓急和中、调和诸药。

【加　减】　①胁痛明显者,加乳香 9 克,没药 9 克,延胡索 9 克。②上腹肿块坚如顽石者,加石见穿 15 克,鳖甲(先煎)15 克。

【处方2】　四逆散(《伤寒论》)合大黄䗪虫丸(《金匮要略》)加减。

柴胡 10 克	枳壳 10 克	赤芍 10 克	大黄 10 克
蟅虫 5 克	黄芩 10 克	桃仁 9 克	郁金 10 克
莪术 9 克	陈皮 10 克	半枝莲 30 克	白花蛇舌草 30 克
石见穿 30 克	甘草 6 克		

【方　解】　方中取柴胡入肝胆经,升发阳气、疏肝解郁、透邪外出,郁金疏肝理气,白芍敛阴养血柔肝,枳实理气解郁,桃仁、莪术活血逐瘀、消积软癥,黄芩清肝热,半枝莲、白花蛇舌草、石见穿解毒抗癌,陈皮理气调胃,防诸药攻伐之力,甘草调和诸药,益脾和中,大黄、蟅虫活血化瘀、消癥散结。全方共奏疏肝理气、活血化瘀散结之功。

【加　减】　①胁肋胀痛甚者,加延胡索 10 克,川楝子 6 克,青木香 6 克。②纳呆乏力甚者,去黄芩、大黄,加党参 15 克,黄芪 15 克,茯苓 15 克,炒麦芽 15 克。③低热者,加鳖甲(先煎)30 克,青蒿 10 克,地骨皮 12 克,银柴胡 12 克。④疼痛甚者,加鸡血藤 20 克,乳香 9 克,没药 9 克。

【处方 3】　柴芍六君子汤(《医宗金鉴》)合膈下逐瘀汤(《医林改错》)加减。

柴胡 15 克	白芍 15 克	党参 15 克	白术 10 克
茯苓 20 克	陈皮 10 克	制半夏 9 克	茵陈 30 克
五灵脂(包煎)6 克	桃仁 10 克	红花 10 克	当归 10 克
川芎 10 克	赤芍 10 克	延胡索 10 克	炒山楂 10 克
炒麦芽 20 克	六神曲 10 克	甘草 6 克	

【方　解】　方中柴胡理气疏肝;白芍柔肝止痛;党参、白术益气健脾、和中祛湿;茯苓健脾祛湿;陈皮、半夏理气降逆化痰、行气导滞,配合柴胡,调达气机之郁滞,以收气行血行之功;茵陈清利湿热;五灵脂甘缓,苦泄温通,入肝经,功擅通利血脉、散瘀止痛;桃仁、红花活血祛瘀;当归、川芎、赤芍养血活血;延胡索活血止痛;炒山楂、炒麦芽、炒神曲消食导滞。

【加　减】　①胁痛甚者,加重当归、白芍量,加乳香 9 克,没药 9 克。②腹胀甚者,加枳实 15 克,大腹皮 15 克。③便溏甚者,加肉豆蔻 8 克,草果 12 克。④浮肿明显者,加泽兰 12 克,葶苈子 15 克。⑤黄疸甚者,加车前子(包煎)30 克。

【处方 4】　自拟方 1。

党参 20 克	当归 15 克	黄芪 15 克	白芍 20 克
莪术 9 克	醋柴胡 9 克	桃仁 9 克	生鳖甲(先煎)30 克
炙穿山甲(先煎)9 克	虎杖 20 克	木香 9 克	青皮 9 克
白花蛇舌草 30 克	水红花子 30 克	枳壳 9 克	陈皮 9 克
半枝莲 30 克	炙甘草 6 克		

【方　解】　本方以党参、黄芪健脾益气;当归、白芍养血柔肝;莪术、桃仁活血

化瘀消癥;炙穿山甲、生鳖甲、水红花子消癥软坚;柴胡、青皮、枳壳疏肝行气;虎杖清利湿热;陈皮健脾和胃;半枝莲、白花蛇舌草解毒抗癌、活血祛瘀;炙甘草调和诸药。诸药合用,共奏疏肝理气、活血化瘀散结之功。

【加　减】　①腹胀甚者,加大腹皮 6 克,木香 6 克,厚朴 10 克。②呃逆者,加旋覆花(包煎)10 克,柿蒂 9 克。③口干渴甚者,加沙参 10 克,麦冬 10 克。④疼痛者,加延胡索 9 克,炙乳香 5 克,没药 5 克。⑤黄疸、腹水者,加茵陈蒿 30 克,泽泻 12 克,猪苓 12 克,车前子(包煎)30 克,茯苓 20 克。⑥大便干燥、数日不便者,加全瓜蒌 20 克,郁李仁 12 克。

二、中成药治疗

1. 抗癌平丸

【药物组成】　珍珠菜、半枝莲、白花蛇舌草、蛇莓、藤梨根、蟾酥、香茶菜、肿节风、兰香草、石上柏。

【功能主治】　清热解毒,散瘀止痛。用于热毒瘀血壅滞肠胃而致的胃癌,食管癌、贲门癌、直肠癌等消化道肿瘤。

【临床应用】　胆道肿瘤因热毒瘀血壅滞肠胃所致者可用抗癌平丸治疗。症见发热,恶心呕吐,心烦易怒,口干口苦,胃脘肿痛不适,小便黄,大便干,舌暗红,或有瘀斑,苔黄,脉弦滑。

【用量用法】　水丸,每瓶装 1 克,一次 0.5～1 克,一日 3 次,饭后半小时口服。

【注意事项】　①初服时可由少到多,逐步增加,如胃部有发胀感,可酌情减少;②服药期间忌食菌类食物。

2. 复方斑蝥胶囊

【药物组成】　斑蝥、人参、黄芪、刺五加、三棱、半枝莲、莪术、山茱萸、女贞子、熊胆粉、甘草。

【功能主治】　破血消瘀,攻毒蚀疮。用于原发性肝癌,肺癌,直肠癌,恶性淋巴瘤,妇科恶性肿瘤等。

【临床应用】　胆道肿瘤因瘀毒阻滞所致者可用复方斑蝥胶囊治疗。症见胁肋不适,或刺痛,夜间加重,口苦,舌暗红或有瘀斑,苔薄,脉弦涩。

【用量用法】　胶囊,每粒 0.25 克,一次 3 粒,1 日 2 次,口服。

【注意事项】　糖尿病患者及糖代谢紊乱者慎用。

3. 参一胶囊

【药物组成】　人参皂苷 Rg3。

【功能主治】 培元固本,补益气血。与化疗配合用药,有助于提高原发性肺癌、肝癌的疗效,可改善肿瘤患者的气虚症状,提高机体免疫功能。

【临床应用】 胆道肿瘤伴气虚证者可用参一胶囊治疗。症见疲乏倦怠,胁肋隐痛不适,纳差,舌淡红,苔薄白,脉细。

【用量用法】 胶囊,每粒含人参皂苷 Rg310 毫克。一次 2 粒,一日 2 次,饭前空腹口服,8 周为一疗程。

【注意事项】 ①火热证或阴虚内热证者慎用;②有出血倾向者忌用。

【不良反应】

(1)少数患者服药后可出现口咽干燥、口腔溃疡。如果过量服用可能出现咽痛、头晕、耳鸣、鼻血、胸闷、多梦等。

(2)Ⅰ期临床试验中,高剂量组有一例受试者用药期间出现转氨酶轻度异常,但尚不能确定是否与服用本品有关。

4. 贞芪扶正颗粒

【药物组成】 黄芪、女贞子。

【功能主治】 有提高人体免疫功能,保护骨髓和肾上腺皮质功能;用于各种疾病引起的虚损;配合手术、放射线、化学治疗,促进正常功能的恢复。

【临床应用】 胆道肿瘤日久体虚或气阴两虚者可用贞芪扶正颗粒治疗。症见疲乏,动则疲乏明显,胁肋隐隐不适,或口干,纳谷不佳,舌淡红或红,苔薄白或少苔,脉细。

【用量用法】 颗粒,每袋装 5 克,一次 1 袋,一日 2 次,开水冲服。

【注意事项】 湿热内蕴者慎用。

5. 安替可胶囊

【药物组成】 当归、蟾皮。

【功能主治】 软坚散结、解毒定痛、养血活血。用于食管癌瘀毒证,与放疗合用可增强对食管癌的疗效;用于晚期原发性肝癌瘀毒证,对不宜手术、放化疗者有一定抑制肿瘤增长作用,可改善生存质量;用于中晚期胃癌(瘀毒证)的化疗辅助治疗,配合 5-FU-DDP 方案(5-FU、MMC、DDP),可改善临床症状、生存质量。

【临床应用】 胆道肿瘤因瘀毒所致者可用安替可胶囊治疗。症见胁肋不适,或刺痛,夜间加重,口苦,舌暗红或有瘀斑,苔薄,脉弦涩。

【用量用法】 胶囊,每粒 0.22 克,一次 2 粒,一日 3 次,饭后服用。疗程 6 周,或遵医嘱。

【注意事项】 ①心脏病患者慎用;②孕妇忌服;③注意观察血象;④注意掌握服用剂量。

【不良反应】　少数患者使用后可出现恶心、血象降低。过量、连续久服可致心慌。

6. 安康欣胶囊

【药物组成】　半枝莲、山豆根、黄芪、人参、灵芝、鸡血藤、淫羊霍、穿破石、党参、白术、石上柏、丹参等十八味中药组成。

【功能主治】　活血化瘀、软坚散结、清热解毒、扶正固本。用于肺癌、胃癌、肝癌等肿瘤的辅助治疗。

【临床应用】　胆道肿瘤因气虚瘀毒内结所致可用安康欣胶囊治疗。症见疲乏倦怠,胁肋灼痛或刺痛,夜间加重,口苦,尿黄,舌暗红或有瘀斑,苔薄,脉弦涩。

【用量用法】　胶囊,每粒 0.5 克,一次 4～6 粒,每日 3 次,饭后温开水送服。疗程 30 天。

【注意事项】　请注意掌握剂量,勿超剂量使用。

7. 金水宝胶囊

【药物组成】　发酵冬虫夏草菌粉(Cs-4)。

【功能主治】　补益肺肾、秘精益气。用于肺肾两虚,精气不足,久咳虚喘,神疲乏力,不寐健忘,腰膝酸软,月经不调,阳痿早泄;慢性支气管炎见上述证候者。

【临床应用】　胆道肿瘤伴肺肾两虚、精气不足者可用金水宝胶囊治疗。症见神疲乏力,不寐健忘,腰膝酸软,月经不调,阳痿早泄,舌淡红,苔薄白,脉细。

【用量用法】　胶囊,每粒 0.33 克,一次 3 粒,一日 3 次,口服。

【注意事项】　①忌不易消化食物;②感冒发热病人不宜服用。

8. 慈丹胶囊

【药物组成】　莪术、山慈菇、马钱子粉、蜂房、鸦胆子、人工牛黄、僵蚕、丹参、黄芪、冰片、当归。

【功能主治】　化瘀解毒、消肿散结、益气养血。为原发性肝癌辅助治疗药。适用于原发性肝癌瘀毒蕴结证,合并介入化疗,可改善临床症状,提高病灶缓解率。

【临床应用】　胆道肿瘤因瘀毒蕴结所致者可用慈丹胶囊治疗。症见胁肋灼痛或刺痛,夜间加重,口苦,舌暗红或有瘀斑,苔薄,脉弦涩。

【用量用法】　胶囊,每粒 0.27 克,一次 5 粒,一日 4 次,口服,1 个月为 1 个疗程,或遵医嘱。

【注意事项】　①孕妇禁服;②运动员慎用;③本品含马钱子、鸦胆子,不可超量服用;④偶见服药后恶心。

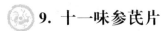 9. 十一味参芪片

【药物组成】 人参(去芦)、黄芪、天麻、当归、熟地黄、泽泻、决明子、菟丝子、鹿角、枸杞子、细辛。

【功能主治】 补气养血,健脾益肾。适用于癌症应用放、化疗所致白细胞减少及因放、化疗引起的头晕头昏,倦怠乏力、消瘦、恶心呕吐等症。

【临床应用】 胆道肿瘤因脾肾虚证者可用十一味参芪片治疗。症见头晕头昏,倦怠消瘦,恶心呕吐,纳差,腰膝酸软,舌淡红,苔薄白或有齿痕,脉细。

【用量用法】 片剂,每片 0.3 克,一次 4 片,一日 3 次,口服。

【注意事项】 湿热内结者慎用。

10. 平消胶囊

【药物组成】 郁金、仙鹤草、五灵脂、白矾、硝石、干漆(制)、麸炒枳壳、马钱子粉。

【功能主治】 活血化瘀,散结消肿,解毒止痛。对毒瘀内结所致的肿瘤患者具有缓解症状、缩小瘤体、提高人体免疫力、延长患者生存时间的作用。

【临床应用】 胆道肿瘤因毒瘀内结所致者可用平消胶囊治疗。症见胁肋灼痛或刺痛,夜间加重,口苦,舌暗红或有瘀斑,苔薄,脉弦涩。

【用量用法】 胶囊,每粒 0.23 克,一次 4～8 粒,一日 3 次,口服。

【注意事项】 ①可与手术治疗、放疗、化疗同时进行;②孕妇禁用;③用药过程中饮食宜清淡,忌食辛辣刺激之品;④运动员慎用。

11. 西黄丸

【药物组成】 体外培育牛黄、人工麝香、醋乳香、醋没药。

【功能主治】 清热解毒,消肿散结。用于热毒壅结所致痈疽疔毒、瘰疬、流注、癌肿。

【临床应用】 胆道肿瘤由于热毒壅结所致者可用西黄丸治疗。症见黄疸,发热,口苦口干,胁肋灼痛,小便黄,大便秘结,舌红苔黄,脉弦滑。

【用量用法】 水丸,20 丸重 1 克,一次 3 克,一日 2 次,口服。

【注意事项】 ①孕妇忌服;②运动员慎用。